U0127268

當癌症來敲門

CONTENTS 目錄

為何還要再寫一本癌症的書

　　老病、死生是人的宿命，賢人聖哲也好、販夫走卒也罷，都免不了得走這一回。當癌症來敲門，幾乎沒有人能笑臉迎人，不少人確診癌症之後，總會問「為什麼會是我？」縱使每天吞雲吐霧，超過 30 菸齡的老菸槍得了癌症，也照樣問：為什麼會是我？大哉問脫口而出，顯見罹癌後既惶恐又茫然的心情之外，對癌症的認識想必也是一知半解、既熟悉又陌生。自從 1982 年以來，癌症一直是台灣死因之首，大約 3 至 4 位民眾，就有 1 位（**2018 年在台灣癌症死亡佔所有死亡的 28.2％**）是拿著癌症的簽證通關上天國。

　　美國癌症相關統計資料顯示，男性一生罹患癌症的風險為 40.1％、女性為 38.7％，而日本國立癌症研究中心 2019 年公布的資料中，男性一生罹患癌症風險為 63.3％、女性為 48％。這個數據告訴我們，每 2 到 3 人中就有 1 位，一生中會罹患一次或一次以上的癌症！**癌症就在我們身邊**，是我們都會遇上的疾病，不是自己得到，就是最親近的家人得到，罹患癌症，只是早晚的問題，更遑論把致癌危險分子當莫逆之交的人了！

　　20 世紀末以來，癌症醫學突飛猛進，由於癌症治療的進步以及早期診斷、早期治療的普及，癌症的控制在點、線、面都有突破性的進展。五年存活是癌症體驗者的里程碑，過了五年，通常也預告此後癌症復發的機率將大幅降低。從美國、日本、台灣的狀況來看，2010 至 2011 年間確診癌症的體驗者，其五年存活率，美國為 67％，日本為 66.4％，台灣為 56.7％，都已有超過半數的體驗者能到達五年存活的里程碑。再由美國兒癌（0-14 歲）及青

少年（15-19 歲）癌症的統計資料來看，70 年代中期，兒癌的五年存活率為 58%，2009 至 2015 年確診的體驗者五年存活已高達 84%，青少年也由 68% 攀升到 85%，更明顯看出癌症治療的進步。在日本，2003 至 2006 年間確診癌症，在全國 20 家癌症專門醫院診治的體驗者，十年存活率已經有 57.2%，澳洲甚至預估 2011 至 2015 年間確診的癌症體驗者，將有 63% 可以活超過 10 年，癌症體驗者能存活超過 10 年，癌症再復發的機率已經相當低。雖然人類尚未完全征服癌症，然而醫學日新又新、治療方法時有突破與進展，**癌症已經是可以治癒的疾病**，是需要被大家重新認識的癌症常識，而我們也正處在這個時代中，見證和體驗癌症醫療的快速發展。

　　或許還是有很多人有著罹患癌症等於被宣判死刑的觀念，或者認為罹患癌症猶如死亡 ing，生命正向死亡飛速奔去。其實我們身邊有太多早在十幾、二十年前確診並治療的癌症體驗者，他若不說，我們絕不知他曾身患重病。早年癌症被認為是絕症，如今確實已可治癒、可以讓人長久存活的疾病，不過，還是有些癌症不易早期診斷，診斷後也不易治癒，整體來說，仍然有三、四成的癌症體驗者，因為癌症致使健康和生命安危受著極大的風險，**癌症導致死亡的威脅仍未完全離去！**

　　美國臨床腫瘤學會（ASCO）自 2017 年開始，每年會進行一次美國全國癌症意見調查，連續幾年下來，發現美國民眾對癌症的認知與事實有很大的落差。2018 年進行第二次的意見調查中發現，竟然有四成的民眾天真地認為替代治療可以治癒癌症；2019 年第三次的調查發現癌症資訊過於氾濫，有 3 分之 2 的民眾不曉得哪些癌症的資訊是可信的。市面上癌症的書籍琳瑯滿目，網路上癌症相關資訊更如浩瀚汪洋，其中不乏「癌症不是病」、「癌症不必治療」、「癌症不藥而癒的方法」等否定癌症正規治療的荒誕不實論調，更有不少是挖大洞誘人跳入的陷阱，或將假科學包裝成癌症新知，引人上鉤的廣告。事實上，大部分**民眾對這些似是而非的資訊很難辨識真偽**，看了被洗腦、受影響者眾，受影響要能不受騙的，肯定不容易，民眾常在錯誤

的資訊中迷失自己。

多年來在癌症醫療的第一線工作，陪伴許多癌症體驗者和他們的家屬前行，時至今日，仍時常聽聞面對癌症的那些令人心痛扼腕的故事，像是：

有了症狀，逃避不處理、或用自己的方式去處理，直到症狀嚴重到影響生活，迫不得已才上醫院就醫，多是為時已晚；

對癌症的治療帶著刻板印象，害怕接受治療，沒有選擇用正確的方法去處理，直到很嚴重，才甘願接受正規的治療，自然也常已錯過治癒的時機；

一邊接受治療的體驗者，在不正確、誇張不實的廣告中，常常花冤枉錢買了一堆以為對治療有益的輔助品；

當治療碰上瓶頸時，不少體驗者或家屬在販賣假希望的產業中尋求一線生機，反遭人落井下石。

幾乎每天都要面對這些故事，民眾對癌症與治療沒有正確認識，社會又充斥著誇大不實的行銷術，病急心慌下，讓這些不正派的方法有機可趁、誤人性命，著實令人扼腕。長年對此有感卻無吭半聲，我實感為自己的良知、專業汗顏，不安義憤積累至此，來自良知的呼喚，以及想對專業、對社會盡份責任的念頭也就油然而生，寫書動機因此而起。這是我們的社會，也是我們都會面臨的問題，此書或許不能導邪為正，但希望藉由這本書傳遞正確的癌症觀念、知識，讓讀者有正知、正見來分辨真偽。知識就是力量，知者無懼，踏上癌症旅程的體驗者和家人若帶著正知、正見，將能更篤定、安心的前進。

這本書不是癌症的百科全書，也不是癌症新知，也不談診療的細節，我個人期待這本書能是一座橋樑，讓讀者稍懂正規、實證的癌症醫療，在讀後

獲得一點點科學求證的態度與素養，藉由這座橋梁，在往後的生活中更能理解、攝讀癌症的資訊和新知，只有自己有辨識資訊真偽的能力，才有趨吉避凶的福運。

這本書的出版，我特別要感謝最敬愛的趙可式教授、謝玉娟社工師、張老師文化的編輯群、王傳宗導演與姜康哲設計師。

趙可式教授，是華人社會的安寧療護之母、推手，是國寶級大師，是我個人景仰、崇拜的偶像，也是我在安寧療護的啟蒙老師，有幸與趙教授共事且在她的指導帶領下，學習安寧療護的真諦。這本書的出版，萬分感激趙教授的激勵和相助，從出版社的推介、安排、溝通，到內容的審閱、校訂，字字精修，讓本書的精確度更趨完善。極為榮幸的是，趙教授在本書中添註她寶貴的經驗和意見，〈旁觀者清—趙可式教授怎麼說〉為我不活潑的知識性文句緩頰，化解本書艱澀難懂的內容，讀來自有一份輕鬆、調氣之感，是相當棒的導讀。勞煩趙教授執筆的推薦序文中，短短篇幅，將本書簡介的如此精要、到位，若非把內容讀得透徹，實難以這麼深入的導出。序文和書中加註有關對我個人的讚美，很是叫我臉紅，感謝趙教授的肯定之餘，也敬奉為趙教授提點我繼續努力的方向。由於趙教授熱心奔走和大力協助，此書方得如願出版，十年醞釀、十年磨一劍，終能面見世人。

謝玉娟醫務社工師是我敬愛的同事，多年來一起照顧病人和家屬，頗受其人文氣息影響，對病「人」而有進一步的認識和不同過往的互動。這本書在醞釀、書寫的過程，與玉娟社工師有諸多的對話、討論，著實豐富本書的內涵和深度，我頁頁手寫難懂的文詞，先得要她能完全理解才能敲下鍵盤成為一段段文字，經玉娟一遍遍地潤飾，方能成為流暢、通順的書稿。萬分感謝玉娟的鼎力協助和堅持，成就本書的可讀性和可理解性，助我十年磨這一劍，得以亮又利。

病人能照顧得好、臨床工作能順利，團隊合作最是能發揮整體大於個人力量的靈魂，夥伴自是最好的諍朋密友、互相砥礪成長的對象。我要謝謝多

年共識的團隊夥伴，讓我在照顧病人的工作中有充足的奧援、合作中有一起成長的機會，最重要的是，病人和家屬因為團隊而有更周全的照顧。此外，我也要謝謝吳佩玲秘書，多年來幸有佩玲的從旁協助，許多行政事務有條不紊，打理得極為周到。

最後，我要感謝所有與我分享生命故事的癌症體驗者和您們的家屬，在您們健康受衝擊、生命陷入困境時，感謝信任和托付，能在您們的癌症旅程上一路伴行，讓我有幸見證您們展現的智慧、堅毅、勇氣、和力量。書中所載，是我數十年伴行中，從病人和家屬身上的學習，我十分榮幸！

05/20/2020 曹朝榮

◎ 序文

伴您懷著希望開門迎接癌症這位不速之客

趙可式

國立成功大學醫學院名譽教授

當癌症來敲門

　　在台灣不到 5 分鐘就有一位民眾新診斷為癌症，每 2～3 位民眾之中就有一位終其一生會罹患一種或者一種以上的癌症，這是曹院長在本書第二章中所寫的最正確的新統計。由於癌症是如此猖獗，所以有許多人視癌症為搖錢樹，販售保健的食品、藥品、書籍、用具、等等。但到底何者為真？何者為假？等到賠了夫人又折兵，懊悔是要付出生命或健康代價的。

　　知識就是力量。確實瞭解癌症的成因、診斷、治療、復發轉移、預防、等正確的知識，是每一位癌症病人及家屬必須要做的功課。很多時候癌症是不治療會死，治療會好的病，而且是好的可能性很高的病，如果做了不恰當的選擇，後果就只好自己承受了。曹院長這本書是用專業科學論文的方式來寫民眾的一般讀物，所以口語的表達很多，但是引經據典，許許多多實證的資料更具公信力與說服力。

　　民眾需要有健康科學的素養，才能在浩瀚的醫療資訊中做出正確的分辨，太多網路的資訊未經嚴謹驗證，若就這樣相信非常危險！本書提供了完整且經科學驗證的有關癌症的醫學知識。例如：現在對癌症治療最夯的議題是免疫治療，許多人打著免疫治療的招牌，讓病人產生了一線希望，但常常是慘痛的經驗，曹院長在第四章中詳細解說免疫治療的狀態，讀者可獲得真

正的醫學科學新知。本書透過多位真實的癌症案例，深入淺出的說明使外行人也能心領神會，例如他用輸血時配對的例子說明精準醫學的艱深概念。又例如他解釋精準醫學的精髓就是對的藥物，對的劑量，對的時機，使用在對的病人是身上。簡單的四對，就將精準醫學的科學術語轉換成民眾能完全的瞭解。標靶治療是現代醫學非常進步的一種治療，但是很難懂，一般老百姓就以訛傳訛，在第四章中，曹院長也用淺顯的文字，將標靶治療說明得精闢透徹。

病人和家屬最關心的可能就是治療的效果了，在第四章中，曹院長把治療的效果很清楚地用一張表 4-8 來說明如何評估，清清楚楚地評估各種不同的效果，言簡意賅，有淺顯易懂的例子加以說明。因為本書用的是最新最科學性的資料，所以說服力很強，例如他用 IARC（國際癌症研究署）的研究結果，說明生活形態尤其是睡眠對健康的影響，我用了這一段來說服一位親戚，改變了他日夜顛倒的睡眠習慣。所以這本書不僅適用在癌症病友及其家屬，沒有生病的人，為了預防癌症，也是極好的參考資料。

曹院長在本書中所有的專有名詞都附上了原文，用功的讀者可以自己再尋求更多的資料閱讀，以獲取更精深的知識。詳讀此書您就會學得了什麼叫做科學，什麼叫做稗官野史，因為曹院長此書所有的論述都有科學的論證，而非一般坊間屬於各人意見的稗官野史。

又如 IARC 將紅肉，如牛肉、羊肉等歸類為第 2 類的致癌物質，加工肉製品是第 1 類的致癌物質，但是許多癌症病人在做抗癌的治療時，因為白血球紅血球降低了，有一些醫療人員或營養師甚至會衛教病人們要多吃紅肉。因此病人自己和家人獲得正確的相關癌症防治的知識是多麼重要，因為不是每一個醫療人員的衛教都是正確的。曹院長說，醫學科學常常不是推論說了算，還是要有真實的證據才能告訴我們事實。

曹院長在本書中面面俱到，還提出一個很少人提及的重要觀念，一般民眾也很陌生，醫界也甚少注意到就是「過度診斷」和「過度治療」，過與不

及，同樣傷害病人。如何拿捏恰到好處，就需要一位德術兼備的好醫師來為病人量身訂做了！因此曹醫師不但是腫瘤科的權威，也是台灣安寧療護的主要推動者，就因為他的領導，創立了台灣南部第一個安寧療護服務，在成大醫院推展住院與居家安寧療護，且首創所有的內科住院醫師必須有安寧病房的經驗。創立之初，常夙夜匪懈地與醫療團隊討論到半夜。醫師畢竟不是神，若用盡醫療科學的武器仍無法挽救病人的天命，曹醫師會用緩和醫療的知能，減輕病人痛苦提升生活品質。將目標放在病人善生與善終，家屬能善別！

　　從本書中讀者可以發現，如果要選擇一位可信賴的專業癌症醫師，或者癌症護理師，至少要有兩個條件，第 1 要有專業的素養，也就是最先進的癌症醫學知識，第 2 要有經驗的累積，本書中有許多實際的案例，每一案例都是活生生的真實病人，為了保全病人的隱私，所以把姓氏換掉了，但是每一個案例都是真實的，就是因為這些活生生的病人才培養了曹院長這樣頂尖的腫瘤科專家。一位藝術造詣極高的演藝人員是由觀眾培養的，一位造詣極高的醫護專業人員是由病人培養的，所以如果醫療專業人員講不出病人的故事，那他就是沒有被培養。

　　選擇一位優秀的癌症專科醫師不但是為了救命治病，而且是一個長程旅途中間的導航師及陪伴者。一旦得到了癌症，可能就是幾年、十幾年、甚至幾十年的艱辛旅程。一連串的檢查、治療、復發轉移、再治療，在整個過程中，幫你做好準備，在你需要時伸出援手，讓你在這段旅程得到更適切的照顧，安全舒適的儘可能享有如常的生活。

　　但是全方位的醫療照顧，哪有這麼容易，需要專業的知能、愛心、細心等，要有很多的條件。第五章攔截癌症來敲門，從生活細節做起：內容有許多健康生活的提醒。健康生活的形態，除了可以預防癌症之外，如果萬一得到癌症也可以過著正常人的生活。立意改變生活習慣是非常重要的保健金科玉律。第六章健康的癌症體驗者，即使得了癌症也可以是一個健康的人，如

果他能夠改變生活方式。

　　醫師診治的是有思想、有感情、有情緒、有歷史的「人」，因此曹院長非常重視醫病溝通。在第六章他苦口婆心地勸說病人：「當醫師說明病情的時候，如有不懂一定不能裝懂，醫師如果誤以為你已經懂了，便會繼續講下去，有聽沒有懂，有溝沒有通，反而會讓醫病間產生鴻溝，所以聽不懂一定要打破砂鍋問到底，醫師才有機會尋思更易懂的方式讓你瞭解。本來告知的目的就是讓被告知的人能聽到，能聽懂而且能理解，此時有家人或親友陪伴看診，幫忙與醫療人員溝通，常能緩和病人看診聽取檢查結果的緊張和焦慮，要與醫療人員討論治療的計畫、工作和生活作息的事宜。」

　　這段話與許多民眾就醫的經驗是否大相徑庭？因為有時在看診的時候多問一兩句，醫師就不耐煩地打發你走，曾經有一位病人告訴我說，過了三分鐘，他如果再問醫師，醫師就按桌上的一個鈴鐺，請護士叫下一位病人進來，而打斷病人的問題。令人驚訝的還有曹院長也會鼓勵病人，把他們的孩子帶到診間來，由曹院長來向孩子們解說父母親的疾病，較不會嚇到孩子，曹院長會在他們充分理解後給他們幾個相關的關鍵字，請他們回去上網搜尋跟他們父母疾病相關治療和可能臨床試驗的資訊，他說年輕人的智慧往往超乎我們的想像。

　　得了癌症晴天霹靂、生死攸關，如果能碰到一位耐心的好醫師，真是天大的福氣，不要以為曹院長的病人很少，所以他很有空來跟每一位病人溝通，其實他每次門診的病人會 100 多甚至 200 人以上，病人不分距離湧來，他不想看那麼多，但病人們哀哀懇求，又都是罹患癌症的重病，就心軟而答應加號。病人雖多卻品質保證，每一位病人都要求躺上診療床，曹醫師親自從頭到腳做身體理學檢查與評估，仔細的望聞問切，務求不放過每一個細節，也因此拯救了無數的生命。他這樣的診療方式，在現今的台灣醫療文化中，可說是鳳毛麟角了！就因為每一個病人都很費功夫，因此病人候診的時間很長，他為了節省時間就不喝水以求少跑廁所，但因與病人交談舌乾唇

燥，常咬到舌頭，而造成了舌癌！當病人們、病人的家屬們、學生們、醫療團隊等、聽到這個消息時，全都哭成一片。之後他看待癌症病人不只是「你們」，而是「我們癌症病友」，自然流露同感共情。

曹院長在經歷了幾乎半世紀診治癌症病人的經驗，在柳營奇美醫院開了全台灣，第 1 個也是唯一一個癌症哲學門診。哲學門診是什麼呢？就是即使疾病迫使病人改變了原本的生活，但是也有很多好處，例如激勵病人重新安排生活的優先順序。曹院長說：或許癌症能影響你的健康和生活，但是它不能剝奪你的選擇，如果想要改變生活形態，過不一樣的生活，現在就可以付諸行動了！為什麼叫哲學門診呢？其實這就是很真實的存在主義，雖然我們沒有辦法選擇得不得癌症或者是生命的長短，但是我們可以選擇我們要怎麼樣的生活。曹院長常鼓勵癌症病人不要被疾病綁架，不管發生什麼事，還是可以享受癌症以外的生活。

曹院長不喜歡愚民政策，他希望病人自己也要做功課，所以如果病人的治療或者用某一種新藥臨床試驗，曹院長還會把網上的藥名或者關鍵字拍給病人，請病人自己回去上網查資料。病人向他分享儲存在手機中的美麗景象或者是畫作時，曹院長常常拿起自己的手機再拍下，留做日後欣賞。生活不只是病痛而已，也有非常美好的一面能與醫師分享。

要出版一本民眾喜愛閱讀的醫學專業書籍實在不容易，這本書要能成功的出版，多虧柳營奇美醫院的謝玉娟醫務社工師為此書做編輯與打字的工作，日以繼夜的辛勞，為能利益眾生。

曹院長一個門診 100 多到 200 位病人，住院在同一時段也差不多將近百位病人，他從醫近半世紀，可以算一算，累積了多少診治癌症病人的經驗。這本《當癌症來敲門》的讀者對象群，本人以為有下列 7 群：

1. 癌症病人：癌症病人應該要具備愈多愈正確的知識才能夠自求多福。
2. 癌症病人的家屬：家屬有愈多愈正確的知識，才能夠幫助病人和幫助

整個家庭度過癌症的危機階段。

3. 癌症已經治療到一個段落，或者已經緩解、或稱已經治癒的癌症病人：因為癌症是會持續惡化擴展的疾病，如果身體還有癌細胞的存在，癌症遲早會再回來，而且癌症也不是得過就會免疫的疾病，不少人會再遇上第 2 個、第 3 個癌症來敲門。所以也要有正確的知識，以因應萬全的準備。

4. 醫療專業人員：現在台灣不到 5 分鐘就新診斷一個癌症病人，只要去醫院看一看，幾乎每一個病房都有許多的癌症病人，不只是內科、外科，甚至包括小兒科、婦產科、耳鼻喉科、骨科這些科別也有眾多的癌症病人，所以每一位醫療專業人員都應該有對癌症完整並且正確的知識體系。本書是能夠提供給你保證正確，並且涵蓋面非常完整的一本好書。

5. 各級學校的老師:作為老師，在學生群中或者學生的家屬中，常會發現有癌症病人，這個時候學生可能會來向老師求助，所以老師們也應該有正確的相關癌症的知識，才能夠更好地承擔為人師表的責任。

6. 醫學院校及護理院校的學生：學生更應該有正確的醫學科學知識，曹院長的這本書引經據典是絕對有科學實證的好書。

7. 一般對癌症有興趣的民眾：現在坊間出版層出不窮相關癌症的各種書籍，但很多是道聽塗說，盡信書不如無書，希望任何有興趣的民眾，不管你讀了其他什麼書，也來讀一讀這本曹院長的《當癌症來敲門》，比較一下，可能有一些知識、觀念有相當大的出入，這個時候就要靠智慧去分辨了。

本人有什麼資格來寫序呢？曹朝榮院長在成大醫院擔任內科部及腫瘤部主任的時候，我跟他有合作 10 多年的經驗。他是我在醫療界最欽佩最敬愛的仁醫。雖然我現在已經年老力衰，記憶衰退，但是曹醫師如何診治病人，

已經銘刻在我的心上，下面幾個小故事是即使我得了失智症，可能也不會忘記的。

故事 1——小伶的故事

小伶是一位氣質非凡，極為美麗的女孩，小學時留學加拿大，不幸在 19 歲那年罹患一種極惡性的癌症，加拿大的醫師告知家人她只有數個月的生命，因此父母帶她回台灣，接受曹朝榮醫師的診治。在曹醫師精良高明的醫術之下，小伶多活了近三年快樂的日子，延長了她的生命、減除了痛苦，小伶是那麼信任曹主任，自行改稱呼喊他曹爸爸。曹爸爸每天必定去病房探訪她，坐在她的床邊，握著她的手，通傳愛與支持，週末假日也一樣。小伶說「我每天只要能看到曹爸爸，我就有了力量與平安度過病痛的日子！」小伶看到曹爸爸就會笑了，曹爸爸離開病房後，她就會很安心的睡著。

故事 2——病房中的奇特安靜

我帶學生在病房實習，學生寫報告說：每天的病房都是忙忙碌碌人進人出的，但某一個時候病房會突然一片蕭靜，然後每一個病房的病人家屬都會站在門邊依門而望，病人也不敢睡覺了，都清醒著，安靜等著，等誰呢？等曹醫師來查房。他們怕曹醫師來查房的時候，萬一睡著了，錯過看到曹醫師就太可惜了！

曹醫師是醫學院教授，常帶領醫學系學生去做暑期醫療服務，上山下海身先士卒。他每天查房時，身邊常跟著一群臨床學習的年輕醫師。這些醫師說：「曹醫師才真的是我們要效法的角色模範，不是古人史懷哲醫師。他就在我們眼前，我們可以具體的學習！舜何人也？禹何人也？有為者亦若是！」「曹爸爸」培養出許多優秀的下一代良醫！

故事3——全犧牲、真愛人、常喜樂：

他雖然為了愛受苦的病人而全犧牲，卻時時笑嘻嘻，常常喜樂，有雜誌的記者問他：「您每天接觸病苦，會情緒低落嗎？」曹醫師回答：「當然會啊！我是凡人，就會有情緒低落的時候！但每當我情緒不好的時候，我就去看病人，當我為他們服務的時候，我就忘掉了自己，是他們治療了我！」所以曹醫師的常喜樂是因為他真愛人及全犧牲之故！

曹醫師行醫將近半世紀，故事說不完。如果您想更瞭解一位良醫仁醫的癌症專科醫師是怎麼樣診治病人，那您就一定要來讀這本書，因為曹醫師是陪伴病友懷著希望，開門迎接癌症這位不速之客的人間天使、世間菩薩。

曹醫師勞心勞力，他將他的病人放在心上，費盡心思謀求病人的最大福祉，創建了成大醫院與柳營奇美醫院的癌症醫療典範。雖然他的醫療專業造詣已達最高境界，卻仍虛懷若谷，他行如山，願如海，以願導行，以行滿願，有願必成喔！

對不起，敲錯門了

引言：「談癌色變」幾乎是大多數民眾的經驗，但不少真實案例都是經過科學性診斷後，發現其實只是虛驚一場。

59 歲的李太太，與社團的姊妹淘相約去醫院做自費健康檢查，兩週後醫院寄來一本印刷精美的檢查報告書，裡面有一個檢驗結果異常，是血液中腫瘤指標 CA-199 的數值，正常數值應小於 35 U/ml，她的 CA-199 數值是 9726 U/ml，並附帶說明要她回醫院複診、進一步檢查。李太太原本身體完全沒有任何不適或症狀，但是看了檢查報告，憂慮、恐慌的心緒一直縈繞心頭，來看診之前情緒緊繃到幾乎吃不下、睡不著，無法正常過生活。到門診我安排她做了一些基本檢查，並重複檢測血中 CA-199，同時向李太太解說：有些檢查結果異常，是檢驗的誤差或是偽陽性，或是某些良性的原因所引起的暫時狀況，並不一定就代表身體存在癌症。再一次的回診看報告，李太太的檢查結果顯示並無任何異常，血中 CA-199 的數值也降至 5243 U/ml，此後不到兩個月已恢復到 21 U/ml 的正常範圍內。

一般而言，癌症是會逐漸惡化的疾病，只是惡化的速度有別而已，血中腫瘤指標如果與癌症相關，應會隨著時間的推移而逐步上升；若檢查數據雖然異常但並未逐漸上升，反而逐漸下降，或稍微上升但後續的變動是高低起

伏而非逐漸上升，那麼這個檢驗數據的異常，大概就與癌症扯不上關係。有不少從健檢中發現血中 CEA、CA-125、CA-199 或 PSA 數值偏高、異常的民眾，幾乎多是虛驚一場，非但沒有從健檢中得到益處，反而迎來許多恐慌。

65 歲屆齡退休的黃先生，生日時收到好友贈送的禮物─醫院高階健康檢查的禮券。黃先生身體硬朗、健保卡從未曾使用過，健檢結果也算是沒有異常，只是胸部電腦斷層檢查發現在左側肺部下葉有一顆一公分毛玻璃狀的病灶。該院胸腔外科醫師建議透過胸腔內視鏡切除病灶並做病理檢驗。黃先生心裡很是焦慮不安、也很緊張，接著又尋求幾位胸腔內科、外科和腫瘤內科專家的意見，大多建議他接受手術切除、或先做抽吸切片、或追蹤觀察一陣子後再說，不同的意見讓黃先生心頭更是七上八下，擔心、焦慮揮之不去。黃先生後來選擇手術切除，病理檢驗診斷是異型肺泡增生（Atypical alveolar hyperplasia），歷經開刀的痛苦和等待病理結果的不安終得以卸下。

不少民眾認為做低劑量胸腔電腦斷層檢查可以揪出早期肺癌，然而肺部的異常病灶在病理檢驗後，常見的結果可能只是慢性發炎、異型肺泡增生、異型肺腺瘤增生，也可能是零期的肺腺癌、或早期的肺腺癌。當然也有不少民眾面對肺部異常病灶，選擇先追蹤、觀察一段時間，若有變大再接受開刀治療，其中有不少人經過長期追蹤也未見明顯變化。面對身體健康異常，每每追蹤檢查、等看報告前後，整個人充滿緊張、焦慮，真是不少民眾的共同體驗。

一般健康檢查或是高級健康檢查，透過行銷包裝手法，猶如汽車定期進廠維修兼保養，美其名是對身體做總體檢，然而醫學的檢查結果常常不是非黑即白，而是充滿不確定性的灰色地帶，一次的檢驗檢查有時並不能給出明確的答案，這種不確定性正是醫學的特質之一。健檢與汽車檢查維修一樣都是要花錢、花時間，然而健檢面對的是有情緒、有感覺的人，一張帶有紅字（異常）的檢查報告，常常帶給當事人的是驚嚇、是晴天霹靂，複診、等待結果的精神緊繃，真是一段煎熬的過程。

在醫院裡面對病人、家屬，充分告知讓病人、家屬能完全知情同意或共享決策，已經是醫病間基本的認知和共識。健檢面對的是無病症、關注健康的人，受檢者絕對不要抱著健檢只是單純檢查保養的心態，而忽略健檢可能帶來的心理風險，醫療端更應謹慎、充分的說明健檢的利弊得失，為受檢者提供正確觀念、做好心理準備。

有一位病人因咳嗽、發燒到某醫院診治，期間電腦斷層檢查，發現肺部有兩個大陰影在不同肺葉，放射科報告是肺癌，從其中一處陰影（病灶甲）做粗針穿刺切片（Core needle biopsy），病理報告是「與肺癌吻合」（compatible）醫師表示是第四期肺癌。後來，病人轉院到鄰近的醫學中心，也開立重大傷病診斷證明書，並安排他住院治療。家屬本來對治療不抱太大希望，後來心思轉換「就死馬當作活馬醫吧！」。家屬帶著病人來到門診，我看到病人肺部的影像檢查顯示有兩個陰影，問他：「這個陰影（病灶甲）已經做過檢查了，診斷是肺癌，另一個陰影（病灶乙）沒有做檢查，我的建議是安排開刀拿掉，順便做病理檢驗，看看是不是同一種病。」病人和家屬都同意了。

這位病人開刀的過程中同步做了冷凍切片，病理報告（病灶乙）是良性的發炎，因此確認它與原本那顆（病灶甲）被診斷為惡性的腫瘤無關，也判定原本惡性腫瘤的病灶就只是局部的疾病。對兩處病灶的性質、關聯有了初步的判斷後，胸腔外科醫師當下於開刀房外向家屬說明並取得家屬同意，順勢切除原本切片病理報告為惡性腫瘤的那處病灶（病灶甲）。兩處病灶切除後，都進一步送做病理檢驗，意外地發現，竟然都僅是發炎，兩側腫塊完全沒有惡性細胞存在。本來被告知是第四期肺癌，結果烏龍一場，根本不是肺癌，我們很為病人慶幸！

為什麼會有前後這麼截然不同的病理切片結果？惡性腫瘤確診的過程，檢體必須要有一定的量才足以供作分析、判斷，加上早年病理檢查的技術遠不如現今科技成熟，那個年代出現良性誤判為惡性、惡性誤判為良性的案

例，也是偶而可見。

切片取得的檢體如果不足以判斷、做出正確的診斷，就會使臨床後續無法對症處置，將會是莫大的困擾，對病人更是攸關健康安全的問題，此時再重做一次切片，是不得不為之舉，雖然多承受一次切片之痛，絕對是值得的，病、醫雙方也都能因此心安。

多年前，一位正在新竹就讀大一的年輕學生，因為二側頸部淋巴結腫大，在新竹附近就醫，左側頸部淋巴結切片病理診斷惡性淋巴腫瘤，他想回南部的家就近治療，因此來到我的門診。那時拜託本院的病理科醫師向病人原就醫醫院借調病理切片，由於病理切片等了兩、三週還沒有來，影像檢查只發現二側頸部淋巴結腫大，期別是ⅡA。當時決定一邊等一邊開始做治療，於是進行了第一次化學治療。後來病理組織切片來了，我們的病理科醫師進一步確認後，告訴我：「那不是癌症，只是發炎性的病。」唉！又是一個烏龍診斷。我據實向病人說明：「我們的病理科同仁從您原本的切片再次檢視，確認您這個不是癌症，而是發炎性的疾病。不過很抱歉，因為檢體切片來得太慢，我們為了抓緊治療時間，在還沒確認前就做了一次化學治療。」這位病人經過一段時間的追蹤，都沒有什麼問題，後來因為要買醫療保險，便回到原醫院開立診斷證明，但是為他診斷惡性腫瘤的原醫院不願意修改病理檢查報告，堅持報告是正確的，所以保險公司也就不讓他帶「病」投保。

病人帶著其他醫院作的病理報告來就診，臨床醫師對於診斷若有疑惑，多半會請自家醫院的病理科醫師向原醫院借調、重新審閱、確認病人的切片，看看診斷是否合理。當病理科同僚仍然無法精確判斷時，便會進一步尋求台灣、甚至國外的其他專家或請學會幫忙，運用多方管道得到奧援。畢竟正確的診斷，才能有正確的治療方式，只是醫學充滿了不確定性，不同的醫院也可能發生分歧的診斷，因此尋求第二意見不失為好方法。

46歲的吳女士，因為腹痛三天、也沒有解便，去到A醫院的急診就醫，

初步診斷為腸阻塞，大腸內視鏡檢查時在直腸的部位發現有阻塞無法穿過，緊急做了腸造口的手術，暫時解決吳女士腹痛和排便的問題。吳女士拿著寫著「直腸癌併腹膜擴散」病名的診斷書來到我院門診，資料中並沒有病理報告，我當下去電 A 醫院請教為病人手術的醫師，才得知手術時並未做病理切片檢查。由於進一步為吳女士做的檢查中也發現確實有直腸阻塞，為她安排進一步的手術。然而開刀時的冷凍切片，病理檢驗竟然是罕見的子宮內膜異位壓迫直腸所導致的腸阻塞，是以開刀當下也將造口的腸子順勢接回去。術後，當告知腸阻塞其實是良性的子宮內膜異位，吳女士當場喜極而泣。

52 歲的蔡女士，這兩個月腹脹症狀愈來愈明顯，最近一週，走起路來感到有些喘不過氣。到醫院做了全身電腦斷層檢查，發現明顯的腹水、右側卵巢有約五公分的腫瘤、左側胸腔肋膜積水、血液中腫瘤指標 CA-125 數值 5632 U/ml（正常數值＜35 U/ml），臨床診斷為第四期卵巢癌。蔡女士轉來血液腫瘤科待做後續的全身性化學治療。當時發現由於病人還未做過組織病理切片檢驗，於是照會婦科為病人摘除右側卵巢、送病理檢驗，結果病理診斷並非臨床上懷疑的卵巢癌，而是卵巢良性腫瘤，卵巢纖維瘤合併梅格斯症候群（Meigs syndrome）。腫瘤切除後，病人的腹水及胸腔積水也跟著逐步消退，CA-125 數值也迅速降到正常範圍內。所幸，精確的病理檢驗證據推翻臨床診斷，病人虛驚一場、化險為夷。

有一天，以前的老同事帶著太太突來訪，因為他太太這兩個多星期來腹部不適，去醫院檢查發現腹膜腔有些狀況，血液中 CA-125 數值高達 6832 U/ml（正常數值＜35 U/ml），A 醫院的醫師已安排她做腹腔鏡探腹手術，但是夫妻倆聽聞後，憂心腹膜腔長了不好的東西而焦慮不已、也不能好好生活。聽了老同事夫妻敘述這段過程，我向他夫妻兩人說明：根據當事人敘述的症狀，惡性疾病只是臨床上的初步懷疑，但不能排除實際是結核腹膜炎等良性疾病的可能性，鼓勵她接受開刀的安排。

不出所料，手術中的冷凍切片檢查證實同事太太只是結核腹膜炎，之後

只要服用抗結核菌的治療藥物一段時間就可以根治，而血中 CA-125 數值也在治療後很快恢復正常。

　　臨床上懷疑是惡性的疾病，進一步檢查才確認是感染或其他良性的狀況，其實並不少見。治療癌症的第一步當然要想到癌症的可能性而列入診斷的思考，但也不能排除是良性疾病的可能，因此在臨床懷疑後很重要的是以科學性的證據來確定癌症的診斷，影像的檢查充其量只是臨床上的懷疑，一般不能視為確定癌症診斷的依據。關於病理切片與確定診斷的關係，將隨後在第一章進一步說明。

小結論

　　本書主要是談癌症及癌症病人相關的議題，確定癌症診斷需要經過一連串嚴格、謹慎的檢查過程，不少人還在等待檢查或報告時，情緒上猶如已被告知罹癌，心裡飽受驚嚇、衝擊，這段歷程是所有被臨床醫師懷疑有癌症者的共同體驗。然而不同的是，確診後成為癌症體驗者，生活自此正式步入癌症治療的旅程，而確定不是癌症診斷者，當然一陣驚嚇後，又能回復平靜生活。由於臨床上有太多初時看似癌症找上門，進一步檢查後即被排除的狀況，因此先將這些未真正踏入癌症病人旅程，卻因誤以為癌症來敲門也一嚐癌症體驗者之苦的例子說在前頭，姑且編之為第 0 章。

　　著作本書的主要動機，是希望民眾對癌症能有正確的知識，思則有備，方能使病人本身及家人吾安汝安！

第一章

當癌症來敲門，
您聽到了嗎？

引言：台灣不到 5 分鐘就新診斷 1 人為癌症體驗者，一旦真正罹患癌症，您就需要以下說明的知識，以便自求多福了！

身體有狀況時，可能會發出警報。當癌症來敲門，您聽到了嗎？當不速之客癌症登堂入室了…

46 歲的周先生，連續腹瀉了兩週，服用止瀉劑後症狀得到改善，生活恢復正常，不過兩個多月後又再度出現腹瀉，做了大腸內視鏡檢查確診是大腸癌，手術後病理報告結果是第三期，有淋巴結轉移。

60 歲的吳先生，三個月前開始咳嗽、咳血，後來咳血狀況好了就不在意，但咳嗽沒有好轉，近來甚至影響睡眠，就醫後確定是肺癌第四期，已有右側肋膜積水。

32 歲的陳小姐，近半年來，斷斷續續有右側流鼻血的症狀，並未多加理會，家人發現她右耳下方腫脹，就醫後確診為鼻咽癌，已是局部晚期。

曹院長的癌症小學堂

癌症通常如何被發現？

因為有症狀或徵候而就醫發現。

癌症篩檢有異常，進一步檢查發現／
健康檢查意外發現。

處理其他疾病時，意外發現。

以上案例都顯示癌症突然來敲門，常使人晴天霹靂、措手不及，一下子天地變色，整個生活全都亂了套！

■ 確定診斷，才能對症下藥 ■

◎什麼是「確定診斷」？

一般來說，癌症的「確定診斷」必須要有病理組織學上的切片結果。一些狀況如急性白血病，用細胞學的診斷就可以確診。然而，細胞學的診斷對於一般癌症會有些誤差，如果有針對病灶處做切片送病理檢驗的確定診斷，會是一個科學性、精確的診斷。

某些狀況下，會允許影像檢查做為確定診斷的依據，肝癌是少數的例子。愈來愈多歐美專業學會主張，若病人做了很多影像檢查，高度認為是肝癌，而且驗血中的腫瘤指標（胎兒球蛋白、α-Fetoprotein）也高到某個程度以上，就可以視為肝癌處理。這是因為約七、八成肝癌病人合併肝硬化，會增加做切片的風險。

不少 B 型肝炎病毒帶原、慢性肝炎，或 C 型肝炎病毒感染的病人長期追蹤肝臟狀況，某天做腹部超音波時，醫師說他的肝臟好像有一個病灶，必須再追蹤或做其他影像檢查，排除惡性的可能。病人一聽就嚇到了，心想：

「啊，糟糕！這是惡性的！」回家後就四處告訴親朋自己得了肝癌，然後呢，推薦各種民間療法、另類療法或偏方也跟著接踵而來。身體某部位發現異常，在還沒確定診斷之前，採行持續觀察、追蹤常是必要的，然而病人常常把自己當作已經是有病的人，就像前面案例提到的情景，醫師說的肝臟病灶也可能是一種再生性的結節，是良性的變化，病人卻已把它當成肝癌，後來確認不是惡性病灶時，病人還誤以為是吃了那些偏方才讓肝癌不見的。這種以誤傳誤的故事還不少見。其實影像檢查結果充其量只是臨床懷疑、屬於臨床診斷而已，並非確定的診斷。

2011 年，阿根廷女總統費南德茲（Cristina Fernandez）在連任選舉前接受頸部超音波檢查，發現甲狀腺有異樣，做了細針抽吸的細胞學檢查（fine needle aspiration cytology, FNA），結果是惡性甲狀腺癌。次年，她連任成功後開刀拿掉整個甲狀腺，但是完全沒有看到惡性的病灶，抽吸的檢查是偽陽性（假的陽性），並非惡性。以甲狀腺抽吸細胞學檢查而言，發生的機率約3%（0-8%）。

選擇做切片的位置是一項很重要的醫術，和臨床經驗的成熟度有關。例如病人健康檢查時胸部 X 光發現胸腔內有一個腫瘤，詳細做了理學檢查，發現左側頸部下方有淋巴結腫大，摸起來像是異常的病灶，此時不必由胸腔內病灶著手，直接由切除頸部腫大的淋巴結做病理切片檢查，化驗後就可以確定是哪一類型的疾病，從而推敲胸腔內腫瘤的狀況。

 曹院長的癌症小學堂

臨床診斷 ≠ 確定診斷

基本上影像的檢查，如超音波檢查、電腦斷層檢查、核磁共振檢查、正子掃描檢查等發現疑似癌症的病灶，只能算是臨床診斷、臨床上的懷疑，必須要有組織病理學上的證據作為確定診斷的依據。

經驗豐富的臨床醫師決定要在哪個部位做切片，準確度會比較高，病人不會挨了很多針還取不出適當的檢體，或是病人已經出現其他併發症了，仍未確定是什麼病。傳統上，一般人認為要用侵襲性較低的方法處理，但是臨床上為了精確、有效率確診，考量侵襲性之外，能夠取得適當和適量的檢體、得到正確的答案也很重要，所以醫師要在侵襲性與得到正確答案之間仔細衡量。

當然，專業醫師也會擔心，如果沒有在短時間內診斷出是什麼病，會降低病人對自己的信任。例如今天請病人做一次切片檢查，二、三天後看病理報告，沒有看到惡性細胞，但是臨床上醫師如果認為惡性的可能性相當高，勸病人再做一次切片檢查，又是二、三天後再看報告。一週做了兩次檢查，算是很快的了，若是完全看不到惡性細胞，要再請病人做第三次檢查時，這時就需要病人對醫師有相當好的信任。

不少病人都能理解在醫療處置的過程中，就是有這麼多不確定的狀況，能夠忍受很多次檢查。病人能夠讓我們再三探究他的身體到底發生了什麼問題，任何一位醫師肯定都是相當感激病人的信任。

有些病人很難相信自己罹癌，深怕是否檢查出了錯，可能會尋求第二意見，請另外一位醫師再檢查一次。如果電腦斷層、切片檢查都做了，影像上清清楚楚、病理切片的報告也確實是癌症診斷，還需要再做一次嗎？例如病人經由內視鏡檢查出胃癌，有的病人會要求：「我想請醫師幫我再做一次胃鏡檢查。」記得 1994 年時，一位病人在某醫院檢查出胃癌，轉到另一家醫院欲接受開刀治療，那家醫院很謹慎的重新再做內視鏡檢查，開刀當天早上病理報告出來了，結果不是胃癌，是胃的淋巴腫瘤，亦即不是開刀的病，而是做化學治療的疾病。還好病人即時從開刀房推出來，不用白挨一刀。

前述的案例發生在二十多年前，那個年代，病理診斷的專業各家不一，專業不到位，自然出差錯的機率也大些。目前在台灣各家醫院都具有相當高水準的病理診斷專業，二次切片檢驗結果差異甚遠的狀況已不太可能發生，

幾乎不需要第二次切片來再次確認。不過，若是檢體不夠、或有其他用途，基於臨床上的需要，醫師請病人再做一次切片的情形也是有的。一般而言，如果病人由 A 醫院確定診斷後，再轉 B 醫院治療，B 醫院的腫瘤科醫師若是對診斷想進一步了解、或有疑惑，便會請自己醫院的病理科醫師，從 A 醫院借來病人的切片再行檢視，待詳細了解、釋疑後，再做下一步的處置。這是相對謹慎、為病人安全多一份把關的做法。

◎ 切片的重要性

切片不只確定疾病診斷，對於確定是否疾病復發也扮演很重要的角色。例如一位乳癌病人在長期追蹤過程中出現咳嗽症狀，或是 X 光例行檢查發現肺部有陰影，現在大部分專業人員都了解一定要先站穩腳步，觀察病人肺部的變化是否和乳癌有關。可能切片結果是肺結核或黴菌感染等良性疾病，完全和癌症沒有關係；也可能少數人做了切片，發現不是乳癌轉移到肺，而是原發性的肺癌，病人得了另一個癌症。切片能確診病人是否復發，如果不是復發，到底是發炎性、良性的病，或是另一種惡性的病。

有不少病人掛念切片的風險，擔心會不會反而讓癌細胞擴散出去？當然這樣的顧忌並非全然沒有道理。依部位的不同，會有不同比率的風險。大腸癌的切片不太可能有此情況；肺癌、肝癌則約有 1% 的可能，會在切片後引發腫瘤細胞的汙染、播種、擴散。事實上發生的比率不高，若因此擔憂而選擇不切片、不治療，讓健康承受巨大風險反而得不償失。

臨床上強烈懷疑胰臟癌，但未進行切片檢查就直接開刀者，其中有 9% 是良性的病變。美國梅約醫學中心（Mayo Clinic）於 2015 年曾報告，疑似胰臟癌的個案治療前，以胃內視鏡超音波為導引施行胰臟腫瘤細針抽吸檢查後才做治療的患者，轉移性復發的比率並未增加。有了確實的診斷後，再依疾病和病人狀況對症治療、安排後續的處置計畫，病人的存活率反而比較好。這也說明切片後有進一步的處置是癌症治療的重點，就不必被切片會否引起

癌細胞擴散出去的擔憂給綁架了。

　　臨床上，病人的影像檢查看起來很像肝癌，且他的腫瘤可以手術切除，肝臟機能可以承受開刀的風險，有時候我們會建議病人不做切片就直接開刀，因為開刀切除臨床上強烈懷疑是惡性的部分後，就是同時做了治療和診斷。如果切除手術可以全部拿乾淨的病灶，切除通常可以達到二個目的：治療疾病、且藉由被切掉的病灶做病理檢驗來了解疾病。基本上影像的檢查，如超音波檢查、電腦斷層檢查、核磁共振檢查、正子掃描檢查等發現疑似癌症的病灶，只能算是臨床診斷、臨床上的懷疑，必須要有組織病理學上的證據作為確定診斷的依據。

■ 癌症治療有三帖 ■

◎ 癌症治療第一帖　如何選擇醫院、科別？

選擇通過癌症診療品質認證的醫院

　　2003 年台灣通過「癌症防治法」，從癌症的預防、篩檢、診斷、治療、照護、追蹤、研究、人員訓練，確保病人接受優質的跨專業團隊癌症診療，並且法條中也明列需提供癌症末期病人安寧療護。透過國家法令政策，使得癌症防治的推展和癌症病人的照顧自此有法源的依據，也注入更多的資源。

　　2008 年國民健康局委託國家衛生研究院癌症研究所台灣癌症臨床研究合作組織（簡稱 TCOG）承接「癌症診療品質認證計畫」，其中一個重點是：癌症品質認證是由醫院主動申請，並非強制性，目前（2020 年）已有 59 家醫院通過認證，認證合格的醫院照顧全台灣約八成的癌症病人。台灣所有醫療院所多年來接受醫院評鑑的洗禮，都已能提供以病人為中心、保障病人安全、確保優良品質的醫院照護。

　　癌症診療品質認證並非只有一次，而是定期、持續性的，對受評醫院在

癌症篩檢、癌症登記、癌症診斷和治療、癌症整合照護、個管師照護、心理師照護、安寧緩和照護等癌症照護的總體檢。

認證由台灣各醫療機構腫瘤專業人員一起來執行，也是一種互相學習，甲醫院的專家去乙醫院評核，發現乙醫院的缺失，一定傾囊相授協助乙醫院改善缺失，乙醫院接受指正、得到學習，得以改進，同時評核的專家也將乙醫院的優點帶回自己的醫院，如此互相切磋，經由認證的磨練，每家認證合格的醫院在癌症病人的照護上日新又新，同時也拉近醫院與醫院間癌症照護品質的差距。這幾年來透過癌症診療品質認證的鞭策，地處偏遠地區的醫院由於癌症照護品質的提升，有不少醫院，在地癌症病人初診斷後留在當地醫院治療的比例，從原本的五成多至今已經超過七成。

備受尊敬的成功大學醫學院附設醫院第一任院長戴東原教授，當年在成大醫院服務時，私底下對我這位後輩有很多的勉勵、點撥，其中有一句話讓我至今銘記難忘：不要讓病人死在台北！一句簡單的話，點破當年南北醫療資源不均、病人像朝聖般拼命往遠地大醫院奔波求診的現象。

日本國立癌症中心中央病院土屋了介前院長（胸腔外科醫師）在其出版的《接受癌症治療前應該預先知道的 55 件事》一書中就提到：癌症的治療沒有神手，只有優秀的團隊。如今在台灣，通過癌症診療品質認證的醫院都有一定水準與品質保證，而各醫院癌症診療的指引，幾乎都是以 NCCN（THE NATIONAL COMPREHENSIVE CANCER NETWORK，美國國家癌症資訊網）的指引為藍圖，再依據各家醫院自身的現實狀況做調整，每家醫院的癌症診療指引大同小異，而診療指引上的標準治療也是世界公認、有實證且最好的治療，沒有哪一家醫院、或哪一位醫師擁有獨門的療法，但看有沒有合作無間的優秀團隊。隨著每家醫院的癌症醫療水準、資源日趨相近，病人不用大老遠奔波異地朝聖求醫了。

病人和家人一定要記得，最好的醫院不是只有一家，最好的醫師也不是只有一位，最適當、便利的醫院就是在自己住家鄰近的醫院。

請參考國家衛生研究院「癌症診療品質認證」計畫網站：http://tcog.nhri.org.tw/accredit/

就醫時，要考慮所在地的醫療資源

家人生病如果家屬能陪伴身旁，對病人和家屬都是最安心的事，因此選擇哪家醫院就醫，特別是病人和家屬分處異地時，依病人或家屬照顧者的地緣考量就非常重要。由於治療期間有不少風險是發生在離開醫院、回到居家之後，因此緊急狀況處理的就近性、即時性，以保障病人在離開醫院後的安全，在選擇就醫醫院時是絕對要列入考慮的。現今台灣的癌症治療水準均一性很高，應該是可以在住家附近找到安心且值得信任的醫院、醫師和醫療團隊。

自家員工也安心的醫院

醫院裡的員工對醫院的實際狀況應該是最清楚的，對醫療團隊的信心、對醫師的評價，是員工或其家屬在罹患重大疾病時，決定是否留在自家醫院就醫的關鍵考量。當然有些員工或其家屬生病，尤其是如癌症般嚴重的疾病，不想讓同事知道，為了隱私的關係，選擇不在自己工作的醫院接受診療的狀況也是有的。如果一家醫院的員工或其家屬罹患癌症，選擇在自家醫院接受診療，甚至介紹親友來自家醫院就醫的比例很高的話，這家醫院肯定是我們可以考慮選擇就醫的醫院。

癌症病人的診療，要多專科團隊的合作（Multidisciplinary team approach）

組織病理報告確定是癌症的診斷後，是由原來診治的科別繼續處理，或是轉介給其他科別的醫師做處置呢？

例如，一位 58 歲女性發現右側乳房有腫塊，在乳房外科門診經粗針切片確定為浸潤性乳腺管癌（Infiltrating ductal carcinoma），接下來乳房外科

（或一般外科）的醫師在詳細評估後，可能就直接進行乳癌的手術治療。而術後的輔助性治療（adjuvant therapy）包括全身性化學治療、標靶治療或抗荷爾蒙治療，可能由執刀的乳房外科醫師繼續執行，也可能轉介給腫瘤內科（或血液腫瘤科）的醫師接手，待術後輔助性治療告一段落後，如有必要做輔助性放射線治療，就會再轉介給放射腫瘤科醫師。放射線治療結束後的抗荷爾蒙治療和後續的追蹤診療的工作，就會落在當時主要執行術後輔助性治療的那位醫師身上。

如果病人的情況在開刀手術之前需先做前導性（neoadjuvant therapy）的全身性化學治療、標靶治療、抗荷爾蒙治療、免疫治療或合併使用，乳房外科的醫師可能自己執行，也可能轉介給腫瘤內科的醫師執行。前導性治療結束之後的手術治療，當然是乳房外科醫師的責任。而術後的輔助性治療會由哪科醫師來主責？大多數的情況是，如果前導性的治療是由乳房外科醫師執行，術後的輔助性治療和追蹤就會由乳房外科醫師負責；如果前導性的治療是由腫瘤內科醫師來執行，術後的輔助性治療和追蹤便由腫瘤內科醫師接手。當然其間必要的輔助性放射線治療是屬於放射腫瘤科的專業範疇。

再以大腸癌為例，一位 45 歲男性，二個多月來常有排便異常，到胃腸科做大腸內視鏡檢查確定罹患大腸癌，轉介大腸直腸外科接受手術治療，正式的病理報告顯示有局部淋巴結的轉移，病理診斷為第三期大腸癌，需進一步做手術後輔助性化學治療。這個案例的治療執行，有的做法是負責手術的大腸直腸外科醫師會直接繼續處理病人的輔助性化學治療及後續追蹤；另一種做法是，大腸直腸外科的醫師會轉介給腫瘤內科的醫師接手病人術後的輔助性治療及追蹤。事實上，在病人疾病復發或轉移已至第四期的時候，外科系的醫師繼續治療、或此時才轉介給腫瘤內科醫師接手處理的情形都有可能。各家醫院對於癌症病人的全身性治療由哪一科別執行，多半由醫院內部臨床科別、醫師自行決定，這是台灣普遍可見的現況。

對不少病人而言，常常因為要找哪位醫師治療、追蹤的事情而迷惘、困

惑，另一方面也擔憂若向原來的醫師提出轉給其他專科醫師看診的要求，會對原來的醫師感到不好意思、難以啟齒。其實癌症的治療本來就是團隊合作的治療，不同科別各司其職，近年在癌症診療品質提升的落實，幾乎每家認證合格醫院的各癌症團隊，都會在病人治療前後召開團隊會議進行治療計畫的溝通討論與共識。醫療團隊要為病人做出最大利益的治療計畫，每位診治醫師也應該心繫病人的最大利益，將病人轉給適合後續處置的合作夥伴/科別。如果您的醫師沒有這麼為您設想，您就不必對他感到不好意思或有對不起的錯覺。

上述說明，一般民眾可能覺得混淆，但就是台灣癌症診治的現況。病人/家屬最好能打聽清楚自己就醫的科別，做一番功課，以便自求多福。

表 1-1　外科系負責癌症的開刀手術治療

癌　別	科　別
皮膚癌	整形外科、皮膚科、一般外科
腦瘤	神經外科
口腔癌	口腔外科、耳鼻喉科
咽、喉癌	耳鼻喉科
甲狀腺癌	一般外科、內分泌外科、耳鼻喉科
乳癌	一般外科、乳房外科
肺癌	胸腔外科
食道癌	胸腔外科
胃癌	一般外科
大腸直腸癌	大腸直腸外科、一般外科
肝癌、胰臟癌、膽囊癌、膽管癌	肝膽外科、一般外科
子宮腫瘤、子宮頸癌、卵巢癌、輸卵管癌、陰道癌、外陰癌	婦科、婦癌科
腎臟癌、輸尿管癌、膀胱癌、睪丸癌、陰莖癌	泌尿科

四肢腫瘤	骨科、整形外科
重建手術	整形外科

目前在台灣，癌症病人要開刀就找腫瘤外科（表 1-1）、要做放射治療就找放射腫瘤科，是很明確的分科。但是要接受全身性的治療（化學治療、抗荷爾蒙治療、標靶治療、免疫治療），無論是引導性（根治治療之前）、輔助性（根治治療之後）或轉移性癌症病人的全身性治療，各家醫院由哪一科來治療可能有很大的差別，甚至同一家醫院，有不少癌症會有兩個或兩個以上的專科的醫師都在執行全身性抗癌治療（表 1-2）。

表 1-2　執行全身性治療的科別

癌　別	科　別
肺癌	腫瘤內科（血液腫瘤科）、胸腔內科
肝癌	腫瘤內科（血液腫瘤科）、肝膽內科（胃腸科）
大腸直腸癌	腫瘤內科（血液腫瘤科）、大腸直腸外科
乳癌	腫瘤內科（血液腫瘤科）、乳房外科（一般外科）
頭頸部癌症	腫瘤內科（血液腫瘤科）、口腔外科、耳鼻喉科
胃癌	腫瘤內科（血液腫瘤科）、一般外科
胰臟癌	腫瘤內科（血液腫瘤科）、肝膽胰外科（一般外科）
食道癌	腫瘤內科（血液腫瘤科）
子宮頸癌、子宮內膜癌、卵巢癌	腫瘤內科（血液腫瘤科）、婦癌科（婦產科）
攝護腺癌、膀胱癌、腎臟癌	腫瘤內科（血液腫瘤科）、泌尿外科
甲狀腺癌	腫瘤內科（血液腫瘤科）、內分泌科、一般外科（內分泌外科）
皮膚癌、黑色素瘤	腫瘤內科（血液腫瘤科）
白血病、淋巴腫瘤、多發性骨髓瘤	血液科、腫瘤內科（血液腫瘤科）

您需要認識的腫瘤內科（血液腫瘤科）

　　癌症治療會碰到很多問題，所以一定要多專科合作才能給病人最適合的治療。腫瘤內科診治所有各種不同的癌症，對癌症病人做全方位、全人的照顧，在癌症治療上以使用全身性的抗癌治療為主，包括化學治療、抗荷爾蒙治療、標靶治療、和免疫療法等。醫師在完成一般內科訓練取得內科專科醫師資格後，再經過腫瘤內科的訓練、取得腫瘤次專科資格，正式成為腫瘤內科醫師。

　　以放射腫瘤科來說，如果醫師人數較多，功能上會依癌症類別以各自的專長領域做區隔。血液腫瘤科或腫瘤內科也是一樣。若醫院只有少數或一、二位醫師，大概就很難細分了。醫院內腫瘤內科醫師多，會細分每位醫師負責的癌症。例如 A 醫師主攻乳癌，B 醫師主攻肺癌，C 醫師主攻肝癌、膽道癌和胰臟癌，每位醫師會花比較多心思在自己專攻的領域，對特定疾病、診療的臨床熟悉度也會日漸累積出比較深厚的經驗。因此就診前先探聽醫師的專長領域，也是重要的功課。

　　台灣的腫瘤內科醫師通常是歸屬在腫瘤內科、血液腫瘤科或腫瘤部之下，有的醫院會把血液科和腫瘤內科分開，有的醫院是腫瘤內科和血液科合在一起稱為血液腫瘤科，隸屬內科部。血液腫瘤科處理各種癌症和血液相關的腫瘤，對癌症病人的診斷、診療做出適當的處置，是以藥物作全身性癌症治療的專家，並且負責治療後的追蹤，針對癌症體驗者做全方位照顧。

　　腫瘤內科（血液腫瘤科）在癌症病人照顧上的特點如下：

1. 找出適當的部位和適切的方式，迅速達成疾病的確定診斷。

2. 如果已是癌症的診斷，用最精確的方法，了解癌症侵犯的程度。

3. 優先處理可以治療的合併病況，如感染症、出血、內分泌及電解質異常、器官的阻塞（胃腸道、膽管、輸尿管等），讓身體主要的病況除了慢性疾病外，盡量單純到只剩下癌症。

4. 與團隊成員及病人、家屬共同設定治療的目標，並擬訂為達成治療目標的策略。

5. 精熟各種癌症進展的軌跡，以及介入的處置對於癌症進展的影響。

6. 精熟各種治療對病人帶來的好處、弊害，以及這些治療的困難和限制。

7. 具有其他慢性共病的癌症病人，治療上做必要的調整以減少病人要承擔的治療風險。

8. 妥善偵測及處理治療的副作用、毒性，並適當調整下個回合的治療計劃。

9. 善用支持性治療來協助病人順利度過抗癌的治療。

10. 孰悉對於原發未明轉移性癌症及罕見癌症的處置。

11. 持續關注、掌握對於生育議題及其他可能後遺症的準備和防治。

 曹院長的癌症小學堂

醫學的進步日新月異，而醫療是要不斷學習的一門專業，也是醫療專業的基本倫理。

 旁觀者清一趙可式教授怎麼說

有一次我曾問曹院長：「您一年之中大約會閱讀多少新的專業醫學新知？」曹院長睜大眼睛一邊驚訝竟然有人關心醫師的閱讀、一邊思索我的問題。網路還不發達的年代，他放在手邊必閱的專業雜誌、新知，包括英文、日文、及中文的書籍雜誌，一個月大概有數十本以上。自從學會上網，曹院長每天下班後都要花上至少三小時掛在專業網站上爬文，假日除了騎腳踏車出外溜達外，和書籍、雜誌、網路已是形影不離。怪不得他總是可以隨口說出最近期、最新的癌症醫療資訊。

懷疑罹癌或確診罹癌的病人，一定要去掛診血液腫瘤科或腫瘤內科的醫師，他的專業應該可以給出更全方位的醫療建議，相信會是陪著您走癌症旅程的最佳伴行者。

2020 年 1 月在日本富士電視台開播的《ALIVE—癌症專門醫的病歷簿》，便是以腫瘤內科的病房為舞臺，對醫師與病患間、醫療同儕之間有深度描述的電視劇。對腫瘤內科、癌症照顧不熟悉但想進一步認識的朋友，不妨騰出些時間觀賞 ALIVE 這部電視劇，想必對醫療科別、癌症診治等議題會有進一步的認識，愈正確的知識，才愈能讓自己或家人不致選擇錯誤。

◎ 癌症治療第二帖　尋找好醫師的眉角

好醫師是伴我們走過癌症旅程的良師益友

確診罹患癌症後，不少病人及家屬會刻意尋求癌症領域中的專家、權威醫師治病。有人是經由媒體認識有名氣的醫師而慕名求診，有的人則是經由親友鄰里口碑推薦上門就醫，無論是名氣、或口碑，大抵都是病人及家屬一開始尋求專家權威的主要依據。然而，這些有名、旁人讚好的醫師到底適不適合我們？值不值得我們信任？能否安心將我們的健康交給他？除了我們在第一回醫病接觸中的印象、感受外，我建議，還需要花上一小段時間、在互動中細細觀察，才能客觀判斷眼前這位是不是我們可以信任、放心交託的好醫師。一位好醫師，未必能完全治癒疾病，因為疾病有其本身的困難性、而醫療技術也有其極限性，但一位好醫師絕對能伴我們走過這段煎熬的癌症旅程。

名醫，不一定是符合病人期待的醫師

許多人迷信名聲較響亮的醫院，或有名醫迷思。曾經有病人因為搬家，請我推薦當地的醫院和醫師，當時為病人推薦轉診的醫師都是頂尖醫院的名醫，經常在媒體曝光，也在專科醫學會裡很活躍，但是病人都不滿意，抱怨

他們看得很草率！

　　也曾聽過病人家屬抱怨，慕名求治某位名聲響亮的乳癌外科醫師，開刀當天上午，在手術房外的等候區與其他家屬交談中，發現為他們家人開刀的主刀醫師皆為同一位名醫，且都在同一個時段開刀，才恍然原來名醫只開重點，前前後後都交由別的醫師處理。

　　其實在教學醫院，由於醫師肩負教學工作，開刀房中適時指導後進醫師操刀、從旁協助，自然是無可避免之事；再者，手術過程仰賴團隊合作，執刀醫師完成主要工作後，由團隊其他人員完善週邊工作，大家各司其職，共同完成病人的手術治療。由此可知，同時段為二位以上的病人開刀，不是醫師有分身、或不負責任，而是因為有團隊的協助才得以發揮如此效能。其實，名醫、好醫師的求治者眾，要能在有限時間內治療這麼多病人，排程、時間肯定更為緊縮，能給每位病人的時間，一定不會讓病人和家屬滿意。如果病人要找名醫，勢必得要承擔這位醫師來去匆匆、給病人的時間不夠充裕的代價和心理準備。

尋找好醫師，向醫院員工打探就對了！

　　每個人時間有限，都只有 24 小時，醫師也是，如何分配並完成一天的工作，各人做法不同。以前有一位同事，門診都看到很晚，教職升等時別人批評他一天看那麼多病人，怎麼會有品質？想必一定看得很草率。其實那位醫師花很多時間和精神診療每一位病人，而且每個病人都看得很仔細，所以每次門診都看到半夜。

　　要找到一位專業能力及醫德皆足以信任的好醫師，比較準確的方法是詢問醫師旁邊的護理人員、醫院工作人員，他們就近觀察得比較清楚。我服務過的成大醫院、奇美醫院，都有不少員工因為結婚或其他因素離職到別家醫院工作後，由於很信任老東家醫院照顧癌症病人的醫療水準，還會特地介紹病人回來治療。

曹院長說要選擇醫師可向該醫院的護理人員打聽，這是極佳的建議。曾有一位外科名醫，病人趨之若鶩，但只有開刀房的護理師看到這位醫師在手術中的漫不經心。病人被麻醉了，家屬在手術房外面，只有護理師在場目睹真象！

曹院長擔任成大醫院內科部部主任及腫瘤科主任時，適逢我在成大護理系任教，並擔任安寧病房的兼任督導，親身經歷曹院長如何診治病人，以下和大家分享我眼中的曹院長：

1. 曹院長看病是「熱愛醫療、熱愛病人」：

曹院長視醫療工作不是職業、不是事業，而是可以奉獻自己、服務社會的志業！所以當他感到倦怠、感到不耐煩時，就去看看病人、讀篇專業文章，身心也就舒暢了。門診常會看到一百多位病人，雖然很有時間壓力，但他看病人時不會有差別待遇。還是讓每位病人盡量可以躺上診療床，做基本的理學檢查（physical examination, PE）。

曾有記者詢問曹院長：「您每天那麼忙，又日日與重症病人為伍，情緒會不會低落？」曹院長回答：「我是凡人，當然會有情緒低落之時啊！」「那怎麼辦呢？」記者追著問！誰也沒想到曹院長處理情緒的妙方是：「就去看病人

啊！」診治病人是他的天賦使命，他去探視病人的同時，自己的身心也得到安慰！

2. 最好的醫師是：即使病人過世，仍然感謝您！

曹院長畢竟也是凡人，即使再高明的醫術，每位病人仍有自己的天命。通常病人將醫師視為救命治病的人間天使、世間菩薩，病治好、命救起，自然感激萬分！但若病人自己的壽數已盡，面臨死亡的病人及家屬仍然會萬分感激曹院長！因為曹院長陪著他們已經打了一場美好的仗，沒有任何遺憾與悔恨了！

對症尋找適合的醫師

什麼樣的醫師適合自己？這跟疾病狀況有關，如果疾病很單純，哪位醫師來處理都可以。但是如果疾病真的很複雜，第一關的處置幾乎就左右了病人的命運，找對人或找錯人影響很大。問題是，病人通常不曉得自己的疾病屬於哪一種狀況，也就無法對症找到適合自身疾病的醫師。相對而言，醫院的護理人員比較清楚應該找哪些醫師，所以在某醫院能找到可以信任的護理師也很重要，以便伺機請益。

曹院長的癌症小學堂

我可以信任我的癌症醫師嗎？從哪些方面評估？

大多數的病人往往看不出醫師是否專業、是否精進？對於醫師的評價也常常受互動過程的主觀感受影響，然而，我們能否信任眼前這位醫師、放心把自己的健康交給他？至少可以簡單從下述幾個面向來評估。

◎不會只看著電腦螢幕上的資料，而是會與您目光相交、聽您敘述、與您討論。

◎每次看診、查房時都會幫您做理學檢查。

◎當您重複提問，他還是耐心說明，不會表現出不耐、敷衍口氣。

◎會為您的疾病及治療上的難題去請教他人、查找資料，回頭再和您討論，或替您轉介其他專家。

◎護理人員、院內其他員工也推薦。

醫師要能為我們的疾病與健康把關

要找一位能為我們的疾病把關、做好我們全身健康管理的醫師。有些病人或家屬在追蹤檢查中發現稍有異樣，就自行去求助相關的專科醫師。譬如說，檢查發現肝機能稍有異常，就直接去找肝膽科醫師；哪天咳嗽了，就又去找胸腔科醫師。什麼症狀看什麼科，聽起來好像也理所當然，但若是罹患嚴重疾病的病人，這種未經整合、逕自安排的就診，恐怕在疾病診療上會缺乏有邏輯的脈絡性、整體性評估，造成頭痛醫頭、腳痛醫腳，很可能片面治

療而失焦。癌症病人，如果身體有其他狀況，要先告訴幫我們做癌症治療的主治醫師，他清楚我們的疾病，也應該幫我們做好全身管理和照顧，他可以為我們把關，什麼時候應該請相關專家來幫忙，找的專家也較能切合我們的疾病狀況。

能把病人放在最前面的醫師

在醫院工作，很重要的一個資源是必須理解其他部門能夠做什麼事情。遇到狀況的時候，一定要想到有其他同仁可以合作，幫忙病人解決問題、答覆需要，做更多的事情，這種素養對於團隊合作相當重要。

團隊運作說來簡單，其實相當不容易，隨著時間的推移，彼此從磨合中一起學習、成長。在磨合過程中，我們也慢慢了解同一科、不同分科醫師的積極度和專業上的能力，能夠了解彼此的長處和短處，截長補短。

尋求其他科別醫師的協助時，在醫師的選擇上，我個人偏好轉介給以病人為最高順位、能快速積極回應病人需要的醫師。當然，一開始我們對其他醫師不太認識，通常我的做法是，試著將病人的問題轉介給不同醫師，從合作中慢慢發現哪些醫師會把病人擺在優先順位、做事態度很積極。例如，門診中我經常為病人的問題打電話請教：「某某醫師，我想請您看一位病人，他何時去您的門診較適當？」這位醫師回應：「您請病人等我一下，我馬上來。」或是：「我現在人不在醫院內，下午才回醫院，您能不能請病人等我一下，我下午回醫院馬上去看他。」病人不必再跑一趟、或等上幾天，很快就獲得這位醫師的診療。一旦發現哪些醫師是這種特質的人，日後就會常把病人轉介給他們，這幾位醫師也就變成我的資源，漸漸從合作中培養出默契和熟悉度了。上述是轉介給其他醫師的選擇，對於轉介給其他專業同仁也一樣，如：護理師、社工師、心理師等，在經驗累積中，會知道哪位同仁有精進的專業能力，並將病人置於第一位，解決他的問題、答覆他的需要。醫院要持續進步，團隊運作的默契與成熟度，是很重要的靈魂，也是醫院很珍貴的資產。

請珍惜會幫您做理學檢查的醫師

　　一位用心的醫師，不會只是看著電腦銀幕的資料跟您說明，而是必須與您目光相交，且問診後一定會幫您做身體理學檢查，這也是用來評估一位醫師的專業值不值得信任的細節之一。

　　去醫院或診所看門診，問診後醫師要您張開口，用壓舌板和手電筒觀察您的口腔、喉嚨，用手觸摸您的脖子、胸部、腋下、腹部、鼠蹊，用聽診器接觸您的前胸、後胸，用手指敲敲您的胸部、腹部或看看您的手、腳，或叫您動動手腳，或要您起身走幾步，這些都是身體理學檢查的一部分。它是醫療人員用以觀察、感覺、聆聽另一個人身體各部位的例行檢查，也就是醫療人員用自己的身體去感受病人的疾病。問診的過程，我們聽到病人敘述的主觀症狀、觀察或摸到的異常；而在理學檢查的過程，我們看到、聞到、摸到、敲到、或聽到病人身體客觀上異常的徵候和正常的部分。

　　醫師在理學檢查的過程盡可能不讓病人有不舒服感，而病人如有任何顧忌也應明白告知醫師。做完問診和理學檢查後，就要接著思考疾病可能的診斷。疾病複雜如癌症時，就常安排進一步診斷性檢查，來協助確認診斷，或排除某些疾病的診斷。

　　由於醫療科技的進步，不少醫療人員質疑理學檢查在現代醫療的角色和必要性。不可諱言，理學檢查的正確性和敏感度肯定不如超音波檢查、電腦斷層、核磁共振等現代檢查工具那麼敏銳，也因此，理學檢查所偵測到的異常都已經是很明顯存在，再沒察覺出來，對病人可能就造成傷害。理學檢查有時也可偵測很多一般影像的盲點和容易忽略的徵候，且理學檢查很方便，不需要儀器，只要醫師人在，隨時可以進行。病人來到門診，或是住院查房時都可以做，而且一定要做。上次摸到的異常有變化嗎？還在嗎？本來正常的地方怎麼摸起來怪怪的？對於病人在接受治療後，理學檢查能很即時監測、掌握疾病動態的變化。理學檢查不只提供診斷的資訊，也是評估療效很重要的方法。

理學檢查的過程是人與人的接觸（human touch）、人與人的連結，是一種非語言的溝通，能正向連結醫病關係、促進彼此的互信。醫師如果沒有養成做理學檢查的習慣，不常做、不熟悉、做得不精確、沒信心，就會陷入愈來愈不會做理學檢查的惡性循環，平白錯失病人身體傳遞的訊息，相對的也可能開出很多不必要的檢驗檢查，對資源是浪費、對病人也是傷害，也放棄了一個能與病人互動、建立良好互信關係的好機會。最差的理學檢查是完全沒有理學檢查。

問診、理學檢查、溝通、持續精進是醫學的基石，傳遞的是對人的同理、關懷與愛、是對專業的自重，也是實踐醫者價值最簡單、最可貴的方法。

 曹院長的癌症小學堂

詳實的身體理學檢查常常可以讓我們用簡單的方法了解病人的疾病，身體理學檢查不是敏銳的工具，靠雙手、雙眼、雙耳檢查發現的問題，常常已經有一定程度的嚴重，絕不能看漏了！

 旁觀者清一趙可式教授怎麼說

現代有許多技術性的工作，都可以交由機器人來做。大陸杭州馬雲開了一家「無人酒店」，從進門的櫃檯接待到打掃房間，皆由機器人伺候。如果醫師不再用手來診療病人，而是眼盯著電腦螢幕，一切皆靠機器來檢查，那麼未來是否連醫師都被機器人取代了？
理學檢查是一位醫師絕不能忽略的法寶，也是民眾篩選良醫的指標之一。

◎癌症治療第三帖　尋求第二意見

　　病人有尋求第二意見的權利，這個觀念就和知情同意（informed consent）一樣，大家都已耳熟能詳。在日本，病人經由原診治醫師轉診不必花錢；但若病人自行造訪第二意見的門診，是要花錢的。在台灣，病人花個掛號費就能到另一家醫院或找同醫院的另一個醫師看診。醫師介紹的轉診是醫師看診後，建議病人到另一家醫院處理；第二意見是病人本來在某醫院處理問題，做了某些程度的檢查，醫師也建議要如何處理，然而病人想聽聽其他醫師的看法。

　　病人尋求第二意見的動機各不相同，最常見的是基於某種原因想到另一家醫院處理，不想回本來看診的醫院；有的病人是希望更了解自己的病情，聽了一位醫師的說法，還想聽聽其他醫師怎麼說。有時候第二、第三、第四…意見聽得愈多愈難以判斷，最後都糊塗了，搞得自己更迷惘、難以下決定，這種陷阱也是有的。

　　身為主治醫師，面對自己照顧的病人提出想去聽聽第二意見，我們確實應該調整觀念、抱持健康的心態鼓勵病人去做。如果第二意見與我們的看法一致，那很好，病人對我們的專業信服度又加深了些；如果第二意見與我們的看法不同，也可以趁機學到一些新的東西，對我們與病人都是雙贏。不少情況是，病人去徵詢第二意見後就留在那裏治療，不再回來就診，這是台灣臨床上常見的現象。其實絕大多數的第二意見徵詢，病人並沒有向原本的主治醫師坦承，能事先告知、表達尊重的並不多見，而原來的主治醫師當然也幾乎不知情。絕大多數的情形與其說是徵詢第二意見，倒不如說是病人已想要轉院、找另外一位醫師治療。

　　另外有一種狀況是，主治醫師主動向病人及家屬提及去其他醫院尋求第二意見。這當中最常見的原因是，原本的主治醫師認為治療已出現瓶頸，希望病人、家屬能放下抗癌治療，然而病人或家屬都很難接受，此時向病人、家屬提出徵詢第二意見的建議，是期待藉由另外一位專家的見解，讓病人、家屬能接受困難面對的事實。

通常要徵詢另一個專家的看法，最常見的時機點是：初診斷時、治療遇見瓶頸之際、癌症疑似復發或確定復發時、被告知不要再做抗癌治療時、或是接著要花大把銀子的自費治療時。上門尋求第二意見前，應準備好基本的資料，如切片或手術的病理報告、最近的病歷摘要、影像檢查的檔案，影像檔最好是初診斷時、以及最近一次或最近二次的影像，且檔案最好是以檢查名稱及檢查日期來命名，切忌拷貝了一大堆資料、又標示不清，反而讓提供意見的醫師難以從資料中清楚快速地理出疾病進展的線索。

我認為比較健康的第二意見是，直接告知原本的醫師，自己想要尋求第二意見，請原本的醫師介紹第二意見的醫師，並拜託他幫您準備好聽取第二意見時需要的資料。尋求第二意見本來就是病人的權利，不必擔心對不起或對原本的醫師不好意思。病人聽了第二意見，若是和第一意見差不多，會衡量在哪個地方做治療比較好，要回到第一家醫院也不會不好意思。

較有收穫的尋求第二意見的做法是，看診前，病人或家屬先做好關於切身疾病相關的準備功課，正確的知識就是力量，準備好自己，就可以比較快聽懂、理解醫師的說明和建議。我個人的認為是，如果病人或家屬已做足功課，醫病間的溝通互動似乎會較有深度，醫師在說明上也會更詳細、更充分。病人和家屬在做下個階段的決定時也不會只憑感覺、情感，而會有更多正確的資訊來做出理智、明智的選擇。

旁觀者清－趙可式教授怎麼說

在華人文化中，生了重病要做醫療的抉擇時，家庭成員的意見常扮演很重要的角色，不像西方文化個人主義比較濃厚。有時家屬意見紛紜，病人也被弄得心煩意亂、莫衷一是而耽誤了病情。此時醫療團隊的其他專業如：社工師、護理師等，需與醫師合作協調病人就醫。

病歷資料、檢體都是屬於病人的

有病人問我：「要怎麼開口跟醫師說要印病歷資料啊？」在台灣的醫療法規定，以及在醫學倫理上，所有在醫院做的檢查都屬於病人的財產，病人要印資料，根本不必說理由。目前已極少有醫院或醫師不影印資料給病人，或不釋出病理報告。醫學倫理上，醫院只是幫病人保管病歷資料，所有病歷資料是屬於病人的隱私，病人本身及他所委託的人有絕對權利索取自己的資料。

另外，病人的檢體也是屬於病人的。要用檢體做某些檢測、或參加國際臨床試驗要用到檢體，只要有病人的同意，負責保管的病理部門就會依著病人的意願做適當的協助。

 曹院長的癌症小學堂

第二意見或轉診必備的資料：

◎切片或手術的病理報告。

◎病歷摘要。

◎影像檢查的光碟片及書面報告。

常見第二意見或轉診的時機點：

◎疑似癌症或初診斷癌症。

◎疑似癌症復發或確診癌症復發。

◎癌症治療碰到瓶頸。

◎要花大把銀子治療。

當癌症來敲門

■ 糖衣的誘惑 ■

　　病房裡會出現陌生人帶著小孩，伺機與病人、家屬攀談，說：「我的女兒也是白血病，是吃這個好的。」這種無孔不入為了賺錢而販賣不明商品，利用病人偏信病友的弱點引誘我們上當。在醫院門診區也會遇到：「我是XX 癌症病人（或我的某位親戚也得了 XX 癌症），服用 XX 保健品，已多年沒有治療，現在人活得好好的……」坊間也有些癌症病人，甚至是醫療人員出書以自己的體驗來唬弄讀者，傳達無根據、偏差的概念誤導社會大眾。這些都是用假案例向病人或家屬搭訕、兜售治癌偏方的不肖份子，利用虛擬的假病人行騙、製造口耳相傳的假故事誘人誤信，尤其是罹癌病人或家屬身陷健康危機之際，極易誤信這類似是而非的不當言論，而且常常是耳聰目明者看得越仔細、聽得越清楚越易受騙，讓人頗有盡信書不如無書之感。這種惡用假病人案例分享的做法，趁人之危騙財事小，耽誤病情、置人生命於險境可就罪難可赦。

　　有一種病人特別愛炫耀自掏腰包買的保健品或做的醫療處置，認為自己的狀況改善非常多，是因為這些額外花錢的作法才得來的效果。其實每個人病況不同，需要的醫療處置與療效也不同，而病人對自己病情變化的解讀又常常是一廂情願、不明究理，與事實有很大的出入，病情能穩定其實是拜醫療人員給予的正統標準治療所賜，如此簡單而已，卻歸功那些「商品」，真是自己花了冤枉錢還幫忙當廣告傳播，太傻了！

　　「那個 OO 先生吃了什麼藥，根本沒有化療，腫瘤就消失了！」、「我鄰居 OO 太太本來是肺癌末期，她去做了 OO 療法，到現在都已經好幾年了，還不是活得好好的！」、「化學治療太恐怖了，好的細胞和壞的細胞一起殺死，做完化療後，不死也去掉半條命。我聽電視上 OO 醫師說，治療時如果能一起服用修復正常細胞的 OO 保健品，就能夠避免化療的副作用。」坊間類似的耳語傳言不勝枚舉，再加上報章、網路媒體的廣告無所不在，病

人和家人不受影響還真的很難。誤信這些沒有根據的治療方法，就好比不走正道、誤入歧途、窮追著虛假的海市蜃樓幻象一樣，到頭來終究空歡喜、大大懊悔一場。

◎ 健康食品的危害

幾年前台灣的食品業及餐飲業安全暴露出社會問題，也凸顯我們在做選擇時的部分盲點。業界利用這些人性的盲點，透過行銷手法吸引人群，誘惑、影響我們的消費行為。而蓬勃發展的癌症產業，其中潛藏的地雷和陷阱較之食安問題實有過之無不及。民眾在充斥商業氛圍的醫療產業中，明哲保身之道是不要去看、不要去聽、不要去接觸醫院之外的雜訊，不過，這可能不易做到也不切實際。因此，對任何產品、另類療法心動時，要找值得信任的醫師（甚至一位以上）好好請教、求證。專業的意見或許不如糖衣迷人，但能幫助我們卸除地雷、避過陷阱，中肯專業的意見，才能真正協助我們做出明智的選擇。

許多醫師對健康食品的態度是：「無所謂啦，沒有壞處」，有的醫師甚至更糟糕：「要給別人賺，不如我來賺！」於是也加入了販售的「副業」。對於這些健康食品，我的立場是：「絕對不行！」因為看過很多病人到了癌症末期，聽到病情太嚴重、沒辦法處理後，病人開口罵的人常常是自己的親朋好友。原來親友賣健康食品，拍胸脯推薦病人使用：「如果您要開刀、做化療、電療，吃這個比較沒有副作用。」、「化學治療的效果不好又一堆副作用，不要病還沒治好，人就垮了，您乾脆吃 OOO，既沒副作用又不傷身。」一般人因為親戚這種親近的關係，才會相信他們的說法，直到吃了無效，病情惡化，怪誰？只能怪自己！我認為這對於人與人的互信是很要不得的事情，本來很親近、互信的關係，後來彼此有芥蒂，關係反而變質了。

也有不少病人因為冀望保健食品出現「療效」，而拖延正規的治療，讓癌症從可以治癒惡化到不可治癒的階段，實在令人扼腕。

> 一位 87 歲罹患膽管癌的徐婆婆,醫師告知病人及家屬病況嚴重,沒有治癒性的治療了,只能緩解痛苦的症狀。她有四個子女,每一位都去找尋另類治療或保健食品。擁有許多證人的誘人廣告,加上昂貴的費用,很打動人心。孩子們為表現對媽媽的孝順與關心,無不盡力說服母親食用,而做媽媽的,為表示公平起見,照單全收。這些道聽塗說的另類治療,有的打針、有的口服,一週後徐婆婆在大吐血中死亡。四個子女跪在母親遺體前慟哭懺悔,愛媽媽卻害了媽媽!

◎ 癌症的治療,沒有另類療法的空間

印度板球英雄 Yuvraj Singh,2011 年為印度贏得世界盃板球賽的大功臣,在他出賽的幾個月前就出現咳嗽的症狀,當時 Singh 自覺應該沒什麼大問題,並未將這些症狀放在心上。到了比賽時,症狀不僅變得更嚴重,且出現胸部疼痛和失眠的不適狀況。激烈的比賽過程,讓他暫時忘掉自己的問題,直到比賽結束兩個月後,2011 年 5 月,Singh 接受胸部 X 光、電腦斷層檢查,發現胸部已有 7～8 公分的腫瘤,他一面擔憂癌症不能治癒,一面也擔心癌症治療會毀了自己運動員生涯和前途。

對於癌症治療的偏差觀念和誤解在印度相當普遍,Singh 碰上自己的疾病,首先尋求的也是另類療法,確定無效後,直至隔年 2012 年初,才經由當時求診的腫瘤科醫師確診為縱膈腔生殖細胞腫瘤(Mediastinal germ cell tumor),Singh 選擇轉往美國接受化學治療,完成治療後,他很幸運地再度

回到板球賽場。因為這段治療的經歷，讓 Singh 深感迷信、無知誤性命的可怕，他主動擔任癌症宣導大使，設立 YouWeCan 慈善基金會，大力奔走、宣導，試圖破除印度社會對於癌症的無知和迷信，提醒民眾對癌症的關注和正確認識，並在印度鄉村設立移動式癌症篩檢單位，協助印度推動癌症防治。

2013 年他的著作《生命的試煉》（*The Test of My Life*）出版，書中敘述他罹癌後掙扎、否認、接受、奮鬥的生命故事。他的治療故事就像許多病人的縮影，相似的狀況屢見不鮮。病人和家屬在面對危機時的抉擇過程，社會上存在太多左右我們做選擇的干擾。

另類療法（alternative therapy）簡言之是指，未經臨床試驗、沒有科學根據證實有效果、非正統醫療標準選用的其他治療方法。癌症最要命的特質之一是，如果沒能控制，它就會不斷、持續的惡化，甚而擊垮我們的健康、危害我們的生命。選擇另類療法，哪管您用的方法是多自然、多無害，哪管您深信癌症不是病，只要病情持續惡化，那些就是沒有效的方法，再多的懊悔都無法挽回延誤就醫的事實。自 1982 年以來，癌症都是台灣死亡原因之首位，這其中有多少人是因諱疾忌醫、是先選用另類療法而延誤？！等到回過頭來，發現已受疾病嚴重影響、不能好好生活時，才上醫院尋求治療，常常是錯過了可以治療、可以治癒的時機，再來後悔當初沒有正確的認識、沒有用正確的態度和方法來面對，都已無法回到過去、重來一次。人生是一連串選擇的集合，有些極關鍵的時機，做了錯誤的選擇，不僅往後人生大不同，可能連生命都要賠上。有關癌症治療的選擇，是沒有回頭路的單行道，遺憾與悔恨都來不及的！

◎ 補助療法，真能 1＋1≧2 嗎？

補助療法（complementary therapy）是指一面接受正規的標準治療，同時也採用其他的治療。病人或家人常希望在標準治療之外，同時併用號稱能更加提升治療效果、或能減少標準療法的副作用、或能增強病人的體力、免疫

力的療法。也常常陷入檢查愈多會愈詳細愈好，治療愈多愈好、愈貴也愈好的迷思裡，往往相信 1＋1≧2、1＋1＋1≧3。在期待最高、腦波最弱之際，親朋、廣告的推介，口沫橫飛、誇大其詞、形容的生動如真又萬無一失的言論，不少病人和家人常是懷著既無傷害，何不姑且一試的心態，便全盤接受。

　　徐先生 56 歲，因咳嗽二個多月、最近二星期來走路有點喘、左側肋膜積水，確定診斷為肺腺癌第四期，肺癌組織的基因檢測發現 ALK 基因重組，即 ALK 陽性的肺腺癌，服用 ALK 抑制劑標靶藥物截剋瘤（Crizotinib）治療，一週後病人咳嗽和呼吸困難的症狀明顯緩解，胸部 X 光檢查顯示胸部左側積水的狀況也大幅改善。服用三個星期的標靶藥物後回診，當時病人已無任何症狀或身體的不適，食慾也很好，但是抽血生化檢驗報告顯示：GOT 836 u/L、GPT 1042 u/L（正常值都在 40 u/L 以下），臨床上強烈懷疑是藥物引起的中毒性肝炎。然而追問下，病人承認同時有服用一些其他的保健藥物。因為中毒性肝炎，只好囑咐病人暫停所有的治療，包括標靶藥物和病人自行服用的藥物。二個多禮拜後，病人的肝機能才逐漸恢復到正常範圍，也才接著再讓病人重新服用標靶藥物，並請病人務必停止服用其他藥物。幸好，病人接下來的肝機能一直維持在正常值之內。從這次狀況來看，中毒性肝炎最大的可能性還是來自病人自己服用的藥物所引起，或是同時服用二種以上藥物交叉反應的後果。病人自行服用保健品，原本滿心期待 1＋1≧2，因為自己的無知之過竟然落得 1＋1＜0，真是得不償失，若因此賠上性命，又何其冤枉！

　　這種額外使用補助療法的負面影響，臨床上並不少見，醫學處方開立的藥物已經不少，若再加上服用其他藥物、保健品，只是徒增身體的負擔。醫學講求的是實證而非推理，那些似是而非、誇大不實的廣告說詞，往往趁虛而入。病人最需要的並非西藥房或中藥房裡的保健品，對病人最有幫助的應該是在菜市場裡、當季新鮮的食材。

生活在華人文化區，得了像癌症這種重大傷病，一群蝗蟲般的醫療勸說或另類療法會蜂擁而來，若要完全不心動，需有堅持接受正規治療的毅力，及與自己的主治醫師有信任及親善的醫病關係。

陸老師 49 歲，任職某大學的助理教授，在做完化學治療與放射線治療同步的引導性治療大腸癌之後，醫師建議再開刀。但陸老師聽信了引出許多見證人的另類治療，而選擇不開刀。不幸，兩年後疾病復發轉移而過世。臨終時我問她：「想不想控告那位江湖郎中？」人之將死、其言也真，陸老師搖搖頭：「我不會去告他！是我自己愚蠢去相信他！我若去告他，更證明了我的選擇多麼不恰當，反而增加我自己的壓力及咎責！」可能就是因為病人的這種心理狀態，才使得江湖郎中繼續行走於江湖，也繼續有病人受騙上當！

■ 當上天給了考題，您如何作答？～病人的抉擇 ■

◎ 在意治療的副作用更甚於生命，將因小失大

陳先生是家族單傳的獨生子，22 歲確診罹患睪丸癌、肺部轉移，症狀明顯，在好幾家醫院檢查後都未接受治療，來到我的門診就醫之時已經喘得相當嚴重，終於願意落腳我們醫院、同意接受治療。一連串檢查的同時，也安

排他儲存精子，到了要做治療的時候，他的祖母認為治療有副作用，跳出來反對孫子接受治療，隨即辦理自動出院（即病情未改善，醫師未允許之下，病人執意出院），後來某天送急診時就去世了。睪丸癌是對化學治療反應極好的癌症，縱使轉移，還是有很高的痊癒可能，生命攸關的抉擇，家屬因為對疾病、治療的無知，無從正確判斷而做出錯誤決定，一條年輕生命就此逝去，實在令人惋惜。

胡先生，17 歲，就讀高中時確診罹患睪丸癌合併嚴重的肺部轉移。向他的父母說明這是個治療效果很好的疾病，要趕緊為他安排住院進行治療。他的父母很不以為然，當下就拒絕住院和接受治療，不過之後還是帶著孩子回來門診追蹤。回門診時，再次苦口婆心勸說孩子的父母親，雖然癌症已經有轉移，痊癒的可能性還是很高，希望父母親同意趕快治療。他父母推說兒子已有在治療，也是腫瘤科醫師開的藥，匆匆看完診就離去。有一天這個孩子打籃球時突然胸部悶痛、呼吸急促被送到急診，檢查發現是腫瘤出血引起血胸，安排緊急開刀，這次開刀後，父母親終於同意開始治療。病人當時的狀況根本沒來得及做保留生育的準備，然而睪丸癌通常是化學治療效果相當好的疾病，美國自行車選手阿姆斯壯的神奇故事就是一個很知名的案例，這位病人接受完化學治療後，到現在都好好的，生育能力沒有因為化學治療受影響，婚後也生了小孩，這已經是 20 年前的事情了。

小林麻央是日本知名演員及電視台主播，2014 年 2 月健康檢查發現左側有乳房腫塊，轉介到東京虎之門醫院，乳房攝影檢查後告知應該不是惡性的，當時並未做切片檢查，醫師囑咐半年後再行追蹤。但乳房腫塊似乎長得很快，在同年 10 月切片檢查確診乳癌，且已有同側腋下淋巴結轉移，當時她並沒有選擇接受標準的治療，而尋求民間療法。事隔一年八個月，於 2016 年 6 月才由先生公開她罹患乳癌的消息。那時病情嚴重的小林麻央為了要與家人一起生活下去，而決定好好接受治療，並藉著自己的經歷，希望能扮演向社會大眾傳達自己身為乳癌病人的正確資訊傳播者角色，於 2016 年 9 月開

始她的部落格 Kokoro（日語：心），除了分享自己罹癌歷程，也正面積極鼓勵與自己一般嚴重、為病所苦的病人。由於她在疾病的末期仍然勇於在部落格上傳播正面的能量，給為疾病和治療所苦的病人鼓勵和面對的力量，BBC（英國廣播電台）因此將她選為 2016 年百位偉大女性之一。

2017 年春天，麻央的病況惡化，為了能多與家人在一起，2017 年 5 月 29 日她回到自己家中療養、接受居家照護，並於 6 月 22 日過世，享年 34 歲。

52 歲的蔣先生，頸部兩側淋巴結腫脹，經切除右側頸部腫脹淋巴結兩顆做組織病理檢查，確診是惡性淋巴腫瘤，臨床分期為第三期 A（ⅢA）。病人身體狀況良好，也無其他的疾病，治療的目標設定是痊癒，這個疾病併用標靶治療和化學治療，治愈率很高。病人很認真找疾病診療相關的資料，而且也問了幾位做過治療、已經痊癒的病友，但是他並沒有馬上接受治療，還在猶豫思考是否要接受。

由於兩側扁桃腺也受到淋巴腫瘤波及而明顯腫大，病人確定診斷出院三週後，因吞嚥障礙再次住院，處置上先以類固醇治療，緩解病人因扁桃腺腫大引起的吞嚥困難。我心想這下身體已經有症狀、不舒服了，蔣先生應該會好好配合接受治療才是，不料病人症狀改善後，還是選擇不治療、堅持出院，這樣的情景連番上演三次，蔣先生依然固執己見。團隊夥伴很耐心的傾聽、理解他選擇不治療的原因，蔣先生最在意的還是擔心治療引發的副作用，而且從癌症體驗者相關議題的文章資料中所讀，似乎也都有提到治療的後遺症，加上聽到有些已經痊癒的病友抱怨這些後遺症對生活的影響，蔣先生擔心自己即便熬過治療的副作用、癌症痊癒，但後續的後遺症終會讓自己形同廢人、無法保有生活品質。

雖然沒有在醫院接受正規的治療，蔣先生並不是沒有治療，還是依著自己選擇的另類療法來照顧自身的癌病。直到有一天他因呼吸困難來急診，扁桃腺的腫脹嚴重到阻塞上呼吸道，這次的狀況很驚險，讓蔣先生著實嚇到

了，終於同意接受正規的治療。治療期間並未發生他想像中的副作用，治療後也已經過了三年多，蔣先生並未有任何影響正常生活的後遺症出現。

有些病人來看診，醫師仔細向他說明要如何治療，病人聽完離開門診，下次就不來了。過一陣子，病情更嚴重了才又出現，這樣的病人是缺少對疾病的認識和理解。而有的病人對疾病認識得很清楚，但是過於擔心治療的副作用，非得堅持找到一個完全沒有副作用的方法，否則不願意治療，到最後病情只有愈來愈嚴重。

幾年前有位病人，他在台北治療到一個階段後來到南部我的醫院求診，右側扁桃腺的惡性腫瘤雖然已經開刀切除，但耳鼻喉科醫師建議必須再做頸部淋巴結的後續處理。但是他當初在台北就是因為擔心治療的副作用，沒有繼續追蹤處理，拖了一年多，頸部腫瘤愈來愈大，他害怕了，才從台北南下治療，所幸還來得及，經過一段時間，治療結束、他的病也好了。有時候，病人的疾病明明很容易治療，但因為害怕、擔心、無知，將可以治療的疾病拖到丟了命，真是因小失大，後悔也來不及了！

◎ 癌症治療的選擇，常須兩害相權取其輕

癌症治療常被貼上很多可怕的副作用、毒性或後遺症的印象，讓病人、家屬擔心害怕、裹足不前，難以下定決心接受治療。有些病人很在意副作用，沒有思考癌症到最後會對自己造成什麼威脅。癌症治療的選擇很難兩全其美，我常跟病人說，此時要兩害相權取其輕：如果不處理，這個病會如何演變？處理後，它的利弊是什麼？每位病人常常必須在不完美的選項中，選擇一個可以接受的。

41 歲的王先生因胸腔內腫瘤確診為睪丸外生殖細胞腫瘤，當時並未接受正式的治療，而選擇使用很有名的自然療法。事隔一年後，王先生來到門診，坐在輪椅上、鼻孔接著氧氣管、呼吸又急促又喘。診察後，看著王先生的緊急血液檢查報告和胸部 X 光的片子，腫瘤幾乎佔據胸腔五分之四的空

間，當時心裡驚訝納悶著，明明是對化學治療反應很好的疾病，怎麼搞得這麼嚴重？當下向王先生和家屬做了簡要說明，給出兩種極端的建議、選擇，一個建議是不要針對癌症做治療，只接受緩解症狀、安寧療護。另一個建議是在險境中力拼一搏接受積極的抗癌治療，但得暫時插管（氣管內管）接上呼吸器住進加護病房，在呼吸器的支撐下做積極的化學治療（因為腫瘤的量大又多，治療要輸注大量水分，如果沒有呼吸器支持，太多的水分會讓腫瘤更腫脹，根本就呼吸不過來）。由於病況危急，只能勉強給病人和家屬十分鐘去討論，希望他們盡快做出決定。不到五分鐘，病人和家屬又進到診間，堅定表示希望留下來做積極治療的決定。於是當下立刻安排王先生辦住院，且從急診直接轉入加護病房。王先生當晚半夜之際即因無法呼吸而插管接上呼吸器，為了在幾乎塞滿胸腔的腫瘤中搶出活路，進入加護病房二天後開始接受抗癌的化學治療，就這樣在加護病房住了將近兩個月。日後接著一連串的住出院和化學治療，前後耗時一年八個月，腫瘤終於獲得控制，王先生一邊調養、也一面逐漸恢復正常的生活，很快就重返職場工作，體重也從治療期間最輕時的 49 公斤回復到原本的壯碩體格。

 曹院長的癌症小學堂

癌症的積極治療、處置、試圖治癒疾病，常要付出某些程度的代價，做了不適當的選擇，就得賭上生命的安危。癌症醫療的選擇，兩害相權取其輕常是不得不然的基本思考。

◎ 善用其他病友的體驗，鼓勵對接受治療正猶豫不決的病人

20 多年前，36 歲的林老師，兩側頸部淋巴結腫大，病理切片診斷為瀰漫性大型 B 細胞淋巴腫瘤（Diffuse large B cell lymphoma），臨床分期為第二期

A，建議後續治療以化學治療為主，是治癒性很高的疾病。病人在南部的醫院確診，在北部幾家醫院徵詢第二、第三意見，各家醫院也都借閱她的病理切片再次確認，都同意原本的診斷，且都提出相同治療方法的建議。其實每家醫院的治療方式都是國際間的一致標準，是最具實證的正統治療方法。然而周遊各家醫院期間，林老師每次要執行化學治療之前，總是臨陣脫逃，拒絕化學藥物注射。我接手時當然也遭遇同樣的狀況，林老師住了院又拒絕治療，說要回家再想想看，然後就辦自動出院了。

　　林老師出院後回門診，言談之中對化學治療仍是心存恐懼、裹足不前。很湊巧的，這一回門診緊接在林老師後面看診的張先生，與林老師年齡相仿、同樣的疾病，治療已經在一年多前結束，治療成效讓病人的淋巴腫瘤進入完全有效反應（complete response, CR），治療後身體外觀並無異樣，生活及工作也完全恢復正常。看到張先生走進診間，我靈機一動，馬上拜託他能否跟林老師分享自己治療的經歷和體驗，張先生爽快地答應。兩人談了不到二十分鐘，林老師再度進入診間，要求我趕快為她安排治療。如今已是二十多年後，林老師身體一直都很健康，仍然專注教學的工作。張先生則是在2019 年 10 月罹患另一個癌症，確診肺腺癌，服用標靶藥物治療。有次在我的「癌症哲學門診」，我和張先生兩人一起回想、談及當年那段彼此共有的深刻記憶，那一整天我心裡滿滿的愉悅豐足、步伐甚感輕鬆雀躍。

　　醫療人員常藉著病友案例、病友分享，提振正要接受治療病人的信心和勇氣，鼓勵病人接受正規的治療。病友分享治療體驗往往比專業醫療人員的口沫橫飛更具說服力。引經據典、引用科學證據，對病人來說似乎難以貼近、不易想像，反倒是透過血肉身軀的見證，眼見為憑，較易在心上激起感受、注入信心。

　　多年臨床工作養成的習慣，我會對某些病人的疾病、特殊狀況做筆記，智慧型手機的出現確實帶來不少方便，學會文字輸入，手寫筆記也轉變成電子筆記，以前散落各處的紀錄如今成了簡便清楚的檔案，常常在需要時，很

快速地讓我透過手機找到過往的治療案例筆記來與剛診斷癌症的病人分享。以前教條式、勸服式的溝通方式，透過共同注視眼前的電腦螢幕、分享討論案例，反而因貼近病人及家屬立場的做法，增加病人及家屬對醫療的信心，有時甚至央請治療過的病友現身說法，為剛罹患癌症的病人解惑、指點迷津，常常可以得到意想不到的效果，將險些誤入歧途、步上選擇危險之路的病友拉回正規醫療之途。

善用癌症治療成功的案例分享，確實常常達到說服鼓勵新診斷癌症病人重拾信心，勇敢面對癌症並接受治療的效果。倒是只講成功的個案經歷而避開治療失敗的告知，倫理上確有未能詳實告知、盡到知情後同意的周全做法，因此後續治療過程，持續的說明溝通、引用治療成效的科學證據來幫助病人與家屬有更全面的理解，是絕對必要的。

◎ 不要錯過黃金治癒的時機

很多病人裹足不前、不敢面對、不知如何面對、或是用偏差錯誤的方式去面對，直到疾病已經嚴重影響生活，就像我門診中一位乳癌病人，每天光是乳房的腫瘤傷口就沒辦法處理，生活過不下去了才來找醫師。人生在任何一個時間點，只能走一條路，到了很嚴重的時候才來治療，無論再怎麼努力，疾病已經不容易治癒。對於不能痊癒的疾病，醫師的治療目標只能是延長生命，減少痛苦。然而病人不容易理解的是：治療縱然帶來一段生活品質還不錯的時光、也延長一段不短的生命，但不會痊癒的疾病，治療終究會遇上抗藥性，而有力有未逮之憾，到最後結局肯定很難令人滿意，病人多會懊悔、責怪：「我被治療搞死了，早知道就不要開刀（或做全身性抗癌治療、放射治療）了，如果沒有做這些，我可能今天也不會走到這個地步。」治療在時間上是有先後關係，並不是因果關係，但是病人常會這樣想，旁邊的人也會說：「唉，叫您不要去 XX 治療，您就是要去，您看您走進去治療，到最後被抬出來。」他們不了解疾病發展的過程，也很難體會治療所帶來那段

對生活品質和症狀不適的改善的功勞，而治療無法根治疾病，是因為病人把病養得太嚴重了，這或許就是專業和非專業最大的差別。癌症專家理解：如果不處理這個病，它會怎麼發展？疾病會以什麼方式擴張？做了治療介入之後，它會有哪些程度的改變？能夠精準掌握疾病自然發展的過程。若搞不清楚疾病的發展，就會抓錯治療方向。

有的病人不知道如何跟家人表達，或是不知道如何用適當的方法面對，甚至認為身上的這顆顯而易見的潰爛腫塊不是壞東西，有些病人就抱持鴕鳥心態，逃避著一直不來醫院接受診療，甚至知識分子也是如此。例如得了乳癌，怕開刀、怕做化學治療或放射治療，或自己用自然療法或其他療法處理。然而，癌症不是能夠由自己診斷和治療的！一般人根本不知道病情會如何發展，不少病人因為在一開始就逃避不面對、或做出錯誤選擇，終而錯失治癒的時機，讓疾病進入不能夠治癒的階段，真是一步錯，步步錯！

◎ 善用團隊的資源，協助病人做出正確的選擇

有一位小病人很可愛，生病的時候才國中一年級，長在耳朵附近的肉瘤被確診是橫紋肌肉瘤。當初開刀的耳鼻喉科醫師向這位小病人的父母說開刀無法將腫瘤拿乾淨。後來這位小病人輾轉來到我的門診，由於化學治療對橫紋肌肉瘤的效果相當好，便向她的父母說明化學治療的重要性，聽到要做化學治療，不僅父母不願意，這位小病人似乎很有主見，也對醫師說不喜歡做化學治療。

由於這個小病人的疾病是可以痊癒的，她未來的日子長得很，還有美好人生，勸說不成，我只好請出當時在成大醫學院護理系任教、也是醫院安寧病房顧問的趙可式老師，趙可式老師的專業是腫瘤護理。我拜託趙老師：「是不是可以麻煩您和這位病人的家屬好好談一下，這個治療對她很重要，這個病有痊癒的可能。」趙老師花了很多心思，跟這個小病人做朋友、寫信給她、買 Hello Kitty 髮夾及巧克力送她、同理她和父母的擔心，然後慢慢去

勸她的父母，讓他們了解做治療對女兒人生的重要性和意義。一個禮拜後，她和父母都同意做化學治療。治療之後，這位小病人的肉瘤幾乎消跡，後續再加上放射治療補強療效，如今她也已 30 多歲，健康美麗，過著正常豐富的生活。

這位小病人後來就讀營養科系，她很好學，會利用課餘時間去學些才藝，例如學吉他、學做手工肥皂等等，是位很積極、做事很俐落的年輕人，一直到現在，我在臨床上碰到跟她年齡相仿的病人，就會打電話拜託她來跟病人談談，常使其他病友得到很大的激勵。

趙可式教授在護理學、腫瘤護理、安寧療護等領域的學術涵養及臨床實務可說是華人的泰斗，與老師多年合作，得到莫大的學習和啟發，深感醫護若同心協力，將使如虎添翼！臨床碰到不少困難的個案，病人不願意接受癌症的治療，我雖花了些時間與病人、家人溝通仍不得其門而入者，便會央請院內醫務社工師、臨床心理師、專科護理師、癌症個案管理師等同仁協助介入，當同仁也無功而返時，這時就得勞駕趙老師出馬協助。老師善用敘述學（narratives）、了解病人的文化和生活的背景，理解病人不接受治療背後的故事，並以深度傾聽、同理共情，再仔細為病人講解治療對他們的重要和必要，有些病人，老師甚至帶著團隊人員登府拜訪。經過趙老師的關心和溝通，多數病人轉而同意回院接受治療。團隊成員盛讚趙老師的臨危不亂外，也常常從老師與病人、家屬充滿愛與情感的流動及超級的專業能力，得到極大的學習和啟發。然而最重要的、也是最大的收穫還是，病人和家屬在充分、正確了解切身相關的資訊後，得以做出最佳利益的選擇，也從趙老師率領團隊積極的關懷中得到無比的療癒和慰藉。面對差點做出錯誤選擇的病人，身為主治醫師的我們，用盡可能的資源來協助，醫療端盡了力，病人即便做出醫療團隊不待見的選擇，我們也會因盡了力而能心安許多。

當癌症來敲門

旁觀者清一趙可式教授怎麼說

與曹朝榮院長合作多年，親眼見到他如何從鬼門關前拉回病人！前述的罹患橫紋肌肉瘤的小女孩、罹患睪丸癌的高中生，都是在別的醫師手中認為「沒希望」，而經過曹院長妙手回春，如今不但已成家立業，也成為醫院的志工，鼓勵了眾多年輕的癌症病人。

罹患像癌症這種重大傷病，最忌「病急亂投醫」及「諱疾忌醫」，病人及家屬當自求多福，儘量豐富自己正確的相關知識、獲得最佳的治療。本書就是一本最適合癌症病人/家屬尋求正確知識的寶典。

◎時也？命也？決定命運的，是我們的選擇！

　　得了癌症不同於感冒，整個癌症照顧計畫好似蓋一棟房子，必須找專業的建築師和工程公司設計興建。尚未確診前，切勿自己下判斷；診斷出癌症後，也不要自行規劃如何治療，一定要找可以信任的專家為我們設定目標、擬妥計畫、安排治療。

　　當然，徵詢第二意見或第三意見絕對是病人的權利。在各種不同的階段，包括診斷的階段、治療效果不好的階段、疾病復發的階段，甚至醫師表示大概無法治癒的階段，都可以找不同的專業人員徵詢第二意見，尤其台灣健保相當方便，也很支持這個部分，但是絕對不要用自己想當然耳的方法去做。在臨床上看過太多實例，病人或家屬自己當醫師，堅持自己並無科學根據的做法，結果是悲劇下場，遺憾與悔恨都太晚了！

　　我有時會問病人：「您要用美國的方法，還是非洲的方法？」這只是一

個比喻，絕非歧視非洲之意。很多時候，癌症是不治療會死、治療會好的病，而且是好的可能性很高的病；如果做了不恰當的選擇，當然就嗚呼哀哉。

以一個家族聚集性癌症的家庭為例，幾位家人因為同一癌症而過世，家族成員中，有人認為這種癌症太可怕，積極抗癌治療只是多費心力，寧採順其自然、坦然接受的做法，也有成員從家人的不幸經歷中得到教訓，希望能早期診斷、積極治療介入，以突破家族性癌症的威脅。同一家族成員因為個人性格、醫療信念上的差異，在因應和抉擇上便出現不同的思考、抉擇傾向。

一樣米養百樣人，有的人個性仔細謹慎，有的人大而化之。面對醫療的決定選擇，就如傑若・古柏曼（Jerome Groopman）和潘蜜拉・哈茨班德（Pamela Hartzband）醫師在合著的《醫療抉擇：醫師和每個人都應該知道的事》（*Your Medical Mind: How to Decide What Is Right for You*）一書中所說：喜歡自然或科技取向、相信現代醫療或對醫療抱持懷疑、崇尚醫療做得越多越好或採相反的極簡策略，這三種面向的特質操縱了我們的選擇。不僅多數人於性格及面對醫療的心態存在著差異，臨床上也常見病友的體驗分享或口耳相傳的訊息，常是左右病人做決定和選擇的重要背景因素。

一般病人如果遭逢急性的病變，如急性心肌梗塞、急性盲腸炎、或嚴重的意外傷害，不治療不單只是危及生命，身體也很痛苦、難以正常生活，此時病人能做醫療選擇的時間和空間就相當有限，常常必須在短時間內快速做出決定。但若是慢性狀況的疾病如癌症，相對上就有很多因素會影響病人，如：家人的想法、自己的價值觀、文化背景的差異等等，影響民眾醫療抉擇的因素就更為複雜。

每個人本身的背景、根深蒂固的觀念，包括個性的保守或積極，對事情判斷深思熟慮的程度（理性導向或情緒導向），對醫療、科技的信賴度，健

康識能的程度等，對於我們做出選擇常有決定性的影響。而事件本身是否影響當事人的生活狀況，如疾病症狀的有無、以及症狀的嚴重度，若是一個急迫性的壓力，逼得有些病人必須很快做選擇，也是不少病人轉而要積極接受治療的動機。

對後續治療的刻板印象、或周遭環境流傳的資訊，常是阻礙我們正確認識醫療的屏障，像是來自親友的道聽塗說、書籍、雜誌、網路等錯誤的資訊和精美不實的廣告，在我們身體和精神狀況陷入谷底、無所適從時趁虛而入，讓我們一直聚焦在治療的副作用（絕大部分是僅有少數病人會發生的必要之惡），而忽略沒有正確的處置對身體、生命的危害。如果我們沒有理性地做出正確的判斷和選擇，有如被人落井下石，受騙又受害。理性的思考、判斷，才能做出明智的抉擇。

郭女士 52 歲時發現左側乳房腫瘤，一直不敢上醫院就醫，走訪各地廟宇尋求藥方，病況不但未改善且持續惡化，身體疼痛到行動出現困難。再去廟裡求助時，乩童竟告訴她來錯地方了，身體有病痛應該去的地方是醫院，還順便介紹她就近求診的醫院和醫師。類似的情形愈來愈常見，神明都在與時俱進，更何況我們凡人，更應該努力認識正確的知識。

💡 曹院長的癌症小學堂

病人如何做醫療決定

對治療的偏好和心態	認知的陷阱
自然療法 VS 科技取向 懷疑醫療 VS 相信醫療 民俗文化 VS 鐵　齒 健康識能不足 VS 健康識能高 保　守 VS 積　極 症狀不適就醫 VS 主動尋求醫療 感情、情緒 VS 理性、理智	聚焦效應：注意力放在負面的地方 既成事件：別人的經歷、虛構的故事 無孔不入的廣告：行銷 口耳相傳：口碑、道聽塗說

不僅是病人，就連醫療人員本身的信念、性格、態度、見聞和體驗，都會引導、影響對醫療處置的判斷和抉擇，這些因素的影響力甚至超過了我們對客觀科學數據的信服力。醫療人員面對病人和家屬進行病情告知、衛教時，要謹慎地在客觀中立和自己的信念、喜好偏愛之間拿捏分寸。

第二章
細說從頭話癌症

■ 癌症概分兩大類，請停，請看 ■

　　癌症有二百多種，通常概分為兩大類，即血液性腫瘤（Hematologic Malignancies），和固態性腫瘤（Solid Tumors）。急性白血病、慢性白血病（以上兩者俗稱為「血癌」）、骨髓增生性疾病、骨髓分化不良症候群、淋巴腫瘤、多發性骨髓瘤等，都是屬於血液性腫瘤疾病的範疇。而固態性腫瘤主要有上皮性癌症（Carcinoma）、惡性肉瘤（Sarcoma）等。在固態性腫瘤的各種英文病名中，字尾如有-oma 者，中文通常翻譯成「腫瘤」，如長在大腸黏膜的 Adenoma 就叫做大腸腺瘤，是一種良性腺瘤；字尾或尾字如果是-carcinoma 者，指的一定是惡性腫瘤，如長在大腸的 Adenocarcinoma 就是大腸腺癌，亦即俗稱的「大腸癌」；而字首如果冠上惡性的（Malignant），當然就是指癌症。有些腫瘤，如黑色素瘤（Melanoma）、淋巴腫瘤（Lymphoma），雖然沒有冠上惡性的字眼，卻是屬於惡性腫瘤疾病。但是某些中文字尾有瘤的名稱，如動脈瘤（Aneurysm）、靜脈瘤（Varicose Vein，另稱靜脈曲張），雖然外觀看似瘤，但實際上與腫瘤完全沒有關係。

◎ 不同的名稱，代表不同屬性的腫瘤

「腫瘤」是指身體細胞不正常的生長，英文名稱為 Tumor 或 Neoplasm。若把 Neoplasm 拆開來看，Neo 意指新生的，plasm 是指物，合指『新生物』。這個名稱十分貼近腫瘤細胞的特性。腫瘤有良性腫瘤（Benign Tumor 或 Benign Neoplasm）和惡性腫瘤（Malignancy, Malignant Tumor, Malignant Neoplasm）的區分，大家常說的癌症（Cancer）即是指惡性腫瘤。

一般提到的癌症，指的是「侵犯性的癌症」。目前在台灣，「零期癌」的病人已不再被認定為符合重大傷病資格的對象，但是像零期子宮頸癌、零期乳癌等這種癌症一旦發現，也需要積極的抗癌治療，以防止成為侵犯性的癌症。

◎ 良性與惡性腫瘤的區別

一般而言，良性與惡性腫瘤都是基因的疾病、細胞的疾病，也多屬單一細胞的疾病。二者最主要的區別在於，良性腫瘤的細胞分化較正常（顯微鏡下觀察，細胞組織看似正常），腫瘤會變大、會壓迫到鄰近的器官，但不會侵襲附近的組織，也沒有轉移的問題；惡性腫瘤的細胞分化較差（細胞型態結構與正常細胞差異很大），具有侵犯性，會侵襲鄰近區域的組織、器官，或是轉移至較遠端的組織或器官。

表 2-1　身體各部位常見的良性腫瘤

身體部位	腫瘤
皮膚	脂肪瘤、神經纖維瘤
腦下垂體	腺瘤
腮腺	混合瘤、纖維腺瘤
胸腺	良性胸腺瘤
乳房	纖維腺瘤、乳突瘤

胃	腺瘤、平滑肌瘤
大腸直腸	腺瘤
肝	血管瘤、肝細胞腺瘤
副甲狀腺	腺瘤
腎臟	血管肌肉脂肪瘤
腎上腺	皮質腺瘤、髓質瘤
子宮	肌瘤

 曹院長的癌症小學堂

良性腫瘤的特性：

◎通常生長緩慢，且限制在局部發展。

◎邊界清楚，不侵襲周圍組織，最外層有包膜包住，呈現膨脹性生長。

◎細胞分化好，質地與色澤接近正常組織。

◎會壓迫周圍組織，但不會產生轉移。

◎可以手術切除的良性腫瘤，一般不會復發或只有少數復發，通常它的預後情況較好。（預後：預測經過治療介入後的病程和結果）

◎除非腫瘤長在重要器官及部位（如氣管腫瘤阻塞引起呼吸困難、腸道阻塞引起腹部劇痛或顱內的腫瘤），否則一般對人體的影響不大。

◎ 良性腫瘤也是要小心

在門診中常常見到因為擔心身上的腫瘤或凸起物前來就醫的民眾，事實上大多都是毛囊炎、脂肪瘤、良性甲狀腺結節（Nodular Goiter）、乳房纖維囊腫（Fibrocystic Disease）或纖維腺瘤、子宮肌瘤、各器官的囊腫（Cyst）這類良性的腫瘤，有許多甚至稱不上是腫瘤。

良性腫瘤對身體的影響不大，比較不需擔憂。不過，有些良性腫瘤如果長在特殊的位置，就有可能因為腫瘤壓迫到器官而產生病症，例如長在密閉的顱內空間，就可能會引起頭痛、癲癇發作、神經性或精神性症狀；長在呼吸道則可能會導致呼吸困難；長在消化道也會引起病人腹痛、嘔吐、腹脹等腸阻塞的症狀，這些狀況都要積極去處理。

除了壓迫之外，良性腫瘤有時也會導致荷爾蒙分泌，或是其它的液態分泌物，引起身體變化，像是副甲狀腺瘤引起副甲狀腺機能亢進，分泌過量的副甲狀腺素會引發骨骼病變和高血鈣症；胰臟內胰島素腫瘤產生過量胰島素，使病人常有低血糖的症狀發作；腎上腺良性瘤會引起血壓高；而大家熟知的「巨人症」，則是腦下垂體長腫瘤，分泌過量的生長激素，導致身高不斷長高。

良性腫瘤的腫瘤旁生症候群（Paraneoplastic Syndrome）除了因為產生過量的荷爾蒙的機轉之外，有些也會遷動免疫系統的變化，如胸腺瘤和重症肌無力等免疫系統障礙的密切關係，因此，對於診斷胸腺瘤的患者，要詳細詢問有無重症肌肉無力等免疫系統的相關病史，而針對重症肌無力患者，也要詳細檢查是否合併有胸腺瘤的存在。

◎ 癌症的前身：癌前病變

常見到有患者在皮下摸到不明的硬塊，很緊張的到門診做檢查，結果大部分為脂肪瘤、纖維瘤或是神經纖維瘤，而這些良性腫瘤要轉變為惡性腫瘤的機率相當低。以醫院常見的腹部超音波檢查來說，肝臟裡常發現有血管瘤

（Hemangioma）或局部結節性增生（Focal nodular hyperplasia），雖然告訴病人是良性的病變，但是往往病人聽到肝臟長東西，驚嚇之餘，去尋求第二意見再確認的反應，也是常見之舉。

　　但是，的確有一些情況會讓良性腫瘤轉變為惡性腫瘤，如大腸腺瘤變成大腸癌。大腸腺瘤雖然屬於良性腫瘤，但是隨著時間推移，可能慢慢形成惡性腫瘤。而造血分化不良症候群（Myelodysplastic syndrome, MDS）的病人中，有 1/3 會轉化成急性骨髓性白血病（Acute myeloid leukemia, AML），故而 MDS 也被稱為前白血病（Preleukemia），是急性白血病的前身。

　　舉例來說，邱先生 58 歲，身體健康檢查發現血中球蛋白質偏高，進一步檢查才發現免疫球蛋白 IgG 升高，而且是單株性上升（monoclonal），經過一系列的檢查，被診斷為意義不明單株伽瑪球蛋白血症（Monoclonal gammopathy of undetermined significance, MGUS），因為它是多發性骨髓瘤的癌前病變，所以往後需要定期追蹤。

表2-2　癌症的癌前病變

癌症別	其癌前病變
口腔癌	口腔白斑（Leukoplakia）
肺腺癌	非典型肺泡增生（Atypical Aveolar Hyperplasia）
大腸腺癌	大腸腺腫性瘜肉
皮膚癌	波文氏丘疹症（Bowen's disease）
子宮內膜癌	子宮腺腫性增生（Adenomatous Hyperplasia）
子宮頸癌	子宮頸上皮的異形病變（Dysplasia）
乳癌	零期乳癌
多發性骨髓瘤	意義不明單株伽瑪球蛋白血症
慢性淋巴性白血病	單株 B 淋巴球增多症
急性骨髓性白血病	造血分化不良症候群

曹院長的癌症小學堂

癌前病變（Precancer）是指癌症的前身，有些
癌症會來自此一前期階段，有一定程度的比例
會進展成惡性的腫瘤。

　　有一些侵襲性惡性腫瘤的前身，不見得以腫瘤的形式表現出來，如常見
的皮膚癌的前身「波文氏丘疹症」（Bowen's disease）、口腔癌的前身「口腔
白斑」（Leukoplakia）等，如果讓身體繼續暴露在致癌環境下，有些病灶就
會慢慢轉變成侵襲性的癌症。

　　如果確定癌症的前身與特定可以避免的致癌因素有關，明智的做法當然
是避免持續暴露在致癌的環境中。具有癌症前身的病變，並不表示這些病變
都會轉變成為惡性的腫瘤，目前臨床上也很難區分哪些病變會變成惡性的、
哪些不會變成惡性的，因此，一般可以處理的病變，會在癌症前身時期建議
接受治療，以在尚未癌變之前，阻絕可能癌變的機會；不能處理的狀況，則
須密切地定期追蹤，如此一來，絕大部分癌症前身病變的發展狀況，都能在
主動適時的掌握之中。

◎ 癌症並非單一的疾病

　　每一個部位的癌症都不是單一的疾病，以我們熟悉的肺癌為例，在顯微
鏡底下觀察，組織病理學上大約可分成小細胞性肺癌及非小細胞性肺癌。
非小細胞性肺癌主要包括：肺腺癌（目前在台灣約佔肺癌的 65％）、鱗狀上
皮細胞癌、神經內分泌腫瘤、和大細胞癌。而肺腺癌又分為原位癌、微浸潤
型肺腺癌、以及浸潤型肺腺癌。浸潤型肺腺癌（Invasive adenocarcinoma，俗
稱的肺腺癌），依其型態上的主要特徵分為五種亞型，胚層狀型（或稱伏壁
型）、腺泡型、乳頭狀型、微乳頭狀型、和實性組織類型。而分子學上依驅

動型基因突變（driver gene mutations）的種類，肺腺癌又細分為具 EGFR 突變、KRAS 突變、ALK 融合、MET 突變或增幅、HER-2 突變或增幅、PIK3CA 突變、BRAF 突變、ROS1 融合、RET 融合、NRG1 融合、AKT-1 突變、NRAS 突變、NTRK 融合、FGFR 融合、MEK-1 突變、PTEN 突變等亞型。

再以乳癌為例，乳房惡性腫瘤的病理組織分類大概分為乳腺管癌、乳葉癌、罕見的乳頭濕疹樣乳腺癌（乳頭柏杰病）、乳房葉狀肉瘤、血管肉瘤、以及乳房的原發淋巴腫瘤。而乳腺管癌包括：最常見的浸潤性乳腺管癌（俗稱的乳癌，佔所有乳癌的 70-80％）、以及髓質癌、黏液性癌、乳突狀癌、管狀癌等。而依基因體分析（分子學分類），乳癌可以分為五種亞型：管腔細胞 A 型（Luminal A）、管腔細胞 B 型（Luminal B）、HER-2 過度表現型（HER-2 enriched）、類基底細胞型（Basal-like, 或稱三陰性型）、以及類正常乳腺型（Normal-like）。

以上僅以常見的肺癌和乳癌為例來說明，癌症縱使來自同一個部位，也不是單一的疾病，無論是從病理組織學上來分類，就有各種不同型態的亞型，而從基因體的表現或驅動型基因突變特徵的分子學上來區分，也涵蓋多樣的亞型，這意味著每種亞型有其獨特的致癌機轉，不僅在預防上需有個別性的考量，臨床上各亞型的預後也有差異，而且在治療模式上也趨向發展個別化治療。

 曹院長的癌症小學堂

隆乳植入物會增加乳房腫瘤的風險，並非一般的乳癌，而是罕見的分化不良性大細胞淋巴腫瘤（Anaplastic large cell lymphoma, ALCL），稱為乳房植入物相關分化不良性大細胞淋巴腫瘤（BIA-ALCL）。

■ 癌症細說從頭 ■

◎ 人體的起始

　　人的身體構造就像一道精密的工程，源自一個受精卵，歷經內部細胞的分裂、增殖、分化、生長，繁衍到 37.2 兆個細胞，建構體內各種不同的組織、器官、系統，依著自然界的律則、規範，各司其職、合作無間地運作著。在我們身體內，每天都有無數的細胞老化和細胞再生、進行新陳代謝；也有相當多的細胞受到破壞，有些狀況身體有能力去修復，有些破壞則會導致細胞的消滅。

　　每個體細胞有 46 個染色體，DNA（去氧核糖核酸）全長約有 30 億塩基對，人類基因體 DNA 約 90％轉錄成 RNA（核糖核酸），大多數的 RNA 為非編碼的 RNA，只有 1～2% 的 RNA 轉譯成蛋白質。人類的編碼基因約二萬數千個，基因透過蛋白質表現其遺傳性狀。

◎ 致癌基因 vs 抑癌基因

　　1982 年麻省理工學院羅伯特‧溫伯格（Robert Weinberg）教授將人類膀胱癌的細胞 DNA 片段導入老鼠的正常細胞，引起老鼠細胞的癌化，解析回收的人類基因，發現膀胱癌是突變的 RAS 基因所引發的，RAS 基因的 DNA 排序一處的突變，能引起正常細胞的轉型，RAS 是第一個被發現的致癌基因（oncogene）。1986 年溫柏格的研究團隊發現 RB 基因喪失會導致細胞的癌化，與 RAS 基因突變引發細胞轉型的作用相反，RB 基因的功能反而是抑制細胞分裂，遺傳上具有抑癌基因（suppressor gene）RB 基因異常的人，容易罹患視網膜芽細胞腫瘤（Retinoblastoma）。癌細胞增值時，致癌基因如同加速器，而抑癌基因相當於煞車器，目前已知的致癌基因約數百個，而抑癌基因約一百個左右。

◎ 癌細胞的超能力

癌症進展的過程，癌細胞累積諸多基因的突變，與癌症相關的基因異常，簡單地說，大致上可分為兩大類，一為致癌基因的異常，一為抑癌基因的異常。

致癌基因與抑癌基因同時存在人體內，當這兩種基因維持平衡、相安無事時，並不會發生癌症。一般而言，致癌基因發生新增功能（gain of function）的突變而活化時，細胞會偏向不易控制的生長，這時抑癌基因會挺身而出，阻止致癌基因的的脫軌行為，抑制癌細胞的分裂或使其走向滅亡，以斷絕癌症的形成。然而，一旦這兩種基因出現異常（突變）如：致癌基因過度活化，抑癌基因發生機能喪失、消弱（loss of function）的突變，無法牽制致癌基因，或兩類基因都出了問題，就會逐步導致癌細胞、癌症的生成。

這二類基因的突變表現，猶如開關的作用。「致癌基因突變」的表現，會開啟致癌機能的作用，如果一直處於「開」的狀態下，致癌基因的機能就會過度活化；相反的，「抑癌基因突變」的表現，會發生抑制癌細胞生長的機能被關掉的情況，如果長期處於「關」的狀態下，表示抑癌基因的機能已經喪失或消弱，無法發揮牽制、約束致癌基因的功能，而放縱致癌基因的過度活化、橫行，致使細胞無限制的增殖、生長，造成細胞增殖失控，導致癌症的發生。大體而言，癌症疾病的形成可說是，在致癌基因機能活化，而抑癌基因機能喪失的相互運作下出現。

癌症是一種基因突變的疾病

人類的基因時時刻刻在受傷，但人體有自行修補的機制，且有很多細胞會在基因受傷後凋零。不過，有些細胞在某些情況下，遭受傷害、產生突變的基因，並沒有被淘汰出局。他們留在人體內的結果，將會逐步累積更多的基因突變，其中有些突變的情況讓基因的不穩定度增加，細胞就更容易像惡性循環般產生基因的突變。一旦累積到某個程度的基因異常，就會形成具有

超能力的「癌細胞」。簡言之，癌症是一種基因突變的疾病。

　　癌症的癌細胞來自病人體內的細胞，正常的組織中，細胞的增殖和細胞的死滅維持恆定的平衡，而癌症是累積 DNA 的突變以及 DNA 的表觀基因（epigenetic）的變化，細胞增殖與細胞死滅的平衡受到破壞而驅動癌化，是形成癌症的開端步驟。

癌細胞的基因突變過程，超乎想像的繁複

　　針對各種不同癌症的全基因體定序（whole genome sequencing），癌症的基因突變相當複雜，若以「點突變」（point muntation）來說明，它是突變的一種類型，是指 DNA 或 RNA 中單一鹼基核苷酸被替換成另一種核苷酸。乳癌約有 20,000 個點突變，黑色素瘤約有 9,000 至 333,000 個點突變，肺癌則有 50,000 個點突變。根據世界衛生組織（WHO）2020 年報告指出，香菸大約有 7,000 種化學物質，其中超過 69 種確認為致癌物，有超過 20 種癌症的成因與抽菸有關。如果不考量其他的致癌因子，僅假設以抽菸為唯一的致癌物，每天抽一包香菸經過一年，會在肺部細胞產生 150 個基因的點突變，在喉嚨黏膜細胞產生 97 個點突變，在口腔黏膜細胞產生 23 個點突變，而在膀胱黏膜細胞產生 18 個點突變。

　　癌症細胞的基因突變過程，超乎想像的繁複，在如此複雜的基因突變中，有些突變發生在癌細胞的早期，有些是發展的過程中才添加進來，添加進來的基因變異有可能會讓癌細胞不適合生存而消失匿跡，但有更多的情形是，添加進來的基因變異會讓癌細胞如虎添翼，對病人的身體健康造成更大的威脅和破壞。

　　美國的泛癌全基因體分析計劃（PCAWG）針對 38 種不同癌症的 2,658 個腫瘤的全基因體分析發現，95％的腫瘤有至少一個的驅動型基因突變（driver gene mutations），5％的腫瘤沒有發現驅動型突變，平均每個腫瘤有約 4～5 個驅動型突變。相較驅動型突變，癌細胞存在的眾多繁複的突變絕

大部分是附隨型基因突變（Passenger gene mutation），是較為非關鍵性的突變。驅動型突變是關鍵、主導型的突變，是癌症無限存活、增值、成長、擴展的動力泉源，也是精準醫療瞄準治療的靶的。

細胞中的暴走家族

　　癌細胞絕大部分是從人體內的母細胞（幹細胞）轉型而來。幹細胞有幾項生物上的特性，包括具複製能力、較不易死亡、會分化等等。癌症是幹細胞在各個分化階段就已逐漸累積多種基因的變異，導致細胞分化出現障礙，不會凋零，且無秩序又持續的分裂、增殖。從一個細胞的異常，變成一堆變異的細胞，終而鍛鍊成金剛不壞之身，它在人體內數億個細胞自成一個猶如暴走家族的小王國，不遵守身體內的自然律法，不斷在身體內作亂。癌細胞的暴走行徑，包括細胞分化的異常、細胞的不死、細胞無限制的生長、欺壓善良鄰居（浸潤、侵犯正常細胞組織）、四處流竄作惡（轉移）。

　　良性的腫瘤是屬於單一細胞疾病，癌症是惡性的腫瘤，也是從單一個細胞發展成一堆細胞。雖然來自單一個細胞，但因為不斷的增殖、生長，分裂的細胞容易產生新的基因突變，累積的基因突變在環境淘汰下，存活下來的持續擴展，最後使得細胞間的基因變化出現差異性（heterogeneity），一團癌細胞裡面可能就有共同及不同的基因變化。一位癌症病人，其身體上的癌症（腫瘤）雖是由一個細胞衍生而來，但一堆癌細胞之間卻存在著差異性，不過，臨床上有時不易鑑別病症是否為惡性腫瘤或是發炎的反應，因此，確定病症是否源自單一細胞，是癌症診斷上很重要的依據之一。

　　癌症幹細胞與正常的幹細胞一樣，對化學治療及放射線治療具有抵抗性，有些癌症對這兩種治療因具有抵抗性，無法藉其消滅癌症幹細胞而就不易治癒癌症。針對探究癌症幹細胞具有的特質，不但要消滅眾多的癌細胞，而且要攻克難纏的癌症幹細胞以突破這兩種治療的盲點，是癌症醫學界很重要的研究方向之一。

癌細胞超能力小檔案

◎癌細胞不易死、不易凋零。

◎癌細胞無限制的複製、增殖。

◎癌細胞對抑制生長的信號不敏感。

◎癌細胞基因不穩定度高、易再生突變、進化。

◎廣泛基因及表觀基因的多樣性變異。

◎癌細胞會促進腫瘤內血管新生。

◎癌細胞不受免疫系統的監控。

◎癌細胞促進腫瘤生長的發炎反應。

◎癌細胞對鄰近組織、器官有強烈的侵犯性。

◎癌細胞會對遠端組織、器官進行轉移侵犯。

◎癌症會持續不斷的擴展、惡化。

不朽的癌細胞

美國一位 31 歲的非洲裔婦女 Henrietta Lacks 女士，在 1951 年死於子宮頸癌。科學家從她身上取得子宮頸癌細胞來做研究，發現其能在體外無限制、無止盡的複製、繁延，這個不朽的子宮頸癌細胞株稱作海拉（Hela）細胞（Henrietta Lacks Cell），一直被廣泛使用在醫學的研究，對於癌症的研究和醫學進步有莫大的貢獻。

正常的幹細胞（母細胞）有自行複製和分化的能力，分化後的細胞大多只有一段時間的生命期，而細胞的平衡和新陳代謝就在複製、增殖、凋零、消滅的過程中進行。正常細胞在體外的培養，通常只能經歷 30 次的分裂、複製；但癌細胞不易凋零、消滅的特徵，加上其無限制、無秩序的增殖、生長的現象。因此可以想見，一旦癌細胞入侵，其侵犯的範圍將會越來越擴大。

免疫，免除疫病

　　曾經在孩提時代「出疹」的人，長大後就不用擔心遭受麻疹病毒的感染，因為他們對這一類病毒已經具有特殊的免疫能力。受到 B 型肝炎病毒感染的人，很多人會出現急性肝炎的臨床症狀，但在復原後，大部分的病人會因此獲得對 B 型肝炎病毒的抵抗力，不用擔心會發生同種病毒的再次感染。

　　由此可見，很多感染症的患者，在感染過該種微生物後，會獲得對該種微生物再次入侵人體的防禦能力（免疫，免除疫病），而且通常能維持一段很長的時間。不過這種免疫能力是有獨特性的，只能對特定微生物有防禦力，像是得過 B 型肝炎病毒感染的人，對於 A 型肝炎病毒或 C 型肝炎病毒的入侵，並沒有任何防堵的效果。

　　在微生物的自然感染尚未發生前，利用疫苗來誘導人體產生對該種微生物的免疫能力，避免該種微生物的感染，以預防疾病的發生，是感染性疾病防治很重要的一環。像是接種三合一疫苗（白喉、百日咳、破傷風）、卡介苗（結核病的疫苗）、B 型肝炎病毒疫苗、接種流感疫苗、接種肺炎鏈球菌疫苗、或接種人類乳突狀病毒（HPV）疫苗預防子宮頸癌等，都已是經過實證有效的疾病預防途徑。而如何以疫苗接種來預防愛滋病、癌症的發生，更是近年來醫界、公衛界關心與矚目的議題。

癌症與免疫力

　　在免疫機能不全的狀態下，如愛滋病毒引起愛滋病、先天性免疫機能的缺陷、接受器官移植的病人、長期服用免疫抑制劑等，這一類的病人，罹患癌症的機率和風險比一般人高出很多。臨床上發現，愛滋病患者的指標性惡性腫瘤包括有：卡布西肉瘤（Kaposi sarcoma）、子宮頸癌、淋巴腫瘤。事實上，愛滋感染的病人罹患其他癌症的案例，如肛門癌、血管惡性肉瘤、何杰金氏症、急性白血病的機率也有顯著的提高。

　　「得到癌症一定是身體的免疫力、抵抗力出了問題。」這是一般民眾普

遍的認知，但是大家常掛在嘴上的免疫力、抵抗力，似乎是相當空洞、模糊的說法，因此，坊間出現很多號稱可以提昇免疫力、抵抗力的商品，這些誇大不實的商品廣告常讓許多缺乏醫學知識的民眾信以為真，積非成是。

癌細胞突破免疫系統的監控

1950 年代，澳洲病毒學家法蘭克·麥克法蘭·柏奈德博士（Frank MacFarlane Burnet）針對腫瘤和免疫的關係提出了免疫監控（Immunosurveillance）的觀念。然而臨床上看到癌症的形成，也顯示免疫監控部隊沒能有效抵擋癌細胞的進逼，狡猾的癌細胞施展千方百計突破免疫監控部隊的圍堵，癌細胞方能有恃無恐地攻城掠地，有一些機轉被用來解釋癌細胞為何能逃過免疫監控。

免疫系統與癌症的關係並非如一般想像的敵對關係，癌細胞與免疫系統的複雜交鋒中，執行免疫系統運作的多種免疫細胞，有的是癌細胞的敵人、有的卻是癌細胞的朋友，扯免疫監控部隊的後腿，或亦敵亦友的「無間道」。

癌細胞也會收買部分的免疫細胞或週邊腫瘤微環境（Tumor microenvironment）內的成員，集結力量去卸除、抑制身體免疫系統對癌細胞的武裝，這些被收買的共犯，甚至協助癌細胞附近的血管新生、擴展癌細胞的版圖。由此看來，可以了解有很多所謂能增強免疫力、抵抗力的方法、藥物，在癌症的治療上常是落得徒勞無功或適得其反的下場。

有一個用於解釋癌細胞規避免疫監控的假說是，免疫監控系統視癌細胞為己出，對癌細胞有包容性。癌細胞是來自身體本身的細胞，在正常狀況下，免疫系統對自身的細胞能容忍、寬容的對待（Immune tolerance），不會當成異物去攻擊；癌細胞在逐步擴增的基因突變過程中，免疫系統對於已經出現的癌細胞，似乎也能延續原有的寬容對待，逐漸適應、接受癌細胞的存在。

免疫系統的運作中，負向的免疫調節牽制我們的免疫反應，避免免疫系

統的過度反應止於適可，以免傷害人體。正常人的免疫系統不會攻擊自己的組織、器官稱之免疫包容，也與這些負向的免疫調節有關。

負向免疫調節有如免疫系統的煞車器，也是癌細胞避免免疫監控的關鍵機轉，這些煞車器的分子稱為免疫檢查點（Immune checkpoints），是負向免疫調節的分子，利用免疫檢查點阻斷劑（Immune checkpoint inhibitors）抑制免疫檢查點的功能，如同鬆開免疫系統的煞車器，啟動免疫監控的功能，在罹癌動物和癌症病人身上，免疫檢查點阻斷劑的治療，果真發揮抗癌的效果。目前臨床上用來當免疫檢查點的分子靶的為 CTLA-4、PD-1、和 PDL-1。免疫檢查點阻斷劑在癌症治療的角色讓人耳目一新，癌症免疫監控的存在已是無庸置疑，也開啟免疫治療在癌症治療的新章節。

在抗癌的免疫監控部隊裝上導航系統的 CAR-T 細胞（崁合抗原受體 T 細胞）療法，在急性淋巴性白血病、瀰漫性大型 B 細胞淋巴瘤（Diffuse large B-cell lymphoma, DLBL or DLBCL）、被套細胞淋巴瘤（Mantle cell lymphoma, MCL）和多發性骨髓瘤等血液性腫瘤，治療成效已有顯著的斬獲。而以「叢集且有規律間隔的短回文重複序列」（Clustered regularly interspaced short palindromic repeats, CRISPR）進行免疫 T 細胞基因編輯的免疫監控部隊，也已整軍加入治療癌症的行列。

進入 21 世紀之際，免疫醫學、癌症醫學和分子醫學的進展與交滙，免疫治療很快地成為治療癌症的利器，然而這不過才剛掀起免疫治療發展的序幕！

癌症的侵犯、轉移

正常的細胞有移動、流動的功能。雖能游離，但有其歸宿，懂得守分寸、不逾距，只有在遇特殊需求時會長途跋涉以達成任務。而癌細胞除了突破凋亡的規範、拒絕分化外，它們逾越宿居地，侵入鄰宅、欺壓社區居民，這些侵犯行為就是其異於正常細胞的「浸潤性（Invasion，或稱侵犯性）」。

以上皮細胞零期癌症的浸潤性來說，指的是癌細胞的生長仍侷限在上皮組織部位，目前很多零期癌症都漸序改名為「上皮內腫瘤」而不稱為「癌症」。且中央健康保險署對於零期癌症的病人，也不再發給重大傷病的身分。

如果在上皮成長的癌細胞往圈著上皮的基底膜（Basement membrane）浸潤，甚至更進一步侵犯基底膜底下的組織，這就形成侵犯性癌症（Invasive cancer）。侵犯性癌症除了侵犯鄰近的組織，也能往周邊的器官擴展，如鼻咽癌往顱底擴散會波及腦神經；食道癌會侵犯鄰邊的氣管、血管；胃癌、大腸癌會經由局部的侵犯，擴及整個腹膜腔；子宮頸癌往前端擴散會侵犯膀胱，往後則會影響直腸的排便機能。

另一個要命的癌細胞特性就是它們四處流竄，建立「暴走族王國」的殖民地，並在新的據點持續無限的擴充版圖。各種不同的癌症進入轉移（Metastasis）的階段，代表著癌細胞已全身性蔓延，但每個癌症產生轉移的偏好，又似乎有軌跡可循；對於已發生轉移的病患，如果癌細胞轉移的器官、部位、數目、病症有限，可以完全切除，癌症仍有痊癒的空間，這情形也意味著縱使癌細胞四處游走，在轉移初期仍有被摧毀的可能性。

以發生在黏膜的癌症為例，侷限在上皮的癌細胞必須先移動、浸潤、突破基底膜的防線，再侵入血管和淋巴管，藉由血流、淋巴液運送、散佈到遠處的部位、遊出管外，靠著「殖民地」在地的土壤，豐實自己的轉移據點。

癌細胞會透過其轉移的特性，破壞人體主要器官的運作，因而摧毀我們的生命，這就是癌細胞最可怕的能力。骨骼轉移是癌細胞轉移很常見的部位，如乳癌、肺癌、攝護腺癌、多發性骨髓瘤等都常見骨骼轉移，雖然致命風險很低，但骨骼疼痛、骨折、或是脊柱的轉移而壓迫鄰近的脊髓導致下肢癱瘓等狀況，對於生活品質的衝擊及照顧上的壓力都有很嚴重的影響。

表 2-3　各類癌症的常見轉移部位

原發部位	好發轉移器官
鼻咽癌	骨骼、肺臟、肝臟、淋巴結
頭頸部腫瘤（口腔、咽、喉）	肺臟、淋巴結
肺癌（非小細胞性）	骨骼、肺臟、腦部、肝臟、腎上腺、淋巴結
乳癌	骨骼、肺臟、肝臟、腦部、皮膚、淋巴結
胃癌	淋巴結、肝臟、肺臟、骨骼、腹膜腔、卵巢
大腸直腸癌	肝臟、肺臟、淋巴結、腹膜腔、卵巢
肝癌	肝臟、肺臟、淋巴結、骨骼、腦部
胰臟癌	肝臟、肺臟、骨骼、腹膜腔
腎臟癌	肺臟、肝臟、骨骼、腦部
膀胱癌	肝臟、肺臟、淋巴結、骨骼
攝護腺癌	骨骼、肺臟、肝臟、淋巴結
子宮頸癌	淋巴結、肺臟、肝臟、骨骼
子宮內膜癌	淋巴結、腹膜腔、肝臟、肺臟
卵巢癌	淋巴結、肝臟、肺臟、腹膜腔
黑色素瘤	肝臟、肺臟、腦部、骨骼、淋巴結
骨癌	肺臟、骨骼

癌症飛天鑽地的魔法

　　46 歲的吳先生，二週前因頭痛、頭暈，服用成藥未有改善，這二天甚至走路不穩，來醫院檢查發現腦部有好幾顆腫瘤，胸部 X 光檢查也發現右肺有一顆三公分腫瘤，進一步詳細檢查確定是肺腺癌併腦轉移，但病人肺部並未有任何不適或症狀。

　　52 歲的陳女士，八年前曾因右側乳癌接受手術，術後也接受放射線治療、化學治療及抗荷爾蒙的輔助性治療，最近這一、二個月感覺下背部疼痛

且日漸加劇，詳細檢查後確定是乳癌的骨骼轉移性復發，乳癌診斷初始為第二期，當時骨骼掃描檢查並無異樣。

轉移是指原發部位的腫瘤持續進展擴張外，有些腫瘤細胞跋山涉水到遠處的組織或器官另起爐灶，進一步繁殖、成長。轉移及其所引起的症狀，意味著癌症侵犯程度的嚴重，通常可能在原發部位處理結束經過一段時間後出現，臨床上也常見在初診斷癌症的同時就發現已有遠處的轉移，就像吳先生的狀況。上述陳女士的例子，她在乳癌初診斷時，癌細胞事實上已流竄至異地，但當時因為轉移出去的癌細胞太少、轉移部位病灶太小，臨床診斷的工具無法敏感地偵測出當時微細的轉移狀況，且術後的輔助性治療也未能徹底摧毀其微細的轉移病灶，因而假以時日後，轉移的癌細胞就可能逐漸增殖，茁壯至檢查工具可以偵測出來，甚且病人也察覺有症狀或身體不適。

癌症常被視為是一種全身性的疾病，主要是癌症具有轉移的潛能，這也是癌症最令大家恐慌的狀況之一，但並非罹患癌症就一定會發生轉移。一般而言，診斷時疾病的嚴重度越高、惡性度越高，癌症轉移的風險當然就更高。儘管治療前並未檢查出有轉移，但若其疾病侵犯程度愈嚴重，表示在診斷當時癌細胞擴散至異地、微細轉移已形成的比例當然較高。

診斷時尚未發現轉移，開刀手術等局部治療後的輔助性治療，目的在試圖降低復發的危險或延後復發，尤其是降低轉移性的復發。一旦有轉移，通常就進入第四期的診斷，然而並非有了轉移，疾病就一定演變成不可治癒、好似生命將要走到盡頭般的悲觀。發生轉移，治療上以抗癌化學治療、抗荷爾蒙治療、標靶治療或免疫療法等全身性治療為主。轉移的部位不多（Oligometastasis）時，切除轉移部位的開刀手術等局部治療，也就扮演很重要的角色。現今癌症治療的進步，縱使已經發生轉移，仍然是有可治療及治癒的可能空間。

■ 釐清關於癌症的迷思～哪些似是而非的概念，左右了我們 ■

◎ 癌症會遺傳嗎？

看到新生兒出生，許多人總會在他們的身上尋找父母的影子，像是眼睛像爸爸啦、鼻子像媽媽啦，這就是遺傳。

確定診斷為癌症的病人，在門診或是住院，一定會被問及家族內是否有人得過癌症，病人及家屬被這麼一問，不禁懷疑自己的癌症是否來自遺傳？而自己的癌症又是否會遺傳給自己的小孩？

事實上，易罹患癌症的特質的確會經由生殖細胞上基因的突變（germline mutation），由父母親遺傳至下一代，但是經由遺傳罹患癌症的比例約5-10%左右，而有家族癌症病史的比例約 15-20%，不過有家族病史不代表一定會遺傳。

70 歲的呂先生，伯、叔、姑及兄弟多人皆因大腸癌過世，一個兒子也於 30 多歲死於大腸癌併肝臟轉移，也是腸癌病人的呂先生，20 多年來因為不願意接受做腸造瘻（即俗稱人工肛門），前後共經歷七次開腹手術，治療五個不同部位的原發性大腸癌，以及二次的粘連性腸阻塞，直到在僅存的直腸上又長出腫瘤，接受最後的第八次手術，才不得已將整個大腸直腸都切除。

王小姐 56 歲，先後罹患了大腸癌、肺癌、左側乳癌、卵巢癌及子宮內膜癌和右側零期乳癌六種不同的癌症，十年時間經歷五項手術治療。她的父親和幾位伯叔，以及自己的姊姊都曾罹患大腸癌。

上述的呂先生及王小姐都是遺傳性非瘜肉型大腸直腸癌症候群（Hereditary non-polyposis colorectal cancer, HNPCC）的案例。許多家族中有其他親友罹癌的病人都擔心，是否自己也有癌症的家族遺傳基因？其實，並非有家族內的群聚現象就表示一定是遺傳惹的禍，但是家族內有多位成員罹患同一種癌症或不同的癌症，懷疑是否有遺傳性癌症的可能性便增加，需要進一步探究。

研究報告指出，具有遺傳性癌症的比率占所有癌症的 5-10％，而欲探究和辨識該家族是否具有遺傳性易罹患癌症症候群（hereditary cancer-predisposing syndrome），詳細評估癌症家族史是首要的篩檢步驟。

美國臨床腫瘤學會建議腫瘤科醫師對於新診斷的癌症病人，應詳細詢問病人的家族史，資料充分的家族史能協助偵測出病人的癌症是否與基因突變的遺傳有關，有助於做好個別性的預防和治療，且對其尚未罹癌親人的癌症預防也有很大的助益。

癌症家族史的評估如此重要，又該如何進行呢？

癌症家族史的尋查應追溯至病人的祖父母、父母、兄弟姊妹、子女、伯叔、姑、舅、姨、堂／表兄弟姊妹的癌症相關病史，是否得過癌症？何種癌症？病理報告為何？罹癌時年紀？現在是否安在？是否因癌症而過世？過世時的年齡？

除了上述問題外，遺傳性易罹患癌症症候群（hereditary cancer-predisposing syndrome）家族特性還需評估：

- 家族有成員罹癌年紀特別輕
- 家族成員內有同類型的癌症
- 家族有成員罹患幾種不同的癌症
- 家族有成員兩側器官皆發生過癌症
- 家族有成員罹患罕見癌症
- 家族成員基因檢測確定有遺傳性基因突變

追查家族病史，利己又利親

46 歲的張小姐六年前確診乳癌，治療結束後定期在門診追蹤，有次帶了剛被診斷罹患乳癌的姊姊同來看診，診間裡，醫師再次詳細詢問家族病史，這才又得知家族中有一位阿姨得過乳癌、有位舅舅的女兒也曾罹患乳癌，但翻閱張小姐六年前第一次門診紀錄，並無顯示家族中有乳癌病史的記載。

社會和家族結構的變遷、少子化、親戚關係疏遠已是現代社會普遍現象，加上罹癌不外揚的心態，我們常常連家族中誰得了癌症可能都不知道。然而，因為血緣的相近性，「遺傳」相同的疾病在親族間也就可以想見。為了自身的健康、疾病的預防，甚至疾病診療的精確度，家族成員間開誠布公、彼此多留意親友罹癌或其他疾病的詳細狀況，亦即所謂家族病史，確實是保護自己、利己利親的基本功課。

　　家族病史應追溯至少涵蓋三代，父親與母親的家族史具同等份量，除了家族成員們罹患癌症或癌症前期病變的準確病史，基因疾病、出生缺陷、智能障礙、多次流產、嬰兒死亡率等狀況更是周詳的家族病史必須涵蓋的範圍。

　　而家族癌症病史的追查，除了看診早期應有詳細的了解，在往後的治療、追蹤過程中，醫療從業人員不要忽略隨著時間推移做資料動態性的更新，病人也要切記，任何時候聽說親友中有人剛確診罹癌，務必告知醫師以更新您家族病史的記載和了解。

　　癌症的家族群聚，是指同血緣的家族成員中有兩位或兩位以上得到同一種癌症。發生家族群聚的原因，一是它可能與遺傳基因有關；二是它並非來自遺傳，而是因為處在類似的生活型態、環境下，承受著相同的危險因子而醞釀出同樣的疾病；三是純屬巧合，每二至三位民眾中就有一位終其一生會罹患一種或一種以上的癌症，家族中有幾位得到同一種常見的癌症，雖非遺傳作怪，是可以被理解的巧合。

　　首先，我們要排除第二種狀況，再來探究有否遺傳的可能性。

　　相同的生活型態、環境，就像是家族內有多位成員感染 B 型肝炎病毒而帶原，日後其中可能有幾位親人會惡化成肝癌的情況；或者，家族內多位成員常年菸、酒、檳榔不離口，數年後，有幾個親友因此罹患口腔癌、咽喉癌或食道癌也就不足為奇。

　　像上述這種共有致癌環境或生活型態，是導致多位家族成員罹患同一種

癌症的可能因素，並非遺傳惹的禍。若難以判定家族內的癌症群聚是否純屬巧合，便需謹慎探究是否有遺傳性癌症的可能。

遺傳性癌症二三事

　　陳女士，42 歲確診乳癌，媽媽和一位阿姨都在 50 多歲就罹患乳癌，阿姨還得到兩個乳癌（一側各一個）。基因檢測確定陳女士有遺傳性 BRCA2 基因突變，近親的家族基因檢測結果，陳女士的舅舅和另一位阿姨並未帶有 BRCA2 基因突變，自己的妹妹也沒有，而小弟就和她一樣帶有 BRCA2 基因的突變。

　　2013 年美國電影《解碼安妮・帕克》（*Decoding Annie Parker*）由史蒂文・伯恩斯坦（Steven Bernstein）依真人實事改編，歷經十年策劃、製作而完成拍攝，片中揭露兩位偉大女性的英雄事蹟。

　　加拿大籍的安妮・帕克（Annie Parker）是位乳癌體驗者，年幼時母、姊因乳癌相繼過世，她本人亦罹患乳癌接受治療，爾後又確診罹患卵巢癌及另一種不同的癌症。疾病導致生命和家庭的危機並未壓垮她，安妮・帕克不相信家族多人罹癌是噩運所致，經基因檢測確定她具有遺傳自家族的 BRCA1 基因突變異常，仍然懷著希望微笑面對人生，並致力提醒婦女民眾認識乳癌，尤其是遺傳性乳癌的防治。

　　另一位偉大的女性瑪莉—克雷兒・金（Mary-Claire King），美國人類遺傳學家、大學教授，於 90 年代發現 BRCA1 及 BRCA2 基因突變與遺傳性乳癌的關連，在乳癌致病的解明及防治上是極為重要的里程，且開啟遺傳性癌症症候群研究和臨床防治上的發展，也拯救無數的生命。為了尊敬瑪莉—克蕾兒・金教授對人類的貢獻，於 2019 年 BRCA1 或 BRCA2 基因突變引起的遺傳性乳癌、卵巢癌症候群，被命名為金症候群（King syndrome）。2014 年，她主張美國 30 歲左右的年輕女性都應該接受 BRCA 基因檢測，理由是

接近一半的病人並無乳癌或卵巢癌家族史，而且美國的小家庭越來越多，很難從家族譜中找到遺傳的突變。

目前已確知的遺傳性癌症症候群可經由基因檢測相關遺傳性癌症基因是否突變而確認。其中以 BRCA1 或 BRCA2 基因突變的遺傳性乳癌、卵巢癌症候群，以及與核酸錯誤配對修復基因突變的遺傳性非瘜肉性大腸直腸癌症候群最為常見且常被提及。

如果病人是屬於遺傳性癌症，往後再得到先前的同一種癌症或另一種不同癌症的風險就比較高，有一半的機會會將其異常的基因傳遞給自己的子女，而遺傳了此突變基因的後代，罹患癌症的風險與具突變基因的上一代雷同。

知名女星安潔莉納‧裘莉（Angelina Jolie）接受基因檢測，確定她遺傳到母親（卵巢癌去世）及阿姨（乳癌去世）都有的 BRCA1 基因突變，一生中得到乳癌的風險將近八成、得到卵巢癌的風險約六成，她於 2013 年 5 月選擇接受兩側乳房切除手術以預防乳癌的發生。安潔莉納‧裘莉的案例起了帶頭作用，不少癌症病人、家屬和民眾對基因檢測躍躍欲試，期待藉此了解自己是否帶有較易罹患癌症的遺傳性基因變異。

站在醫學的立場，安潔莉納‧裘莉採取相當積極的做法預防癌症，希望將風險降到最低，然而還是分別有 3%、5% 的可能性得到乳癌或卵巢癌。除了開刀的風險，拿掉卵巢提早停經也會影響她的身體，以這麼激進的方法預防疾病是否值得？有些人可能認為無此必要，有些人則期待能把罹癌的風險降到最低，這是每個人深思熟慮後的決定，並沒有對錯的問題。

癌症病人的基因檢查（Genetic test）有二大類，一種是檢查病人是否帶有生殖細胞系基因突變（germline mutation），亦即是否為遺傳性易罹患癌症症候群（hereditary cancer-predisposing syndrome）。依遺傳性基因異常導致發生癌症的風險，可分為外顯率高度風險（high penetrance）、外顯率中度風險（moderate penetrance）、和外顯率低度風險（low penetrance）。一般的基

因檢查主要是針對外顯率高度風險和中度風險的基因異常，而外顯率低度風險基因異常者，通常並無明顯臨床表徵，相較於高度風險、中度風險者罹癌風險較低。帶有遺傳性基因突變者，其基因的突變有一半的機率會遺傳給下一代，帶有遺傳基因突變而尚未罹癌的人稱為 Previvors（我常簡稱為癌症預備者），而罹癌的當事人則為遺傳性癌症症候群的人（hereditary cancer syndrome），通常他們也屬於遺傳性易罹患癌症症候群（hereditary cancer-predisposing syndrome）的族群。

　　癌症病人的另一種基因檢查則是利用病人的腫瘤組織、或血液（液態活體檢測）做基因體檢查（genomic test），試圖發掘是否有可以使用藥物治療（druggable）的驅動型基因突變（driver gene mutation）、或生物標記（biomarkers）此部分在第四章精準醫療說明。全基因體定序基因體檢查也偶然發現（incidental findings）一成多的癌症病人有遺傳性基因突變。

　　癌症遺傳基因檢測並非檢測是否有遺傳性癌症，也非檢查有否癌症，而是檢查是否帶有遺傳性癌症基因的突變（germline genetic tests），是否為遺傳性易罹患癌症的高危險群。然而即便具有這樣的基因突變，並不意味一定會罹患癌症，僅表示罹患相關癌症的機率較一般民眾高很多。這裡說的基因檢測，是指像安潔莉娜·裘莉那樣診斷是否有遺傳性的基因突變。以乳癌為例，約 10%的乳癌是屬於遺傳性癌症症候群（hereditary cancer syndrome）有關，但有遺傳性基因突變，BRCA1、BRCA2 基因突變並非是唯二，其所佔的比例約 2/3，還有三成的遺傳性乳癌的基因突變與 BRCA1、BRCA2 無關。因此欲檢查是否具有遺傳性基因突變？是哪種基因的突變？通常會檢查是否有 ATM、BRCA1、BRCA2、CDH1、CHEK2、NF1、PALB2、PTEN、TP53 等基因的遺傳性突變。

　　一般民眾一生罹患乳癌的風險約 10-12%，具有下列基因遺傳性突變的人罹患乳癌風險會升高：BRCA1 約 87%、BRCA2 約 84%、TP53 約 44-95%、PTEN 約 85%、PALB2 約 33-58%、CDH1 約 39-52%、ATM 約 15-

52%、CHEK2 約 28-48%。

　　哪些人要做基因檢測？有家族史是最基本的，此外要接受遺傳諮詢師（genetic counselors）的諮商，思考心理、工作、保險等很多層面的問題，例如若偵測出遺傳性癌症的風險，對心理有何影響？保險公司是否讓您投保？工作單位會繼續讓您工作嗎？是否受到歧視等，都是基因檢測前要考量的議題。

　　至於基因檢測到底要做到什麼程度？哪一型的乳癌病人才需要做遺傳性基因檢查呢？除了很明顯的家族史及阿什肯納茲猶太裔，美國乳房外科醫學會建議所有的乳癌病人都要做乳癌相關遺傳性基因檢查；NCCN 建議 46 歲以下的乳癌病人要做；而梅約醫學中心的研究發現，66 歲以下的乳癌病人做遺傳性基因檢查（九種基因）敏感度更高，涵蓋更多的遺傳性乳癌的病人。然而，這道問題的答案是一個仍有爭議、尚未有定論，一直在改變的動態。從全球的角度、國情、文化及注入醫療資源的差異，各國對於這個議題的看法肯定有更大的分歧。

　　除了乳癌，還有哪些癌症要做遺傳性癌症基因的檢查呢？隨著醫療科技的進展及確診遺傳性癌症在預防及治療的進步，愈來愈多的癌症，如卵巢癌、胰臟癌、大腸直腸癌、子宮內膜癌、攝護腺癌的病人已被建議應篩檢有否遺傳性基因突變。

　　拜科技進步所賜，癌症基因檢測成了評估有否癌症遺傳基因突變、罹癌風險的利器，亦即可檢測出是否屬於遺傳性易罹患癌症症候群（hereditary cancer-predisposing syndrome）。而且，遺傳性癌症的基因檢測也由只能檢測少數幾個常見的遺傳性癌症症候群的基因突變，進展到更周全的多基因組合的檢測（multigene panel testing），降低檢測上的遺漏。

　　紐約史隆凱特琳癌症紀念醫院的醫療團隊於 2020 年美國臨床腫瘤醫學會（ASCO）年會中，發表一份他們分析 2015-2019 年間 11,975 位嚴重癌症病人（各種不同癌症）的結果，報告顯示其中 17.1% 的病人有遺傳性癌症基因的變異、7～9% 的病人具有可以使用藥物治療（標靶藥物或免疫檢查點阻

斷劑）的遺傳性癌症基因變異。

對於具有遺傳性易罹患癌症症候群的民眾或癌症體驗者（遺傳性癌症症候群），遺傳性癌症基因變異在癌症預防上有特殊的考量與處置介入的角色外，對於已是嚴重癌症的病人，某些遺傳性癌症基因變異也可用做預測相關標靶藥物或免疫檢查點阻斷劑療效的指標（Predictive markers），藉此協助選擇適當的抗癌治療方式。

◎ 癌症會傳染嗎？

在門診常有病人問我：「能否和家人一起進食？餐具要不要分開？可不可以接吻、有性生活？蚊子的叮咬會不會傳播癌症？」罹患癌症之後，病人和家屬都很擔心，生活在同一屋簷下，一起用餐、同房，是否會將癌症傳染給家人？確實，有些人會因為錯誤的觀念或想法，對罹癌的家人心生害怕，或故意利用這樣的理由與病人分房、分居。

生物界中會傳染的癌症

事實上，目前生物界被證實會傳染的癌症有三類，一為在塔斯馬尼亞惡魔（Tasmania devil）身上發現的神經鞘惡性腫瘤（Malignant schwannoma）；另一為在某種犬類身上發現的犬類接觸傳染性腫瘤（Canine transmissible venereal tumor）；第三類是發生在海洋生物的貝殼類。

人類殘忍的獵捕和濫殺，一直被認為是地球上生物瀕臨絕種很重要的原因。但也有例外的案例，近年來，國際保育協會提出警告，在澳洲南方塔斯馬尼亞島（Tasmania）的特有動物塔斯馬尼亞獾，又名「塔斯馬尼亞惡魔」（Tasmania devils），由於在性行為過程中的互咬動作，將身上的癌細胞散播，傳染到另一隻獾的臉上，而有面臨絕種的危機。

1996 年，科學家發現塔斯馬尼亞惡魔臉上的腫瘤，是導致這類稀有動物瀕臨絕種的主因。英國科學團隊利用分子醫學的科技證實，這種腫瘤是惡性神

經鞘腫瘤（Malignant schwannoma）。在塔斯馬尼亞不同地點的獾身上取得的二十五個腫瘤檢體，竟然是根源於同一個腫瘤，針對這種經由傳染而散播的癌症，目前當地因應方法是採取隔離和撲殺來杜絕癌症的傳播。還好在塔斯馬尼亞西北地區的獾族群，基因遺傳上有別於東部的獾，對於這個傳染性的癌症，能辨視其為外來的侵入者，而有免疫系統去對抗，保護自己不會受到癌細胞的傳染。也有少數的獾被傳染後罹癌，經過一段時間後，身體出現可以排斥癌細胞的免疫力，這些都是生物學家研究癌症免疫學很重要的題材。

而在熱帶、亞熱帶地區，有一種犬類可以透過性行為傳染癌症。犬類性接觸傳染性腫瘤（Canine transmissible venereal tumors）是一種組織球（Histiocytes）的癌症，主要發生在外陰部、鼻和口腔，研究發現其中癌細胞染色體數有 57-64 個，而狗的染色體有 78 個。目前，對犬類性接觸傳染性腫瘤的癌細胞源頭的推測，可能是來自上百年前的狼或其他的犬類動物的腫瘤，癌細胞一直潛藏在這種犬類動物體內成長、在動物間傳染，並綿延不息地延續它們的壽命。

2015 年美國哥倫比亞大學微生物及免疫學系史蒂芬・戈夫（Stephen P. Goff）教授與其團隊發現海底生物軟殼蛤（soft clams）之間的傳染性癌症（白血病），後來該團隊又發現其他的貝殼類生物也有類似傳染性癌症，顯示傳染性癌症在海洋生物中可能比科學家認為的更常見，但是我們人吃了這些具有傳染性癌症的貝殼類海鮮，並不會有被傳染的顧慮。

 曹院長的癌症小學堂

不易罹癌的動物：大象、北極鯨、裸鼴鼠
雖然大象是不易罹癌的動物，然而不表示所有大象都不會罹癌。台北市立動物園的大象馬蘭就罹患腳趾惡性纖維瘤，2002 年因轉移而病逝，當時趙可式教授還受邀提供安寧照護的諮詢。

人與人之間，癌症到底會不會傳染？

　　人類癌症的傳染並非全然沒有，但幾乎都是醫學文獻上極為罕見且特殊的案例。例如外科系的醫師、或實驗室內的人員，由於手部有傷口，直接接觸到癌灶而感染癌細胞，一段時間後在原本傷口處長出腫瘤。器官移植或造血細胞移植也曾發現，捐贈器官之後才發現罹患癌症的捐贈者，他們的器官受贈者中，有部分受贈病人後來也罹患同樣的癌症，原因無非是捐贈前體內的器官或血液細胞內已有癌細胞。然而癌細胞是否具傳染性，得視病人的癌細胞進入另一個人體內後，能否突破接受者體內免疫系統的監視防衛，順利地被接受包容在異體內生存而定。換句話說，人體間的免疫相容性決定了癌細胞能否突圍成功，順利生存。

　　除了上述極為罕見的案例外，癌症並非感染症或傳染性疾病。一般而言，癌細胞離開身體後很快就會乾枯而凋萎，即便進入另一個人的體內，扮演猶如警察般巡邏防衛角色的身體免疫系統也常會辨識出入侵者的危險性，並將其驅逐出境。

　　癌症絕非一夕生成，因家人罹癌而擔心會不會受傳染，不僅多慮也是無謂的疑問，況且全家人一起生活多年，縱使會傳染，也已傳染。與其擔心發生機率將近於零的問題，倒不如細心提醒自己定期做身體檢查，放心享受如常的生活。

微生物的傳染致使罹癌率增高

　　人和人之間雖然癌症不會直接傳染，但人類癌症的成因中，有不少的癌症與微生物，如病毒、細菌或寄生蟲等的感染有密切的關係，而且也常是罹患癌症的複雜成因過程中，必要而且是極為關鍵的現象，人體可能因為感染某些微生物而增加致癌機率。

　　微生物感染症在人與人之間是會傳染的，例如，帶有 B 型肝炎病毒的母親，在懷孕、生產、哺育過程藉由垂直傳染將自身的病毒傳給嬰兒，這是亞

洲 B 型肝炎病毒流行的常見途徑，而日後罹患 B 型肝炎病毒感染的子女中，就可能有人因為 B 型肝炎病毒而罹患肝癌。亦即肝癌並不會傳染，而是病毒的傳染提高了肝癌的罹患率。同樣的道理，人與人之間，癌症是不會互相傳染的，然而，卻會因為微生物的感染而促使致癌率升高。

根據國際癌症研究署（IARC）2012 年報導，全世界每六位癌症病人中就有一位的罹癌成因與微生物感染大有關係。肝癌、胃癌、子宮頸癌及鼻咽癌是台灣最常見與微生物感染有關的癌症，這些病原菌包括：EB 病毒（鼻咽癌及部分淋巴腫瘤）、幽門桿菌（胃癌及胃淋巴腫瘤）、B 型和 C 型肝炎病毒（肝癌），以及人類乳突病毒（子宮頸癌、陰道癌、外陰癌、陰莖癌、肛門癌和口腔癌）。這些病原菌會增加相關癌症的罹患率，常是導致相關癌症的必要成因，但非充分條件，也不是所有受感染的人都會罹癌，況且形成癌症需耗時多年，身體的免疫系統多能消除或壓制這些病原菌，並對其產生免疫力，只有部分的人因為持續、慢性的感染而發展成為癌症。身體有免疫力，縱使接觸相同病原菌也不會再受感染，就像患過德國麻疹後便不會再得一樣，然而罹患癌症的病人並沒有不再得到第二個不同癌症的特權，反而罹患新癌症的風險會增加。

積極治療體內的感染，能化解或減緩慢性發炎的進展、修復受感染器官的功能，降低罹患相關癌症的風險，例如治療幽門桿菌能減低胃癌的罹患率，而 C 型肝炎病毒感染的治癒也能大幅降低肝癌的發生。對於已罹癌的病人，治療其相關感染極少具抗癌效果，但能改善癌症所在器官的功能，且有可能避免在同一器官發生另一個癌症。

如何避免這些微生物感染？注重個人衛生，避免不潔的紋身、穿耳洞、針灸、勿共用刮鬍刀、牙刷、針頭、梳子，減少不必要的輸血、維護性生活安全、施打病毒疫苗等可以避免感染。台灣自 1984 年全面實施 B 型肝炎病毒疫苗注射後，已有效降低國人 B 型肝炎病毒感染、防治肝癌；另外，已問世的人類乳突病毒疫苗能大幅降低人類乳突病毒的侵犯及持續感染，預期可

減少近七成的子宮頸癌。

　　病原菌感染是形成相關癌症的必要步驟，也讓我們在此類癌症的防治上有清楚的目標以進行預防。預防是重要的工作，杜絕這些感染源並配合相關的癌症篩檢，可以減少健康所冒的風險。

表 2-4　被國際癌症研究署（IARC）列為第一級致癌殺手的微生物

癌症	第一級致癌殺手（微生物）
肝癌	B 型肝炎病毒（HBV） C 型肝炎病毒（HCV）
淋巴腫瘤、鼻咽癌	EB 病毒（EBV）
子宮頸癌、外陰癌、陰莖癌、 肛門癌、口咽癌	人類乳突病毒（HPV）
卡布西肉瘤	人類疱疹病毒第八型（HHV-8）
成人 T 細胞白血病／淋巴腫瘤	人類嗜 T 淋巴球病毒第一型（HTLV-1）
胃癌、胃淋巴腫瘤	幽門桿菌
埃及膀胱癌	吸血線蟲
膽道系統腫瘤	中華肝吸蟲

■ 癌症的症狀 ■

　　有時病人陳述對自己的診斷，而非主觀的症狀，像是，

氣喘又發作了
最近有感冒
前幾天腸胃炎

　　對病人用自我診斷取代形容症狀的言語中，細細追問、好好推敲，才不

會落掉線索、錯誤診斷。例如病人從胸口的灼熱燒痛感中自我診斷胃酸逆流，殊不知詳細檢查後才發現是冠狀動脈疾病引起的症狀。當然也有不少時候，病人的自我診斷與醫師的診斷一致。

◎ 癌症一定會有症狀嗎？

「醫師，我摸到腋下有硬塊，但不會痛，應該不是癌症吧？」我常在門診中聽到這樣的疑問，而提出這些疑問的病人至少還會到醫院檢查，讓專業的醫師進行診斷。但有不少人發現身上有異常的硬塊出現時，卻因為「不痛」、「沒有感覺」而沒想過要進一步做檢查。多數病人比較在意的常常是症狀，症狀讓病人過得很不痛快，甚至不能好好生活時，才會採取進一步的求醫行動。

事實上，罹患癌症會不會有症狀，與腫瘤生長的位置、速度有關，除非腫瘤壓迫到感覺神經才會出現痛的感覺，所以「痛不痛」其實不能做為癌症的判斷基準。以肝癌來說，腫瘤如果生長於邊緣位置，例如肝包膜側邊，在初期就會有痛的感覺；如果生長於肝臟的中央位置，屬於器官深處，即使腫瘤長得很大，也不見得會有痛的感覺。等到身體有了疼痛的感覺才來就醫，常會發現腫瘤已經長大到有一定程度的嚴重，或是有多處轉移，所以一旦感覺到身體有不適的症狀持續了一段時間，就應該立即到醫院做檢查。

◎ 有症狀不一定有病，沒症狀不一定沒病

多年的臨床診察經驗中，有一個重要的觀念一定要告訴大家，那就是症狀與疾病本身並不一定是正相關，並非疾病愈嚴重、症狀就愈難過，不要被症狀給騙了，症狀緩解不一定意味著疾病消失了。而且在某些情況下，它們一點關係都沒有！由於癌症防治工作往前推展，在完全沒有症狀的時候，就透過篩檢發現能及早治療的早期疾病，這也是為什麼要做篩檢的重要性。

門診中有對結婚快 30 年、年逾半百的夫妻。一開始，這位徐太太常覺

得全身上下都不對勁，頭暈、喉嚨不適、胸口悶，於是提議夫妻倆去做一次詳細的全身健康檢查。檢查報告出來後，徐太太一點問題也沒有，她的種種不舒服症狀應該是和步入更年期有關，這個結果讓她大大鬆了一口氣！反倒是徐先生，平常他的身體還算健朗，也沒有感覺有哪裡不舒服，但檢查之後，卻發現他的肝臟裡有好幾顆腫瘤。

為徐先生安排了肝臟的切片檢查，結果顯示是一個轉移性的惡性肉瘤，當時覺得奇怪，為什麼會有這樣的狀況發生？後來發現他的腹部有一個刀痕，詢問之後才知道，徐先生在二十年前曾經因為胃部問題而開刀。

徐先生的腫瘤可說在二十年前就種下了病灶，癌細胞的種子已經轉移至肝臟，只是腫瘤生長的速度很慢，經過二十年，雖然影像檢查可以偵測出

旁觀者清—趙可式教授怎麼說

為什麼曹院長會發現徐先生腹部有一個刀痕？從而抽絲剝繭追查出一連串的問題。因為每一位到曹院長門診的病人，他都會讓病人躺上診療床，從頭到腳做理學檢查，不放過任何一個小細節。徐先生可能自己都忘了二十年前腹部開過刀。若醫師是坐在電腦前面問診，靠病人口述，那絕不可能發現徐先生的病灶。身體理學檢查雖然是醫學教育中的重點，也是每位醫師的基本功，但因現在醫療生態，每位病人看診只有 2-3 分鐘的時間，這項基本功常被忽略了。曹院長行醫 40 多年如一日，從未荒廢這項基本功，也因而顯出他平凡中的不平凡！

來，但仍然完全沒有症狀或任何不適。徐先生的腫瘤已是第四期的疾病，不可能根治，而且在當時也是困難治療的疾病，因此建議定期追蹤，不要做治療。直到追蹤到第八年，徐先生才慢慢開始出現腹痛、肝臟內轉移性腫瘤破裂引發腹腔出血的症狀，後續又合併敗血症，身體狀況才急速惡化。

這個病在徐先生身上是一直持續的，只是疾病發展的速度相當緩慢，也沒有明顯不適症狀的出現，病人和家屬還以為是服用偏方的效果，實際上疾病一直在持續緩慢地惡化。

◎ 小心「持續性」的異常症狀

門診中曾遇過一個肺癌病人，他在咳嗽時咳出血來，一開始在醫院接受檢查，服用止咳藥和止血的藥，症狀得到緩解。不久，檢查結果出來，醫師發現在病人的肺部有個腫瘤的陰影，請他到醫院複診，但他認為原先咳血的症狀沒有了，應該沒有什麼問題，直到三個月後，咳血情況更加嚴重，才又回到門診來，當時腫瘤比起三個月前已長大不少，經進一步檢查，確認診斷罹患肺癌。

另一位病人也有類似的情況，他發現自己排便異常已有一段時間，服用緩解症狀的藥物後，情況似有好轉，正當他說服自己一切都沒事時，二個月後症狀又突然出現，透過大腸內視鏡檢查，才發現罹患了大腸癌。

要小心症狀消失背後潛藏的陷阱，一旦發現身體有異常的狀況，如果症狀明顯，又持續一段時間，千萬不要掉以輕心，立即到醫院接受更進一步的檢查，才是正確的作法。

◎ 「症狀輕重」不等於「病情輕重」，不要被症狀給騙了！

對於罹癌的症狀，在門診裡也經常碰這樣的誤解，患者常會問：「大家不是都說得到癌症會體重減輕、胃口不好，但我都沒有，不但吃得不錯，體重也重了一點。」當然有些病患的確因為某些症狀的突然出現，檢查後發現

得了癌症，但並沒有所謂「罹癌就一定會出現的症狀。」

　　也有不少患者會將「症狀輕重」與「病情輕重」劃上等號。事實上，許多癌症初期的患者是沒有什麼「感覺」的，無法從症狀本身去發現身體的疾病，像乳癌初期的患者，可能乳房完全沒有任何異樣感，也不會摸到乳房有異常的腫塊；而肺癌初期的患者，也可能沒有咳嗽這些症狀。

　　一般的癌症患者可能本身有其它疾病困擾，但因為罹患癌症，一有風吹草動，很容易將身體的不舒服歸咎於癌症造成。還有一種常見的狀況，就是患者吃了所謂的「癌症偏方」，那些不舒服的症狀暫時被緩解，讓他們誤以為偏方很有效，但事實上病情依舊沒有達到改善的效果，病人只是被一時緩解的症狀給蒙騙了。

　　有些症狀確實是因為治療癌症才引起的，但往往也會讓患者擔心，是不是病情又加重了？有位舌癌患者，由於疾病太嚴重，施行手術有困難，就先進行化學治療，一個禮拜之後，發現他的腫瘤小了許多，但平常口腔衛生清潔不佳，化學治療造成口腔的潰瘍讓他感到極度不舒服，也誤以為自己的病情又加重，但事實並非如此，潰瘍只是治療後引起的暫時性副作用。

◎ 症狀只是一個警訊

　　癌症病人的不適或異常症狀大多不是癌症所特有的，很多其他的疾病都可能產生類似的症狀，因此，絕不能光憑症狀就斷定病人的疾病。症狀只是健康狀況亮紅燈的一個警訊、一個提醒，尤其是持續的症狀仍未有改善時，症狀的出現除了意味著健康狀況可能亮起紅燈，還能提供我們追查原因的線索和方向。

　　有些病人會將症狀歸因於某些習慣或毛病所引起，比方說有抽菸習慣的病人，平常有慢性咳嗽，縱使咳嗽的症狀有所改變，或有其他胸部的症狀，也常歸因於抽菸的關係而沒有及早就醫；有痔瘡的病人常將血便歸咎於痔瘡的毛病，直到血便不易控制或其他症狀出現時，才察覺問題不妙，才知道

原來這次的便血是直腸癌引起的。另外一種情況是，無法從病人的不適症狀來判定到底是癌症或相關合併症、其他疾病所引發，比方說，肝癌的病人有近八成會合併肝硬化，往往病人呈現的症狀是肇因於肝硬化，而不是肝癌引起，端從病人的症狀來看，很難區別是來自肝硬化或嚴重的肝癌所導致；類似這種難以從症狀判別的情形，也常見於攝護腺癌合併有良性攝護腺肥大的病人身上。

◎ 沒有任何症狀卻已有癌症的存在

隨著健康檢查的盛行以及檢測儀器的進步，有愈來愈多的民眾在健康檢查、例行篩檢、後續的進一步檢查中診斷出罹患癌症，然而，病患在確診之前卻完全沒有任何的不適、症狀。也有些病人是因為其他的身體問題、疾病來就醫，檢查過程卻意外發覺癌症的存在，但在此之前，癌症本身可能尚未讓病人產生任何不舒服的症狀。

癌症病人的症狀，依其侵犯的範圍及進展，可以包括局部的症狀、轉移的症狀以及腫瘤旁生症候群。以鼻咽癌舉例來說，病患的局部症狀有鼻塞、耳鳴、頭痛、流鼻血或頸部淋巴腺腫脹的症狀；骨痛、咳嗽、右上腹不適可能是鼻咽癌轉移至骨骼、肺部、肝臟所帶來的症狀；皮肌炎或多發性肌炎是鼻咽癌偶爾可以發現的腫瘤旁生症候群（Paraneoplastic syndrome），若手指尖部變粗（杵狀指）就要懷疑是否為鼻咽癌轉移至肺部導致的腫瘤旁生症候群。已有遠端轉移的鼻咽癌病人常見的腫瘤旁生症候群的全身性症狀包括：食慾不振、發燒、倦怠、體重減輕。腫瘤旁生症候群並非是癌症的局部侵犯或轉移，而是間接引起的，癌症病人約 8%有腫瘤旁生症候群的症狀。甚至有些病人是因為有這些症狀的出現，才被懷疑、確診癌症。一般常見的旁生症候群症狀是腫瘤分泌荷爾蒙、胜肽或細胞激素所引起，或腫瘤所引起的免疫反應。腫瘤旁生症候群的臨床表徵涉及內分泌、神經、皮膚、風濕免疫和血液系統。隨著癌症治療獲得控制，腫瘤旁生症候群大多會緩解、改善。

◎ 很少症狀是癌症所獨有的

　　癌症病人常會有食慾不振、疲憊倦怠、睡眠障礙的困擾，而這些症狀在憂鬱症病人的身上也常見，臨床上不易鑑別時，便需照會精神科專家做進一步的評估。

表2-5　癌症病人常見的就醫症狀

一、與肺癌有關的症狀	
局部的症狀	持續咳嗽、咳血、呼吸困難、胸痛、聲音沙啞、哮喘、上腔靜脈阻塞（臉部腫脹、頸部腫脹、二側上肢腫脹）、臉頰側部冒汗、臉頰二側溫度不對稱、反覆性肺部感染（發燒、畏寒、咳嗽、呼吸困難、胸痛）
轉移的症狀	頭痛頭暈、走路不穩、骨痛、腰部不適、右側上腹不適、兩側下肢無力、癱瘓、排尿或排便障礙、片側麻痺、癲癇發作
腫瘤旁生症候群	倦怠、食慾不振、體重減輕、肺性肥厚性骨關節病變（骨痛、杵狀指）、肌肉無力、血栓栓塞
二、與肝癌有關的症狀	
局部的症狀	右側上腹疼痛、腹脹、食慾不振、體重減輕、腹膜腔內出血（腫瘤破裂）、腹水、肝硬化症狀：黃疸、腹脹、腹水、下肢水腫、吐血、黑便、肝性腦病變
轉移的症狀	骨痛、咳嗽、呼吸困難
腫瘤旁生症候群	低血糖、紅血球數增多（多血症，腫瘤分泌紅血球生成素所致）、發燒、高膽固醇血症、高血鈣症
三、與大腸癌、直腸癌有關的症狀	
局部的症狀	腹痛、腹脹、腹部不適、血便、大便習慣改變、大便形狀變細、裡急後重（rectal tenesmus，即：腹痛窘迫，時時欲便，肛門重墜，便出不爽，有便不盡之感）（左側大腸、直腸癌） 腸阻塞：腹脹、腹痛、噁心、嘔吐 腸穿孔：腹痛、發燒 慢性出血：貧血、無力、食慾不振、倦怠、呼吸困難

轉移的症狀	右側上腹不適、咳嗽、呼吸困難、腹痛、腹脹、裡急後重（rectal tenesmus）
腫瘤旁生症候群	食慾不振、無力、體重減輕（惡病體質，cachexia）、肌肉疼痛（多發性肌炎）、單側肢體腫脹（深層靜脈血栓）

四、與乳癌有關的症狀

局部的症狀	二側乳房形狀不對稱、乳房腫塊、乳房變硬、乳房皮膚變化、乳頭有異常分泌物、型態改變、皮疹、乳房持續疼痛、壓痛、腋下腫塊
轉移的症狀	骨痛、兩側下肢無力、癱瘓、排尿或排便障礙、咳嗽、呼吸困難、頭痛、頭暈、走路不穩、癲癇發作

五、與胃癌有關的症狀

局部的症狀	腹痛、腹脹、噁心、嘔吐、黑便、吐血、貧血、倦怠、無力、食慾不振、呼吸困難、體重減輕
轉移的症狀	腹脹（腹水）、骨痛、兩側下肢無力或癱瘓、排尿或排便障礙、右側上腹不適

六、與口腔癌有關的症狀

局部的症狀	口腔持續性潰瘍不癒、疼痛性潰瘍、口腔內腫塊、吞嚥困難、咀嚼困難、吞嚥痛、口齒不清、體重減輕、頸部淋巴結腫大
轉移的症狀	咳嗽、呼吸困難、遠隔淋巴結（轉移的淋巴結，非局部區域淋巴結）腫脹、高血鈣症

七、與攝護腺癌有關的症狀

局部的症狀	排尿障礙、殘尿感、頻尿、血尿、直腸的症狀、裡急後重（rectal tenesmus）
轉移的症狀	骨痛、骨折、下半身無力或癱瘓、體重減輕、咳嗽、呼吸困難、右側上腹不適

八、與子宮頸癌有關的症狀

局部的症狀	異常陰道（下體）出血、性行為後異常出血、經期間大量出血、月經大量出血、陰道（下體）有異常分泌物、下背痛、下肢腫脹、血尿、血便、貧血（慢性出血造成）、倦怠、無力、呼吸困難、膀胱及直腸的症狀

轉移的症狀	咳嗽、呼吸困難、頸部淋巴結腫大、右側上腹不適
九、與食道癌有關的症狀	
局部的症狀	吞嚥困難、嘔吐、吐血、體重減輕、胸部痛或不適、上腹痛、胃食道逆流、聲音沙啞、吞嚥痛、消化不良
轉移的症狀	咳嗽、呼吸困難、骨痛、下半身無力或癱瘓、排尿或排便障礙、右側上腹不適、惡病體質、高血鈣症
十、與胰臟癌有關的症狀	
局部的症狀	腹痛、腹脹、噁心、嘔吐、黃疸、尿顏色暗黃、背痛、倦怠
轉移的症狀	右側上腹不適、骨痛、骨折、下半身無力或癱瘓、排尿或排便障礙

■ 常被漠視的危險：癌症相關的血栓栓塞症 ■

62 歲的張先生，兩個月前右上腹不適，腹部超音波檢查發現肝臟內多顆異常結節，肝切片病理檢驗及影像檢查確診第四期胰臟癌併肝臟轉移。施行化學治療期間，注意到右側下肢腫脹，走路時也有點脹痛的感覺，靜脈血管超音波檢查顯示為深層股靜脈的靜脈血栓症，隨即接受抗凝血劑治療，合併抗癌化學治療。

50 歲的李女士，近七、八個月以來，月經週期和天數如常，但前三天的月經出血量明顯較往常多，自認可能是屆齡接近停經，有一天突然發生左側上下肢乏力，在急診的腦部影像檢查確診是腦中風，血液檢查顯示血液凝固系統的異常病變，進一步詳細檢查並及時手術治療，診斷為子宮內膜癌第三期。開刀後，左側上下肢乏力的症狀快速恢復至臨床上幾乎無顯著的後遺症，血液凝固系統的檢查也很快回復至正常。

陳先生 62 歲，接受肺腺癌手術後一段時間，發生肺部轉移性復發，因腫瘤細胞具有表皮生長因子接受體（EGFR）基因突變，以第一代 EGFR 抑制劑的標靶藥物進行治療。三年後因右側上下肢乏力，確定是肺腺癌對第一代標

靶藥物產生抗藥性，因疾病惡化導致發生瀰漫性血管內血液凝固（DIC）而引起腦中風。當時血液液態活體檢測（Liquid biopsy）顯示 EGFR 基因突變新增 T790M 的突變，陳先生開始服用第三代標靶藥物 Osimertinib 治療，經過一段時間癌症受到控制，DIC 狀況隨之改善，病人身體功能、行動能力也逐步恢復正常。陳先生肺癌的惡化，臨床上是以血栓堵住腦血管的腦中風來表現，一旦肺癌得到良好的控制，發生栓塞的風險就隨之趨於和緩。

1860 年，法國阿蒙・圖蘇（Armand Trousseau）醫師率先報告癌症病人發生血管血栓栓塞症的現象，後續諸多研究也證實癌症病人常有血液凝固系統的異常，血栓栓塞症是癌症病人常見的併發症。約 10～15% 的癌症病人會發生靜脈血栓栓塞的合併症（主要包括深層靜脈血栓症及肺栓塞症），發生的風險為一般同齡民眾的六倍左右，罹患腦中風、急性心肌梗塞等動脈血栓症的風險也較一般民眾高出許多。

前述三個例子中，罹患胰臟癌的張先生是在接受治療時發生深層靜脈栓塞的合併症，李女士是以腦動脈血管栓塞的腦中風來表現，進一步檢查才確定子宮內膜癌的診斷，而陳先生則是以血栓堵住腦血管的腦中風來表現癌症的轉移性復發。罹患靜脈血栓栓塞症的病人中，約 15～25% 與癌症的存在有密切關係，絕大部分在癌症確診後的幾個月內發生，少數病人如陳女士，是以血栓栓塞症來表現癌症的存在，因此如果無緣無故發生血管血栓栓塞症，要警覺探究有否潛藏癌症的可能。癌症病人血液凝固系統異常的表現，從完全沒有臨床症狀或表徵、只有血液凝固功能檢查的異常，乃至致死性的血栓栓塞症，異常的呈現範圍寬廣，也見諸個體間的差別。

◎ 留意臨床症狀和表徵

血栓栓塞症的診斷，有些是因影像檢查而偶然發現，絕大多數是病人出現臨床症狀後才開啟進一步的血液凝固功能檢測和影像檢查，如血管超音波檢查、血管攝影檢查、電腦斷層檢查、核磁共振檢查或肺灌注核醫檢查等來

證實血栓栓塞症的存在。

血栓栓塞症的臨床症狀和表徵依發生血管的部位而異，最常見的下肢深層靜脈栓塞症，其常見的症狀是單側下肢的腫脹、脹痛、不適，要命的肺栓塞症常見的症狀則是呼吸困難、胸痛、咳血、呼吸急促、心跳加快，然而由死體解剖的研究報告顯示，其實有不少發生靜脈血栓栓塞症的病人，並沒有明顯的臨床症狀。

一般而言，靜脈血栓栓塞症主要原發於四肢深層靜脈栓塞症，血栓再藉著血液循環，跑到肺部，形成肺栓塞。肺栓塞症和腦中風、急性心肌梗塞是血栓栓塞症導致死亡最主要的途徑，併發血栓栓塞症的癌症病人其死亡風險為沒有發生血栓栓塞症病人的二到六倍，癌症病人併發血栓栓塞症的死亡率也較一般非癌症病人的血栓栓塞症來得高，而且治療後再復發的風險也高出許多。

由於癌症病人併發嚴重的肺栓塞、腦中風或心肌梗塞是猝死常見的原因，事出突然，家屬無心理準備，常無法接受及不能諒解，而導致不樂見的醫病糾紛也時而可聞。針對高危險群的癌症病人，都必須跟病人和家屬做好衛教與預防措施，並提醒病人不要輕忽早期輕微症狀。

在亞洲地區，包括台灣，靜脈血栓栓塞症由於發生頻率不若歐美，甚至在癌症病人的部分也不太受到重視，坊間有關癌症的相關書籍或衛教單張亦甚少提及，大家相對上就比較陌生，醫療專業人員對於血栓栓塞症的理解、重視和留意是做好預防血栓栓塞症的第一步。

◎ 發生風險與癌症種類、嚴重度有關

大部分癌症病人並不會發生血栓栓塞症，然而出現此併發症也絕非罕見。癌症病人為何會發生血栓栓塞症？哪一類型癌症病人較易併發？哪些危險因子與併發血栓栓塞症有關？以下由癌症本身、癌症治療及病人特性三個面向來說明。

發生血栓栓塞症的風險與癌症的種類、嚴重度密切相關。胰臟癌、胃癌、肺腺癌、大腸癌、卵巢癌、白血病及骨髓增生性疾病如真性多血症、血小板增多症，是屬於好發血栓栓塞症的癌症；而轉移性癌症發生的風險為局部或區域性癌症的四倍到十三倍。腫瘤能直接侵犯血管或壓迫血管促使血液阻塞，而癌細胞分泌刺激血液凝固系統活化的物質，是導致癌症病人血液極易凝固產生血栓栓塞症最主要的原因。

癌症治療如手術、放射治療、化學治療、抗荷爾蒙治療、抗血管增生的標靶治療如癌思停（Avastin，Bevacizumab）、欣銳擇（Cyramza，Ramucirumab）、蕾莎瓦（Nexavar，Sorafenib）、紓癌特（Sutent，Sunitnib）、抑癌特（Inlyta，Axitinib）、免疫調節劑如賽得（Thado，Thalidomide）和瑞復美（Revlimid，Lenalidomide）、治療癌症貧血的紅血球生成素（Erythropoietin），以及方便輸注化學治療所埋置的中心靜脈導管等，都與好發血栓栓塞症有關。

癌症病人年紀大、身體狀況變差、活動力下降、臥床時間變長、合併糖尿病、心臟血管疾病等共病，以及肥胖、感染症都是增加發生靜脈血栓栓塞症的危險因素。而在病人的特性中，種族的差異是最重要的，血栓栓塞症的問題在歐美遠比亞洲來得嚴重，白人和黑人發生血栓栓塞症的機率遠高於亞洲人。

早在半世紀前，透過死體解剖觀察 40 歲以上肺栓塞症盛行率，發現北美波士頓的美國人是日本九州日本人的二十倍之多。美國聯邦醫療總長於2008 年宣稱肺栓塞是住院病人最常見、可以預防的死因。針對癌症病人，不少歐美研究報告也指出血栓栓塞症是癌症病人死亡原因的第二位，僅次於癌症本身。

目前尚不清楚種族差異的確實原因，可能與歐美人士體內抗凝血功能或纖維蛋白溶解活性偏低有關。這些差異也反映在預防血栓栓塞症的作為，東西方迥然相異。在亞洲地區，除非很特殊的極高風險案例，鮮少使用藥物來預防血栓栓塞症的發生。

發生血栓栓塞症後，除了治療及移除可能的原因外，在沒有禁忌的情況下，原則上以抗凝血劑療法為主，治療的目標在避免其延伸、擴展，降低要命的栓塞症，以及預防復發。

　　癌症病人併發血栓栓塞症除了死亡危險高、復發率高，治療引起出血副作用的風險相對而言也比較高，在治療選擇上更要留意如何避免出血的危險，以有效達成治療的目標。

第三章
癌症治療前的準備

■ 癌症分期 ■

◎ 看懂癌症分期的TNM

　　每個部位的腫瘤都有局部區域（locoregional）淋巴結的範圍，例如皮膚癌長在某個地方，局部區域就包括這個地方和附近的淋巴結，即局部區域的淋巴結（N），如果病人的癌細胞僅出現在這裡，就叫局部區域性癌症；若受到癌症侵犯的淋巴結不在局部區域的範圍，意味著癌細胞已擴散至其他部位，是屬於轉移的淋巴結，那便是已有轉移的癌症（M）。

　　有了確定的診斷，臨床上的下個步驟是了解疾病的嚴重度。我們常用AJCC／UICC 的 TNM 系統評估疾病的嚴重度，UICC（國際抗癌聯盟）與AJCC（美國癌症聯合委員會）的分期系統是世界公認、被普遍採用的分期系統。自從 1987 年以來，兩套系統合而為一，二本書雖然大小不一，但內容從頭至尾完全一樣，隨著對疾病更清楚的理解及治療的進步，與時修訂、改版。

　　TNM 系統中，各字母及其級數皆有其定義，也代表某種狀態，讓我們一目了然，清楚病人疾病的嚴重程度。T 代表腫瘤（Tumor）本身，依腫瘤大小分期為 T1、T2、T3、T4；T4 表示腫瘤所在局部位置的範圍最大、最廣、

對鄰近器官的侵犯最嚴重。N 代表淋巴結（Node），依受侵犯淋巴結的部位、大小、多寡分期為 N1、N2、N3；N3 一般表示受侵犯淋巴結的位置離原發腫瘤的部位較遠、較大、或較多。M 代表轉移或擴散（Metastasis），依有無轉移或擴散分期為 M0、M1；M0 表示沒有轉移或擴散，M1 則是有轉移或擴散。

曹院長的癌症小學堂

TNM 癌症分期：

T：表示腫瘤（tumor）的大小、對鄰近器官侵犯的程度。

N：表示局部區域淋巴結（lymph node）被侵犯的嚴重度。

M：表示轉移（metastasis）。

◎ 影像檢查是最常用的癌症分期工具

癌症分期最常用的工具是影像檢查，包括超音波檢查、電腦斷層檢查、核磁共振檢查、骨骼掃描檢查及正子攝影檢查等，這些檢查的結果便是所謂的「癌症臨床分期」，以 TNM 系統來表示它的期別。影像檢查雖不能視為確定診斷的工具，卻是了解病灶位置的必要工具，在癌症的診治上有其不可或缺的角色，同時也不要忽略身體理學檢查在臨床分期上的功能，理學檢查常可在影像檢查之外得到意外的收穫。

正子掃描在臨床分期上的應用

正子掃描電腦斷層檢查（PET-CT）、或正子掃描核磁共振檢查（PET-MRI）是癌症確定診斷後，評估癌症侵犯嚴重程度的利器，但並不是就一定

得要用正子掃描來做癌症的臨床分期。

如果是很早期的癌症，如第一期舌癌、乳癌、肺腺癌、大腸癌等，會發生轉移的機率很低，此時用正子掃描去確認是否有轉移，是相當不明智、過度檢查的做法，也徒增放射線暴露的負擔。

如果一般的影像檢查懷疑是局部區域較嚴重的癌症，例如已是第三期的癌症，臨床醫師不免會想進一步探究：真的只是第三期嗎？會不會已經是第四期的疾病呢？由於期別不同，在治療上就會有不同的考量，此時正子掃描便常被當成進一步協助確認臨床分期的工具和參考。

另一種狀況是，已經是第四期的癌症，一般影像檢查發現只有少數的轉移（Oligometastasis），治療上還有積極介入、甚至治癒的可能，此時就可運用正子掃描，進一步確認疾病嚴重度是否就是如此而已？有沒有其他更多、更嚴重的病灶？當然如果正子掃描發現比一般影像檢查的結果更嚴重，也就從而得知，這些病人的疾病要以治癒為意圖的治療介入常是不可行的。

臨床上偶爾也會碰到，一般影像檢查顯示癌症的擴散已經很嚴重，但有些病人和家屬仍然要求做正子掃描，就只是想知道到底癌症擴散的情況有多嚴重？這種情況下做的正子掃描，縱使證實了結果就是那麼嚴重或更嚴重，也只是徒增傷感，其實對治療一點幫助也沒有。

正子掃描檢查偶然發現的異常

癌症病人接受正子掃描檢查，主要是探究癌症侵犯的嚴重程度，但是檢查也會附帶發現一些其他的、與原本癌症無關的問題，或是無關緊要的偽陽性、發炎反應、良性腫瘤、或癌症前身等狀況，其中有 2-4% 的比率會發現與原本癌症無關的偶發癌（incidentaloma，另一個獨立、偶然發現的癌症），此時就得依臨床上的判斷做出處理上的排序。這些種種因為正子掃描檢查附帶發現的異常，通稱為偶然發現（incidental findings）的狀況。

范先生 61 歲，因咽喉異物感確診下咽癌，透過 PET-CT（正子掃描電腦

斷層掃描）確認下咽癌是第三期，但同時卻意外發現病人還有第二期的食道癌以及第三期的直腸癌，在此之前，病人並沒有食道癌和直腸癌相關的症狀，這二個癌症是檢查下咽癌時意外的發現，即是偶發癌。

◎ 病理分期是癌症治療的重要依據

　　無論是對原發部位或轉移部位的腫瘤病灶，以手術方法取得的腫瘤檢體，經由病理學專家詳細檢驗後，對於癌細胞型態與結構、淋巴結的受侵犯程度等，會有更精確的判斷。這種依據腫瘤檢體送交病理檢驗後的診斷與分期，稱之為「病理分期」。根據檢體化驗結果的病理分期，比起依據影像檢查結果的臨床分期，會更接近病人疾病的實際狀況，是後續進行治療很重要的依據。綜合病人腫瘤的部位大小、局部侵犯的程度、在各不同局部區域淋巴區域中淋巴結受到侵犯的情況，以及是否有其他部位、器官的轉移，就可清楚病人的疾病是第幾期。病理分期同樣以 TNM 來表示。

　　某些特殊的狀況下，癌細胞分化的程度、病人的症狀也會被列入分期的考量，甚至一些分子學上的表現也被納入，比起單純從影像或病理組織上了解的侵犯程度，更能反應病人癌症的預後（預期治療介入後的病程和結果）和提供治療的選擇。

 曹院長的癌症小學堂

什麼是「預後」？

預後是指，預測經由治療介入後，疾病未來的病程（course）和結果（outcomes），基本上是一種預測、估算，而不是精準確定的答案。預後所憑藉的是過去統計上的資訊，然而縱使是同一種癌症、同樣期別的病人，也會出現不

◎ 影像檢查的異常，常須由病理診斷給出明確答案

52 歲的林先生罹患下咽癌，局部區域的臨床分期是第三期，正子掃描檢查及胸部電腦斷層都偶然發現在右肺上有一顆約二公分的病灶，正子掃描雖有明顯的顯影，但無法判斷是轉移？原發性肺癌？還是良性病灶？因為病灶位置在右側肺臟中間部位，臨床評估後，建議先做下咽癌的治療，同時密集追蹤肺部陰影的變化，林先生因此接受前導性化學治療，接著接受放射線治療同步併用化學治療的根治性治療方法，在治療下咽癌這段期間的胸部電腦斷層檢查顯示，右側肺部病灶大小並無明顯變化。完成下咽癌治療、體力回復後，安排林先生接受胸腔內視鏡手術切除右側肺部病灶，病理檢驗報告證實這是另一個與下咽癌無關的疾病—肺腺癌。林先生接受手術切除肺腺癌，很順利地在手術後很快就恢復體能狀態，又重回職場、過著如往常般的忙碌生活。

57 歲的梁先生罹患下咽癌，臨床分期是第三期，正子掃描檢查及腹部電腦斷層檢查偶然發現腹部肝臟有個二公分的病灶，肝臟切片檢查確診是肝細胞癌，因此在梁先生的身上同時有兩個不同的癌症。臨床上的處置是先以前導性化學療法治療下咽癌，並且在前導性化學治療的那段期間，利用一個適當安全的時機點，針對肝癌施行射頻燒灼術（Radiofrequency ablation）來

治療；完成下咽癌的前導性化學治療後，緊接著施行放射線治療同步併用化學治療。雖然同時發現身上有二個癌症，但經歷一段辛苦的根治性治療歷程後，梁先生又重拾健康、回歸正常的生活。

影像檢查常在癌症原發部位以外的地方發現其他病灶，這種現象在正子掃描檢查被普遍運用在臨床分期的今天更為常見。如同林先生和梁先生的例子，經由正子掃描檢查意外發現的新病灶，到底和原來的癌症有沒有關係？是同一個病嗎？還是完全不同的疾病？正子影像檢查無法回答這些問題，這類問題還需由病理診斷才能給出明確的答案。

另外一提，雖然在林先生和梁先生二人身上都同時發現下咽癌及另一處病灶，但是二人的臨床處置卻不同，林先生在下咽癌治療結束後才針對肺部病灶進一步確診、處置，而梁先生卻是同時確診及治療下咽癌與肝癌。即便是同一種疾病，只要在不同的人身上，都必須針對疾病和病人的整體狀況進行個別考量、評估，在任何治療處置之前，永遠要把病人的生命安全以及最小傷害的考量擺在首要位置，所以主治醫師的專業性及臨床經驗非常重要。

 曹院長的癌症小學堂

病人癌症的實際狀況≧病理分期＋臨床分期。

◎ 為何不推薦癌症病人做更多的影像檢查？

癌症治療始於癌症的確定診斷、正確分期，因此許多人認為檢查一定要做到滴水不漏、萬無一失、越多越好，不但自己安心，也想要增進治療效果。

以乳癌為例，其轉移好發部位有骨骼、肺臟、肝臟、淋巴結和腦部，早期乳癌（一、二期）並不必然一定不會發生轉移，但初診斷時，影像檢查可偵測出轉移病灶的可能性很低。研究指出，局部第一期發生骨骼轉移

的比率是 5.1％、第二期為 5.6％；第一、二期以胸部 X 光或肝臟超音波檢查絕少發現肺、肝轉移；而一部分病人，初診斷時雖可能已發生微細轉移（micrometastasis），卻無法被臨床影像檢測出來。

　　由於一、二期乳癌被發現已發生轉移的比率極低，若再進行有否轉移的全身性檢查，此時反而讓絕大多數病人暴露於不必要的檢查和放射線的照射，而且檢查結果的判定常不是非黑即白，不確定的結論或檢查的偽陽性結果，接著又必須再做侵犯性或進一步的追蹤檢查，病人又再次暴露於更多的輻射線，且需忍受檢查的痛苦和合併症的傷害，期間心理煎熬更不在話下。

　　2012 年，美國臨床腫瘤學會於「明智的抉擇」活動提出應考慮停止的診療清單中便有兩項關於乳癌的檢查，即「不要針對**早期的乳癌、沒有症狀、轉移風險低**的病人，使用正子掃描、電腦斷層及骨骼掃描檢查來做臨床的分期、評量疾病侵犯的程度」，以及「乳癌病人接受治療後，**若沒有症狀就不要例行做**腫瘤指標檢驗或正子掃描、電腦斷層及骨骼掃描檢查來追蹤監測病人的病情」。當然，前述「明智的抉擇」所提建議是針對沒有症狀的乳癌病人而言，若病人有症狀出現，那就另當別論了。

　　而美國國家癌症資訊網（NCCN）及歐洲腫瘤內科學會（ESMO）的治療指引中也建議，針對只有具臨床症狀或身體檢查、血液生化檢查有異常的第一、二期早期乳癌病人，才需要做進一步的腦部、肺臟、肝臟或骨骼的影像檢查。

◎ 如何讀懂病理報告？

　　為何要讀懂病理報告？病人的病理報告就如同癌症的「說明書」，最重要的資訊都在這裡！病人為了自求多福，必須要讀懂此說明書，或請專業人員詳加解釋。

　　針對病灶做了生檢切片、或開刀切除手術，幾天後，臨床醫師就會依據病理報告（病理科醫師寫的診斷文書）告知您病灶是良性（非惡性）或惡

性、是哪一種疾病、以及其他有關病灶的細節。

　　一般病理報告的基本格式包括：一、病人的基本資料、病理編號、病理科醫師姓名；二、檢體取得的方式（如病灶的粗針切片、切開切片或切除切片）、開刀手術的方式；三、肉眼所見檢體（包括病灶的部位）的大小、形狀、外觀、顏色、軟硬度；四、顯微鏡下所觀察的細胞、組織的型態。

　　顯微鏡下的觀察內容記載，是整篇病理報告的重點處。如果是癌症的診斷，病理報告內容會記載：

1. 是否為侵襲性的癌症、腫瘤的大小、對周邊組織侵犯的程度，即病理學上的腫瘤原發部位，是屬於 T（tumor）的病理分期。

2. 腫瘤的分級（Grade），是指癌細胞及其結構與正常健康細胞的差異程度，一般分為 I、II、III 三級：
   （1）I 級：與正常差異小，為分化良好（well differentiated），屬於低惡性度（low grade）；
   （2）II 級：分化中等（moderately differentiated），屬於中惡性度（intermediate grade）；
   （3）III 級：不像正常的細胞和其結構，則為分化不良（poorly differentiated），屬於高惡性度（high grade）。
   （4）有些癌症，如非小細胞性肺癌，分級則到第 IV 級，為未分化（undifferentiated），屬於極高惡性度。
   　　侵犯程度類似的癌症，如果分級的惡性度愈高，意味著生長、擴散較快，轉移的潛力愈高。

3. 淋巴結侵犯的程度：在腫瘤局部區域淋巴結中，各區塊所摘除的淋巴結數目各為多少，各區塊受到癌症侵犯的又有幾顆，以及全部加起來的摘除淋巴結總數、和全部受癌症侵犯的淋巴結總數，即病理學上局部區域淋巴結受侵犯的程度，是屬於 N（lymph nodes）的病理分期。如此可以反應手術是否達臨床治療指引的基本要求，淋巴結侵犯程度

也影響疾病的預後。

例如病理報告上，淋巴結摘除寫 3/16，意即摘除了 16 顆淋巴結，其中有 3 顆有受到癌症侵犯。若為 0/16，則所有 16 顆淋巴結皆沒有被癌症侵犯。

4. 腫瘤切除邊緣（resection margin）：是指手術切除邊緣與腫瘤病灶的距離。切除腫瘤病灶時，會盡可能除去腫瘤的周邊部位，是為了在切除邊緣與腫瘤病灶處拉出安全距離，這個結果即為邊緣乾淨（margin clear）或邊緣未受癌細胞波及（margin negative），是手術治療的基本要求；若是切除的腫瘤邊緣還有癌細胞蹤跡（margin involved）或邊緣與癌細胞太相近（close margin），表示切除邊緣未達安全距離，極可能體內仍有癌細胞，是日後復發很主要的原因。

5. 血管或淋巴管內是否有癌細胞存在，神經旁是否有癌細胞的侵犯（perineural invasion），都是影響預後的風險因子。

6. 手術時如果肉眼發現疑似轉移的病灶，就會取其檢體，探究該病灶是否為轉移，是屬於 M（metastasis）的病理分期。

7. 依癌症的類別，取得的檢體會進一步做各種評估預後及預測療效相關指標的檢查。以乳癌為例，荷爾蒙接受體（hormone receptor）包括雌激素接受體（estrogen receptors, ER）和黃體素接受體（progesterone receptor, PR）以及 HER-2/NEU 的表現是基本的檢查。在台灣，Oncotype Dx（安可待）及類似的基因組檢測不那麼普及，多半透過檢查 Ki-67（細胞增殖分裂時表現的蛋白）來預測化學治療的療效，以及鑑別荷爾蒙接受體陽性、HER-2/NEU 陰性乳癌中，較偏向管腔細胞 A 型或偏向管腔細胞 B 型，以作為早期乳癌病人術後輔助性治療除了抗荷爾蒙藥物以外，是否要做化學治療的參考。

病理報告提供癌症的確定診斷、疾病的病理分期、分級，也提供很多疾病及手術治療的細節，對於後續治療的選擇是很重要的依據。

病理報告至關重要，病人和家屬若能讀懂自己的報告、有充分的預備，醫師在解釋病理報告時，就可以跟醫師有更深入的討論，更配合醫師的診療，也常更能自求多福！病理報告也要保留備份，無論申請保險及相關福利、尋求第二意見或轉診時，都會用到，通常能提供另一位醫師循報告上的線索（具病理編號）照會病理科醫師借切片審閱，如有其它需要時，便會徵詢病人的同意，取得病人的檢體做更進一步的檢查。

■ 腫瘤指標（Tumor Markers）■

傳統的腫瘤指標（tumor markers）是由腫瘤細胞自己產生，或身體對於腫瘤做出反應所產生的物質，從臨床上的觀點，對於辨認特定癌症及其診療是有用的標記。

1847 年英國醫師亨利・本瓊氏在多發性骨髓瘤的尿液中發現異常的蛋白，是癌症腫瘤指標的起始。接著在 60 年代，胎兒球蛋白（α-fetoprotein, αFP）、癌胚抗原（carcinoembryonic antigen, CEA）被發現。70 年代中期，藉由單株抗體製造方法的開發，以及各種免疫檢測方法的確立，很多腫瘤相關抗原的定量（quantitative）檢測成為應用在臨床診療的腫瘤指標。

手術或切片取得檢體的病理組織檢查，利用腫瘤指標的組織免疫染色法（Immunohistochemistry, IHC），對於病理診斷有很大的貢獻，幾乎是很多病理診斷不可或缺的工具，也常是評估疾病預後（Prognostic biomarkers）或預測療效（Predictive biomarkers）的生物標記。

乳癌檢體的病理報告中，雌激素接受體（Estrogen receptor, ER）、黃體素接受體（Progesterone receptor, ER）、HER-2 蛋白表現的結果，就是由組織免疫染色法得知。ER 陽性和/或 PR 陽性，稱為荷爾蒙接受體陽性，表示抗荷爾蒙藥物對該乳癌有治療的效用，荷爾蒙接受體的表現是預測抗荷爾蒙藥物是否有效的預測生物指標。而 HER-2 過度表現，即 HER-2 陽性，在 HER-2 導

向的標靶藥物尚未問世以前，無論是早期或晚期乳癌，只要 HER-2 陽性，都被視為預後不佳的生物指標，然而隨著 HER-2 導向標靶藥物問世，HER-2 成為該類標靶藥物是否有效的預測生物指標，HER-2 陽性乳癌病人的預後也因之大幅改善。

◎ 腫瘤指標是監測癌症變動的工具

張先生 57 歲，B 型肝炎病毒帶原，每半年一次的腹部超音波檢查中發現肝臟有一顆二公分的腫瘤，當時血中的胎兒球蛋白值也升高到 346 ng/ml（正常值小於 20 ng/ml），進一步的影像檢查也高度懷疑肝癌。手術切除後，病灶確診是肝癌，且血中胎兒球蛋白就逐漸下降至正常。

吳女士 42 歲，因左側胸痛、呼吸困難，確診肺腺癌第四期（肺臟和骨骼轉移），血中 CEA 值 168 ng/ml（正常值小於 5 ng/ml）。腫瘤基因檢查發現具有表皮生長因子接受體（EGFR）基因突變，服用標靶藥物第二代 EGFR 抑制劑後，胸痛和呼吸困難症狀改善，胸部電腦斷層檢查左側肋膜積水消跡，肺部的原發和轉移病灶也變小很多，血中 CEA 值也逐漸下降到正常。三年半後，下背部疼痛，血中 CEA 值又爬升到 28 ng/ml，原本沒有狀況的腰椎第三、五節發現轉移徵候，確定肺癌惡化，對原本的標靶藥物產生抗藥性，抽血做液態活體檢測（liquid biopsy），發現她腫瘤原本的 EGFR 基因突變之外，又添增 T790M 突變，標靶治療改成第三代的泰格莎後，吳女士的下背部痛很快就得到緩解，血中 CEA 值也回到正常。

病人確定癌症的診斷，醫師會依照他的癌症，在進行治療之前，安排相關腫瘤指標的檢查。如果治療前腫瘤指標數值偏高，這個指標就可以當成追蹤疾病變動的工具，協助得知這段期間的治療是否有效、疾病是否復發、是否惡化的參考。檢測疾病變動是腫瘤指標在臨床癌症診療最重要的應用價值。

當然有不少病人的癌症並沒有可以用來追蹤疾病變化的指標，縱然疾病

有可追蹤的腫瘤指標，但其中有一部分的病人，即便疾病非常嚴重，其腫瘤指標的數值還是在正常範圍內，此時，腫瘤指標並不能做為有沒有腫瘤，或癌症嚴重、不嚴重的參考。至於腫瘤指標能否用在預測疾病的預後？除非指標高的很離譜，疾病有一定程度的嚴重，否則將腫瘤指標用於預測病人疾病的預後，參考價值相當有限。

◎ 腫瘤指標不是診斷癌症的工具

　　舉個例子來說，一個家庭中，父親確診癌症，媽媽和孩子們受衝擊之餘，也去抽血做了一系列可以做的腫瘤指標的檢查，數值結果都在正常範圍之內，因而放鬆許多，慶幸自己體內沒有癌細胞。這是一般民眾常有的誤解，以為做個腫瘤指標檢測就可以篩檢自己有沒有癌症。

　　事實上，並不是所有癌症都有相關的腫瘤指標，縱然有相關的指標，也未必會出現腫瘤指標的異常，而且絕大部分早期癌症病人的腫瘤指標並不會高。B型肝炎病毒帶原或慢性肝炎者、或C型肝炎病毒感染過的病人，會透過例行的腹部超音波檢查和血液腫瘤指標胎兒球蛋白、或 PIVKA-II 的檢測來篩檢肝癌，這種有腫瘤指標可用做癌症篩檢、早期診斷的工具，是少有的情形。一般而言，腫瘤指標不是癌症篩檢的理想工具，當然更不能用來診斷癌症。

表 3-1　各癌症相關的血液腫瘤指標（tumor markers）

癌症別	腫瘤指標
甲狀腺癌	甲狀腺球蛋白（TG）
甲狀腺髓質癌	降鈣素（Calcitonin）、CEA、CA19-9
乳癌	CEA、CA15-3、CA27.29、CA125
食道癌（鱗狀細胞癌）	SCC、Cyfra21-1
食道癌（腺癌）	CEA、CA19-9、CA125

頭頸部腫瘤（鱗狀細胞癌）	SCC、Cyfra21-1
鼻咽癌	EBV 病毒量
肺腺癌	CEA、CA125
肺部鱗狀細胞癌	SCC、Cyfra21-1
小細胞性肺癌	NSE
胃癌	CEA、CA19-9、CA125、CA72-4
大腸直腸癌	CEA、CA19-9
肝癌	胎兒球蛋白（α-fetoprotein）、PIVKA-II
膽管癌	CA19-9、CEA
胰臟癌	CA19-9、CEA、CA125
子宮頸癌	SCC
子宮內膜癌	CA19-9、CEA、CA125
卵巢癌	CA125、CEA、CA19-9
攝護腺癌	PSA
睪丸癌、生殖芽細胞腫瘤	胎兒球蛋白（α-fetoprotein）、β-HCG
絨毛膜癌	β-HCG
多發性骨髓瘤	免疫球蛋白、免疫球蛋白的輕鏈、β-2-微球蛋白
淋巴腫瘤、急性白血病	乳酸脫氫酶（LDH）
慢性骨髓性白血病	BCR-ABL
急性前骨髓性白血病	PML-RAR

■ 治療目標的設定 ■

　　醫師必須告知病情並向病人說明治療目標、策略、治療的利弊，協助病人理解、雙方一起討論而且凝聚共識，病情溝通是門技術、更是藝術，醫師

的言談內容、態度在在牽動著病人和家屬的情緒。對醫師來說，如果是可以治癒的病，相對容易開口說明、鼓勵病人做治療；若是病況有一定程度的嚴重、不容易治療的病，醫師在說明時承受的內心壓力自然不小，但還是得在互動過程中慢慢讓病人和家屬理解疾病要痊癒的困難度，清楚治療目標的重點是延長生命、減緩痛苦，能夠盡可能有更長的時間過著有品質、如常的生活。有時候正式地開個家庭會議，一五一十地告知病人和家屬，並聽取他們的想法是相當重要的做法，同時藉此來了解、觀察病人是否有良好的支持系統、病人和家屬對治療的態度，以及對設定治療目標、擬定治療計畫和執行治療的理解和共識，也是很關鍵的依據要素。

◎ 目標設定的考量：以乳癌為例

癌症並不是單一疾病，目前有兩百多種，每一種又不完全相同，各有特性，而且每位病人的狀況也不一樣。以乳癌為例，乳癌並不是一個單一疾病，依生物特性內在分子分類法，目前有五種最簡單的類別分別是：管腔細胞 A 型、管腔細胞 B 型、HER2 過度表現型、類基底細胞型（三陰性型）、以及類正常乳腺型，每一種又有好幾種不同的亞型，臨床上會依照病人屬於哪一種亞型，了解疾病的嚴重程度和特性，設定治療的目標，從它的標記了解哪些治療可能較有效果，再擬定治療的計畫。

不同的期別，有不同的治療目標與計畫

如果是一個早期的乳癌，第一期、第二期、甚至到第三期，只有局部或局部區域性的疾病，其他地方都沒有轉移，治療目標當然是放在可以長期存活的疾病痊癒，處置上會考慮先以手術治療為主。如果希望保留乳房但是腫瘤太大、或局部區域的病灶較嚴重，可以先做化學治療、或抗荷爾蒙治療、或標靶治療、或是免疫檢查點阻斷劑，或是這些全身性治療的合併使用，這種手術之前的治療叫做前導性治療或新輔助性治療，目的在讓腫瘤先縮小到

某個程度後再開刀，可以提高乳房保留手術的可能又不會影響後續治療的成果。在手術後進行的治療，包括：放射線治療和全身性治療（依乳癌分子學上的分類，給予化學治療、標靶治療、抗荷爾蒙治療、或合併使用），稱作輔助性治療，目的在降低乳癌的復發。而術後的輔助性治療如有採用抗荷爾蒙治療時，通常也能預防另一側發生新的乳癌。

如果已是晚期（advanced）乳癌，初診斷時就已轉移、或轉移性復發，治療目標便又不同。例如有位乳癌病人左側乳房的腫瘤已經很大了，病人拖到很嚴重，影響到生活了才來處理，檢查發現是第四期，已轉移到肺部、骨頭和肝臟，這時若只聚焦在處理乳房部位，意義並不大，因為其他地方已有轉移，已經是全身性的疾病，所以要用全身性的治療方式來處理，如果治療有效，乳房的腫瘤當然也會隨之縮小，可以讓病人的疾病有一段時間的控制，這時再進一步考慮要不要處理局部的部分、什麼階段去處理它。晚期的乳癌要長期存活並非完全不可能，一般而言，治療的目標當然是設定在盡可能延長病人有優質生活品質的存活、延長病人能過著如常生活的存活期。

乳癌分子學上的分類，是選擇何種全身性抗癌治療很重要的依據，而癌症治療的進步日新月異，許多晚期癌症因此受益得求一線生機。以 HER-2 過度表現的乳癌來說，這一類型的乳癌以前被視為是最難纏、預後最差的類型，然而隨著各種 HER-2 導向標靶藥物的問世，有不少這類型晚期的病人，在定期接受標靶藥物治療的同時，已能重返職場、過著如常的生活（HER-2 導向的標靶藥物見第四章的表 4-4）。

乳癌全身性抗癌治療本來就有很多傳統的化學治療和抗荷爾蒙治療做為基本的選擇。有些晚期，尤其是管腔細胞 A 型、或類正常乳腺型的病人，可以從抗荷爾蒙治療中得到長期存活而重生。而絕大多數的病人會遭遇抗荷爾蒙治療的抗藥性而使疾病惡化，近年加入治療行列，與抗荷爾蒙藥物併用的標靶藥物如 mTOR 抑制劑、CDK4/6 抑制劑、PI3K 抑制劑等，能克服乳癌在抗荷爾蒙藥物上產生的抗藥性，協助延長控制疾病（管腔細胞 A 型、管腔細

胞 B 型、類正常乳腺型）的期間。

截至目前，轉移性乳癌病人治療上最棘手的狀況，當屬類基底細胞型（三陰性型）乳癌，佔乳癌的 15-20%，但這類型乳癌的治療最近也有新的突破。具遺傳性 BRCA1/2 基因突變的乳癌中，有七成為三陰性型，而所有三陰性型乳癌病人當中有四分之一具 BRCA1/2 基因突變，這類同時是三陰性型又具 BRCA1/2 基因突變的乳癌病人，可以選擇 PARP 抑制劑的治療；此外，免疫檢查點阻斷劑併用化學治療、以及具 Trop2 靶的的抗體藥物複合體 Sacituzumab govitecan（第二期臨床試驗的成果，獲 FDA 提早快速核准），都是近年新加入治療三陰性型乳癌的生力軍。

由於晚期乳癌治療的目標是延長有生活品質、沒有痛苦的存活期間，在治療的選擇順序上通常沒有制式的標準，為了達成相近的目標，十個專家肯定有十二種方法，並無對錯的問題，只是各自臨床經驗與選擇的差別。

◎ 目標設定的考量：以找不到原發部位的轉移性癌症為例

李女士右側頸部淋巴結腫大，切片檢查確定是腺癌的淋巴腺轉移，經過詳細的檢查，醫師告知未發現原發癌症的部位，病人也接受二個循環的化學治療，然而病人和家屬都很納悶：為什麼查不出源頭呢？不曉得是什麼癌症，這樣能治療嗎？私下對醫師的醫術還會數落、調侃一番。

癌症一般是經由癌前病變、無侵犯的癌症、侵犯性癌症、癌症的轉移來循序發展。有的病人診斷時已發生轉移，或先由確診轉移性癌症的存在，尋跡找到原發部位；也有些病人確診時並未發現有轉移，治療結束經過一段時日後，再以轉移來呈現癌症的復發。還有一種狀況是病人某個部位淋巴結腫大，做了切片，發現是鱗狀細胞癌，之後做正子掃描、核磁共振和電腦斷層檢查，只有那個部位有癌細胞，其他地方都沒有，不曉得原發在哪裡，就如上述案例李女士的情況一樣，而被稱作原發部位不明的轉移性癌症。

其實癌症病人中有 2～6% 與李女士的病況類似，確診為轉移性癌症，但

卻查不出原發的癌症在何方？這一類癌症占所有癌症罹患率排名的第 6～7 位。

事實上，原發部位未明的轉移性癌症有一半以上要靠大體解剖才能找出源頭、蓋棺論定，然其中有約二成的病人經解剖仍找不著轉移的起源。解剖後最常發現的癌症源頭依序是：肺癌、胰臟癌、大腸癌。追查原發部位在何方時，病人居住地域特有的癌症流行病學的特徵，以及病人職場接觸、生活型態和家族史的資料都是很重要的參考線索。檢查的重點除了嘗試找出源頭的禍首，也要曉得疾病侵犯的程度，有那些部位、器官的轉移。

值得注意的是，為了找出癌症的原發部位而做過度的檢驗、檢查，對於疾病的預後不但無顯著助益，反而徒增病人的痛苦和困擾，因此在執行診療的過程，各種檢查的必要性與適當性，身為醫者，須細心、耐心地與病人和家屬溝通。

以疾病痊癒為治療的目標，是專業醫師應該懷抱的首要目標

至於原發部位不明的癌症會怎麼治療呢？傳統上專業的腫瘤內科醫師自有一套處理的邏輯和策略。由病人疾病的分布狀況和身體狀態，先篩理出預後預估良好，可以治療、甚至是可以治癒的可能族群，給予適當的局部治療和全身性治療是很重要的。即使有時病人的潛在病況並非如專業人員評估預測的那般單純、容易，然而對疾病的判斷和治療，醫療人員仍然必須秉持救護生命、以病人最佳利益為前提的基本觀念和專業態度。病人若屬於預後不佳的族群，治療本來就很困難，但目前癌症治療的進步對於多數病人也有延長生命、解除病痛及改善生活品質的成效。

原發部位未明癌的治療，我個人認為有個很重要的態度是，如果腫瘤存在的部位不多，要先思考是否能把它當成一個局部區域的癌症，而非馬上認定是遠端轉移過來。因為若是侷限在局部區域的癌症，醫師會傾向施以治癒為意圖的積極性抗癌治療；如果醫師一開始就認為它是從遠處轉移過來，

治療目標與治療積極度自然也要做出相對應的調整。

　　醫師一定要先為病人思考：它會不會是一個能夠治好的惡性疾病，而非一個不會好的惡性疾病？如果是不會好的惡性疾病，它是否是可以治療（treatable）的疾病？是否能夠藉由治療延長病人的存活，減緩病人的痛苦，改善病人的生活品質？有這樣的態度和邏輯，醫師可以藉由積極的抗癌治療讓病人有更高的機會和可能性達到疾病的痊癒，縱使有一些病人在治療期間發現疾病實際狀況並非如當初所預期，已經是全身性、不可治癒的疾病，但對病人來說，受到醫療的積極、盡力而為，是每位病人都希望主治醫師為其捍衛的權利。不可否認的是，疾病變化是動態性的，治療也是動態的過程，醫療仍必須基於證據、回歸事實，依實際病況來修正治療目標與計劃，量身訂做診治病人。

　　近年利用腫瘤分子學，包括基因及表觀基因（epigenetic）的剖析，超過九成原發部位未明的轉移性癌症的病人能夠找出可能的原發部位，依著找到的原發部位進行治療，再輔以精準醫療的手法，使用適當的標靶治療和免疫療法，比起傳統的經驗性療法（empirical therapy）能大幅提升病人的治療成效。

 曹院長的癌症小學堂

癌症治療的目標

◎**治癒（Cure）**

　　長期無病存活（long-term disease-free survival）

◎**緩和性（Palliative）**

　　延長生命

　　解除痛苦

　　維持舒適的生活品質

◎**副作用、後遺症的防治**

◎**身體和生活的重建**

◎ 了解疾病資訊的途徑

好多年前，乳癌藥物太平洋紫杉醇剛獲衛生署核准上市、健保尚未給付的時候，當時我把這項新資訊跟一位乳癌病人提及，某天查房時，病人的女兒問我：「這個藥物若用在我媽媽身上，您建議怎麼用？」原來她已經為此先去查看資料再來和我討論。隨著網路發達，資訊公開，愈來愈多病人和家屬很理性地想要了解自己碰到了哪些問題？有哪些標準處理的方法？這是很正面、值得讚許的現象。

90年代由美國27所癌症中心共同參與的美國國家癌症資訊網（National Comprehensive Cancer Network, NCCN）所制定的癌症治療準則，成為世界公認的標準，除了嚴格要求正確性，還會註明各種癌症不同的期別的處置、處置的實證強度和專家的共識度。NCCN每年固定在美國佛羅里達州召開年會，公布新的治療準則，然後刊登於網站，也出版醫療專業雜誌。目前台灣治療癌症的醫院所訂定的治療準則大都以NCCN治療準則為基礎，再做某些程度的調整。

NCCN的治療準則近年又加入各治療方式的有效性、安全性、毒性及經濟負擔程度的分析，早年常見的癌症治療準則可能每年修訂改版一次，現在因為癌症診療日新月異，有不少癌症是一年內修訂好幾個版本，回應醫療科技的即時性。NCCN的癌症治療準則也有針對病人的版本，而且有中文版，不只是專業人員必知、必備，對病人、家屬也都是很重要的資訊來源管道。

 曹院長的癌症小學堂

正知、正見的癌症醫療資訊網站

@美國國家癌症資訊網（NCCN）中文網站

http://www.nccnchina.org.cn/nccn-guidelines-china.aspx

@世界癌症研究基金會（World Cancer Research Fund International, WCRF）

https://www.wcrf.org/

@美國癌症研究協會（American Institute for Cancer Research, AICR）

https://www.aicr.org

@美國國家癌症研究院（National Cancer Institute, NCI）

https://www.cancer.gov/

@美國癌症協會（American Cancer Society）

https://www.cancer.org

@美國癌症研究醫學會 AACR

https://www.aacr.org/

@美國臨床腫瘤學會 ASCO

https://www.asco.org/

@CANCER.NET

https://www.cancer.net/

@Medscape

https://www.medscape.com/

@美國食品藥品管理局

https://www.fda.gov/

@美國疾病管制局 CDC

https://www.cdc.gov/

@歐洲腫瘤內科醫學會（European Society for Medical Oncology, ESMO）

http://www.esmo.org/Guidelines

@英國癌症研究機構（Cancer Research UK）

　https://www.cancerresearchuk.org/

@台灣癌症基金會

　https://www.canceraway.org.tw/

@希望基金會

　http://www.hope.org.tw/hope/

◎ 治療準則或指引提供的標準療法，是當前最好的治療方法

最新版的治療準則提供的是當前的標準治療，不少病人聽到標準治療就常與普通、基本畫上等號，對標準治療不是那麼肯定、有信心。其實，被推薦的標準治療往往是有大型且嚴謹的臨床試驗結果，提供科學實證、做背書的最好治療方法，但是病人、家屬往往依著治療後的效果來評價醫師採用的治療方法，殊不知療效不佳的背後其實是疾病已嚴重、治療困難度高，即便用上當前最好的治療也只能有如此的效果。過去的經驗讓我們看見醫療的進展是日新又新的，未來肯定會開發出比現在更好效果的標準治療指引。

■ 臨床試驗 ■

茱莉・蘭德爾（Julie Randall）、澳洲人，2012 年剛過完 50 歲生日後不久，有一天工作時癲癇發作，被診斷出黑色素瘤第四期，已轉移至腦部、胰臟、肺臟及肝臟，在澳洲接受的治療都不能抑制疾病的惡化，而被醫師告知疾病已進展到末期的壞消息。但茱莉積極、廣泛地蒐集相關治療資料，有一天在網路上發現美國俄勒岡州波特蘭的普羅維登斯癌症中心（Providence Cancer Institute）有一個新藥的臨床試驗，參與病人的條件似乎與她的狀況一致。

茉莉透過電子郵件與該單位的工作人員多次聯繫，表達想參加臨床試驗的意願，由於她是外國人的身分，要跨國進入臨床試驗有難度而被拒絕，茉莉一開始未能說動那位工作人員，她仍契而不捨地持續聯繫。或許誠意感動天，有一次很巧的，該試驗計劃的主持人沃爾特·厄巴（Walter Urba）醫師和茉莉接上線，茉莉隨後以希波克拉底斯醫師誓言（Hippocratic Oath）：「病人的健康為我的首要顧念，如果有治療方法可能讓您的病人活下來，任何一位可以取得藥物的醫師都有義務盡力去做。」茉莉的這番話說動了厄巴醫師，雖然預定只收 70 位受試者的名額已滿，厄巴醫師仍然額外增加一個名額讓茉莉加入，到美國接受免疫檢查點阻斷劑 PD-1 抗體保疾伏（Opdivo，Nivolumab）早期的臨床試驗，而這個試驗用藥在她的身上非常奏效。

由於茉莉有次返回澳洲後不想再到美國治療，為了茉莉，負責該臨床試驗的公司特別在澳洲開設一個點，只有收治她，讓她在澳洲得以接受治療。後來這個藥物在澳洲上市，茉莉轉而在保險的支持下繼續接受治療，目前茉莉已處於無癌狀態（cancer free）。2017 年茉莉出版 Patient 71（71 號病人）一書，敘說她這段令人難以置信、勇敢且不屈不饒面對生命艱困挑戰的真實故事。

鄭先生 51 歲（2014 年）時接受肝癌的手術治療，當時腫瘤 9 公分，術後不到半年，就發現有肝臟的復發及肺臟的轉移，服用標靶藥物蕾莎瓦（Nexavar，Sorafenib），但未能有效抑制疾病的惡化。2015 年 3 月，鄭先生參加一個評估蕾莎瓦治療無效之晚期肝癌病人使用第二線藥物治療的三期臨床試驗，實驗用藥為癌必定（Cabozantinib），對照組則服用安慰劑。治療後，鄭先生血液中腫瘤指標胎兒球蛋白就由 37,570 ng/ml 逐步下降到正常範圍（＜20 ng/ml），影像上肺臟轉移及肝臟的病灶也已消失。就像治療高血壓、糖尿病等慢性疾病一樣，鄭先生每天服用實驗用藥（鄭先生肯定是進入實驗組，而非對照組）已經超過五年，只有輕度的皮膚症狀及頭髮變白之

外，並無任何不適，也早已回歸職場、恢復正常生活。

以上兩個案例讓我們看到，新藥的臨床試驗讓疾病嚴重的病人，可以得到更多治療的資源，有一部分的病人從中受益而得求一線生機，疾病因而能獲得長期的控制。

◎ 臨床試驗告訴我們的事

目前臨床上所使用的各種抗癌藥物都是身經百戰，通過重重臨床試驗的考驗，證實其對疾病的成效且對於病人的安全性可被接受，方能用於癌症病人的治療。藥物能安全地被臨床使用，當然是很多病人參與臨床試驗所獲得的成果，各種癌症治療準則的制訂和更新也都是以臨床試驗的結果為依歸，臨床試驗可說是推動現代醫學進步很重要的動力之一。

近年來，台灣醫療水準及執行臨床試驗的能力受到國際肯定，參加國際性臨床試驗是這幾年台灣的病人愈來愈常接收到的訊息，也是做為處理自己疾病的選項之一。然而聽到臨床試驗，不少人肯定仍有「當白老鼠」的反應，害怕自己成為實驗對象，藥品療效未明及安全性的隱憂常是病人和家屬猶豫是否參加的考量；此外，即便對臨床試驗稍有理解或抱持「死馬當活馬醫」的病人，也免不了擔心參加後會因隨機抽樣抽到使用目前標準治療或安慰劑的對照組，而未必能用到臨床試驗的新藥，甚至有少數病人被分配到對照組之後就選擇退出臨床試驗，其實臨床試驗是要問一個尚不知道答案的問題，如果已經知道實驗組比對照組好，那麼試驗就不必做了。面對病人和家屬的種種害怕、擔心、疑慮、誤解，如何與病人和家屬溝通？執行過程如何落實臨床試驗的倫理規範？如何照顧病人和家屬的身心？也愈來愈被臨床試驗團隊視為必修的課題。

多年接觸臨床試驗的認識，我一直認為臨床試驗是提供病人較佳治療的方法。如果同時有一個標準方法和一個臨床試驗，我多會先建議病人加入臨床試驗，而標準方法就留待臨床試驗之後再使用。例如臨床試驗用藥對病人

沒有發揮期待中的效果，或病人因故必須退出臨床試驗，之後就還有標準方法可以使用。

　　站在病人的立場，需要比較中性地看待此事，參與臨床試驗或許幫助很大，也可能不一定有效，或是比現有的治療更差，效果未知，但是仍不失為一個可以嘗試的機會，也讓自己的癌症治療多了一項可以選擇的方法和資源。

◎ 新藥上市的基本門檻

　　癌症新藥能被核准許可用於癌症病人的治療，通常在體外及動物實驗完成成效及安全性的研究後，還要通過三道以癌症病人為臨床試驗對象的考驗才能核准上市，且在藥品上市後，仍有所謂第四期臨床試驗的階段，亦即針對上市後藥品使用的成效及安全性進行追蹤與監控。

◎ 新藥上市前，藥品臨床試驗在不同期別的進行重點

　　第一期臨床試驗：藉由藥物劑量的調整，了解限制劑量逐步往上提高會遇到的毒性難題為何（Dose-limiting toxicities）？病人能忍受的最高劑量為何（Maximal tolerated dose）？並尋得適當的治療劑量。

　　第二期的臨床試驗：是使用適當的治療劑量，在病人身上評估治療的效果和毒性。

　　第三期臨床試驗：則是與傳統、標準的治療或安慰劑（如果沒有有效標準治療時）比較，探究彼此在成效和毒性上的優劣、差異。

　　一般標準狀況下，新藥在完成第三期臨床試驗，顯示其安全無虞且較之對照組的當前標準治療藥物或安慰劑具有更好的療效，或其效果不低於標準治療，是通過審查核准上市的基本門檻。

曹院長的癌症小學堂

安慰劑效應，反安慰劑效應

病房住院病人半夜嚷著腹部疼痛，值班的醫療人員告知要為他打止痛劑，卻注射生理食鹽水。不料沒多久，病人就疼痛解除、呼呼大睡。這是臨床上偶爾還可見聞的情境，此刻生理食鹽水是安慰劑（placebo）並非止痛藥物，而施用安慰劑達到的效果稱為安慰劑效應（Plcebo effect）或稱假藥效應。安慰劑是一種物質、藥丸或其它的處置，安慰劑不能改變或治療疾病。

在臨床試驗上，安慰劑也被用作和實驗組比較的對照組，來觀察實驗組的效果。雖然安慰劑對於疾病沒有影響，但它會影響病人的感覺（如疼痛、疲憊）、或行為（如戒菸、戒酒），這就是安慰劑的效應。安慰劑效應在身心上如何產生連結，在心理學上還沒有完全被理解，倒是有不少從制約和來自語言、行為以及社會期待的觀點，來解釋安慰劑效應的產生。透過功能性腦部核磁共振的檢查，也確實能觀察到安慰劑的生物效應。

安慰劑效應並非都對病人無害，例如：對化學治療和其副作用已有先入為主、負面印象的癌症病人，事先告知要為其施打化學治療藥物，但實際上注射的是安慰劑，而病人卻出現噁

心、嘔吐的反應，這種現象稱為反安慰劑效應（Nocebo effect），亦即雖然只是安慰劑，卻讓人感覺到和實際藥物相同的不舒服，事實上病人接受的處置並不會有此類的副作用。這種現象常與我們先前的刻板認知、當事人以前的經驗、醫療人員事先告知的內容、及醫病間的信任度有關。由安慰劑效應和反安慰劑效應可以發現，正面或負面的思考對健康有潛在的影響。

◎ 勿貿然使用未經大規模臨床試驗科學檢證的方法

2013 年 4 月，《新英格蘭醫學雜誌》（*The New England Journal of Medicine*）刊載一篇加拿大、歐洲和美國共四十家加護單位的合作研究報告，該研究針對 1223 位多重器官衰竭且接受呼吸器照護的加護病房重症病人隨機分組，研究補充麩（醯）胺酸的病人（glutamine，被認為有助於組織的修復）相較於使用安慰劑的病人有何差別？研究結果顯示：補充麩（醯）胺酸並不能降低器官衰竭及感染的併發症，反而會增加病人在住院期間、使用後一個月及六個月時的死亡率。

β-胡蘿蔔素（β-carotene）是大家耳熟能詳的營養素，早期流行病學的研究發現，血中 β-胡蘿蔔素濃度高的民眾肺癌罹患率低，然而 1994 年發表的芬蘭大型研究（ATBC）以及 1996 年發表的美國大型研究（CARET）都發現，抽菸的民眾服用 β-胡蘿蔔素會增加肺癌的罹患率。也因此有不少學者將 β-胡蘿蔔素列為抽菸民眾的致癌物。

臨床試驗，尤其是公正、可靠度高的大型試驗，正是能檢視我們的假設或大家習以為常的觀念是否正確無誤的照妖鏡。

◎ 要留意藥物仿單上的警語

益護爾（Amifostine, Ethyol）是一種細胞保護劑（Cell protector），對接受化學治療、放射線治療或放射線治療同步併用化學治療的病人的正常組織有保護作用。FDA（美國食品藥品管理局）通過的適應症包括：可以減少晚期卵巢癌或非小細胞性肺癌病人接受順鉑（Cisplatin）治療引起累積性腎臟毒性，以及減少頭頸部腫瘤病人手術後放射線治療引起的中度至嚴重度的口腔乾燥症。猶記得 2003 年歐洲癌症醫學會（ESMO）年會上，有一場關於益護爾使用的辯論，主題是針對沒有接受開刀手術的頭頸部腫瘤病人，在其放射線治療同步併用化學治療的根治性（治癒性）治療中，益護爾所扮演的角色。美國杜克大學的 David Brizel 醫師是正方，贊成使用益護爾能降低放射線治療併用化學治療所引起的急性及慢性口腔乾燥症，而丹麥奧胡斯大學的 Jens Overgaard 醫師則是反方，他在反方開場第一張投影片就秀出他詢問美國 FDA：「當癌症病人沒開刀直接做放射線治療和化學治療，可不可以用這個藥物？」FDA 的回覆是：「NO！」

正常細胞與癌細胞是一線之隔，有許多相似性，能保護正常細胞的細胞保護劑也會保護癌細胞，併用細胞保護劑益護爾就有保護癌細胞、降低治療療效的風險。其實 FDA 給益護爾的警示（Warnings）上就明白標示：由於沒有證據排除它具有保護腫瘤（Tumor protecting）細胞的效果，益護爾不應用於接受延長存活期或治癒性治療的癌症病人，也不應用於接受根治性放射線治療的癌症病人。

有不少醫療人員在病人接受化學治療或放射線治療，建議病人使用保護正常細胞或促進正常細胞修復的保健品或營養品，常常是受各方面似是而非的言論或廣告的洗腦，沒有深究其實證，化學治療會傷害癌細胞也會傷害正常細胞，細胞保護劑能保護正常細胞，當然也不會漏掉保護癌細胞。

癌症治療，對於正常細胞、組織的傷害常為人所詬病，但更需好好思考的是，號稱能修復正常細胞、組織的保健、保養食品，是否也可能滋養癌細

胞、幫助癌細胞修復呢？我時常提醒病人：「保護正常的細胞，不可能不保護癌細胞。」不要忘記，癌細胞是來自正常的細胞，所以它有正常細胞絕大部分的基因表現，也有額外的基因突變所引起的異常表現。癌細胞大部分的特性和正常的細胞雷同，所以很少有哪種東西保護了正常的細胞，而不保護癌細胞的；如果保護癌細胞，癌細胞就會更囂張。如此一來，花錢不但沒能買到好處，反而得不償失。

曹院長的癌症小學堂

傳統細胞毒殺性化學治療能毒殺癌細胞，也會傷害正常細胞；同樣的道理，細胞保護劑能保護正常細胞，也會保護癌細胞。

◎ 晚期癌症抗癌藥可用於早期治療嗎？

32 歲的吳小姐，乳癌第二期，極擔心術後輔助性化學治療帶來落髮副作用，於是自掏腰包，選擇落髮副作用較少的自費抗癌藥物，不意竟惹來另一個發生在頭部皮膚的副作用，更扯的是，她不曉得這個較不會有落髮副作用的藥，並沒有被證實能降低乳癌的復發。

46 歲的王先生，大腸癌第三期，接受術後輔助性化學治療，希望使用自費標靶抗癌藥以增進療效，經過醫師說明，花錢並不能為他帶來期待的益處，反而可能增添不必要的風險，王先生務實地接受十二個循環的標準化學治療療程。

多以手術為確定性治療的常見癌症，如早期的乳癌、大腸癌、肺癌、胃癌、胰臟癌等，雖然在確定診斷和開刀手術的當時被判斷為第一、二、三期局部或局部區域性的早期癌症，然而有一部分病人其實當時身體就已存在臨床上偵測不出來的微細轉移，埋下日後轉移性復發的種子。手術後再輔以全身性抗癌治療，目的在降低或延緩復發的風險，延長病人的存活。很多病

人、家屬認為用於治療第四期局部晚期或轉移性癌症的抗癌藥物，針對晚期這麼嚴重的狀況都能發揮效果，對於第一、第二、第三期早期癌症的治療或摧毀其微細轉移的癌細胞豈不更有效？

　　事實上，新抗癌藥進入臨床應用的範疇，都先從已沒有有效藥物可用的晚期轉移性癌症的病人著手，有著救援投手的意味，如果能發揮治療效果，才會更進一步與晚期轉移性癌症有效的藥物一較高下。只有在晚期轉移性癌症治療的效果及安全性得到充分實證肯定後，才可能擠入早期癌症術後的輔助性治療，與現有的標準治療較量；況且抗癌藥物用於晚期轉移或早期癌症的目標截然迥異。針對晚期轉移性癌症治療，重點在控制癌症和延長病人的存活時間、緩解痛苦和改善生活品質；而術後輔助性治療的目的是在降低癌症的復發，由此也就不難理解用於第四期的抗癌藥物不一定能有效降低早期癌症的復發。

　　以大腸癌的全身性抗癌治療為例，益樂鉑（Oxaliplatin）併用 5FU 及 leucovorin 相較於僅使用 5FU 及 leucovorin，對於轉移性（第四期）大腸癌的治療療效有更好的提升；而益樂鉑併用 5FU 及 levcovorin 用於第三期大腸癌手術後輔助性治療是否也有相同的好效果？經過臨床試驗的檢試，證實能有效降低大腸癌的復發，自 2009 年開始，已成為第三期大腸癌手術後輔助性治療的標準療法。有些第三期大腸癌病人或其家人常要求手術後的輔助性化學治療加入標靶藥物，然而，對於轉移性（第四期）大腸癌有效的化學治療藥物抗癌妥（Campto；Irinotecan）及標靶藥物癌思停（Avastin；Bevacizumab）、爾必得舒（Erbitux；Cetuximab）和維必施（Vectibix；Panitumumab）、癌瑞格（Stivarga；Regorafenib）、柔癌捕（Zaltrap；Aflibercept）、朗斯弗（TAS-102；Lonsurf），這些藥物用在第三期大腸癌手術後的輔助性治療並未被證實能帶來正面的療效，病人反而需承受更多副作用的風險，卻未必能有效降低大腸癌的復發。

　　再以乳癌為例，治療轉移性乳癌的化學治療藥物：微脂體小紅莓（力

得，Lipo-Dox；Liposomal Doxorubicin）、健澤（Gemzar；Gemcitabine）、溫諾平（Navelbine；Vinorelbine）、易莎平（Ixempra；Ixabepilone）、賀樂維（Halaven；Eribulin）、亞伯杉（Abraxane；Paclitaxel protein-bound particles），標靶藥物：泰嘉錠（Tykerb；Lapatinib）、癌伏妥（Afinitor；Everolimus）、CDK4/6 抑制劑等，這些藥物在第四期乳癌被證實有益於病人，然而都未被證實使用於早期乳癌術後的輔助性治療能有效地降低或延緩復發，或延長存活，其中不少藥物在臨床試驗的檢測已確定未能過關達陣，有些仍在試驗階段。因此，晚期抗癌藥物尚未被證實用於早期癌症術後輔助性治療有正面療效之前，貿然使用，並非明智之舉。

　　一般人多以為對第四期這麼嚴重的病人能有效的治療，對相較不嚴重的第二期、第三期病人理應有效。除了大腸癌外，乳癌、肺癌、肝癌等許多癌別，其用於晚期能有效控制疾病惡化、減緩疾病症狀或延長病人存活的藥物，若拿來用於早期癌症階段的治療，不見得能有降低癌症復發、延長生命的效果，且其藥物的副作用、毒性並不會因為對疾病沒有療效而不出現或減少。有些病人在接受輔助性治療期間為了避免副作用（如落髮），而要求自費使用在第四期可以健保給付、但沒有被證實使用在輔助性治療上有降低復發效果的藥物，光光為了不要副作用而選擇使用未經證實有效又得自掏腰包的藥，不僅沒有對症下藥，還本末倒置、搞不清楚治療的目的。這種怪現象在台灣並不罕見，病人和家屬需得對藥物及治療方法做些功課或徵詢第二意見，免得賠了夫人又折兵。

　　現代醫學講求的是科學實證，推論充其量只是假設，並未經證實。一種對第四期有效的藥物或療法，對於其他期別的治療是否也有效？還得在臨床試驗範圍內與現有的標準治療或安慰劑 PK 較量、經過檢證，才能得出有助於臨床醫療參考的結論，非由我們想當然耳、一廂情願的以為。

◎ 臨床試驗的不良反應事件

新藥正式進入臨床試驗之前，雖然在體外及動物體內已完成通過安全性和有效性測試的研究，然而要開始用在病人身上，尤其第一期、第二期的早期臨床試驗是藥物的初試，劑量及使用方式仍在摸索中，副作用、毒性等負面作用完全不明的情況下，醫療人員及病人更需小心因應。

在治療 B 型肝炎病毒感染用藥開發初期的 90 年代，美國國家衛生研究院（NIH）主導的第二期臨床試驗，研究 Fialuridine 藥物（與肝安能 Lamivudine 同時期開發）使用於治療慢性 B 型肝炎病毒感染的病人，臨床試驗前的動物實驗並未發現嚴重毒性，參與初期人體試驗的 43 位病人，使用二至四週的藥物後也無出現明顯肝臟毒性。然而在接受更長期藥物使用的第二期臨床試驗階段，一位病人於使用的第十三週併發嚴重肝臟毒性及乳酸中毒，雖即時中止所有 15 位病人持續使用，仍發生因肝細胞粒腺體嚴重傷害及乳酸中毒等嚴重毒性而導致其中 5 位病人死亡、2 位病人接受肝臟移植才得以挽回生命的不幸嚴重藥物不良反應事件。

另外一個臨床試驗的不良反應事件，不少民眾應仍記憶猶新。多年前德國開發了一種試圖治療類風濕性關節炎和淋巴腫瘤的藥物——抗 CD28 單株抗體 TGN1412，在臨床試驗前的動物實驗並未發現安全上的問題。2006 年德國和英國合作該藥的第一期臨床試驗，率先在英國開始執行，使用的劑量僅為試驗前動物用量的 0.2%，不料注射人體八小時後，由於不能控制的細胞激素風暴，導致 6 位志願的受試者因多重器官衰竭而住進加護病房，所幸都能安然出院。

臨床試驗相關的嚴重不良反應事件，是推動醫學進步過程中難以避免的慘痛代價，件件都是珍貴的教訓、學習。近年由於台灣各醫療機構執行臨床試驗的品質和能力在國際間備受肯定，愈來愈多跨國的第一期、第二期早期臨床試驗在台灣的醫療機構執行。此外，台灣也有愈來愈多自行研發的新藥開始早期臨床試驗，病人有很多機會參加早期的臨床試驗。

加入臨床試驗的治療後，身體如有任何不適，不要躊躇，要盡速與臨床試驗個案管理師或負責的醫師聯繫，醫療人員也應細聽病人的身體變化、詳知世界其他醫療院所的異常不良反應通報事件，提高警覺，為參加臨床試驗病人的安全負起把關責任。

◎ 如何避免新藥的副作用？

為病人做新的、尚未有臨床執行經驗的化學治療的時候，藥物劑量如何拿捏？由於日本人或韓國人的體型和我們比較相像，我會參考日本、韓國使用的劑量和方式，尤其是第一、二期臨床試驗結果的劑量和方式。例如，歐洲紫杉醇早年在歐美第一期臨床試驗的建議劑量是體表面積每平方米 75 毫克，在日本的第一期臨床試驗則建議劑量為每平方米 60 毫克。這不只是人種的差別，也有很多技術層面的差別，參照人種和醫療水準和我們比較相似的日本經驗，是比較安全保守的做法，確認病人使用後沒有不良反應、副作用，再逐步調升藥物劑量。

另一種作法是，如果對某個新藥物的經驗比較不足，臨床治療上應先從較低的劑量開始嘗試，例如先給病人標準建議劑量的 2/3 或 1/2 的劑量，確定安全上沒有問題，再慢慢往上調。

醫療是一個不斷學習的專業，而不斷學習是醫療專業的倫理，一定要花很多時間不斷學習新知，如果沒有這種不斷學習的習慣，專業等同失去了鞭策、靈魂。醫學進步很快，稍有忽略就跟不上腳步，一旦停止成長，就很難給病人當下最適當的處置。

◎ 落實新藥上市後的安全性監測（第四期臨床試驗，真實世界的狀況）

科技進步，新藥研發日新月異，為了讓更多病情嚴重者及早受惠且在不影響安全性及有效性的標準下，美國食品藥物管理局（FDA）針對可能提早使用於救治嚴重、危及生命之疾病的新藥，另闢優先審查、快速管道、加速

核准及突破性治療的認定等管道，並且嚴格要求藥廠於規定期限內必須提供更周全的人體試驗結果和上市後的監測資料。

2012 年 12 月，FDA 依據第二期臨床試驗的結果，快速核准白血病標靶新藥 Ponatinib 有條件使用於某些慢性骨髓性白血病及急性淋巴性白血病的病人。因其臨床試驗研究報告顯示，該藥會併發嚴重動脈血栓症的比率為 8%、靜脈血栓症的比率為 3%，FDA 因此要求在包裝上加註副作用的警語。然而 2013 年 10 月 FDA 發表 Ponatinib 上市後的安全報告，指出使用該藥造成血栓或血管狹窄的副作用至少有兩成以上，遠高於核准上市前的報告，FDA 據此發出提醒及使用建議，並停止該藥相關臨床試驗的收案，並於 2013 年 10 月暫停 Ponatinib 的核准。

經過四年追蹤第二期 PACE（Ponatinib Ph＋ALL and CML Evaluation。ALL，急性淋巴性白血病；CML，慢性骨髓性白血病）臨床試驗的成效和安全性評估，嚴重的動脈阻塞性事件（心臟血管、末梢動脈或腦動脈）達 22%、靜脈血栓症有 6%，血管阻塞的嚴重不良反應事件比早期的報告仍高出許多，然而對於使用中的抗癌藥物已出現抗藥性，尤其是 T315I 突變的慢性骨髓性白血病、或費城染色體陽性的急性淋巴性白血病患者，由於此類病人或許已無其他標靶藥物的選擇，使用 Ponatinib 雖然有可預見的風險，但仍不失其扮演最後一搏、力挽狂瀾的角色重量。於是，Ponatinib 於 2016 年 11 月底取得 FDA 的完全核准。

有關 Ponatinib 嚴重不良反應事件與 2002 年日本於第二期臨床試驗後核准艾瑞莎（Iressa，Gefitinib）使用於肺癌病人，出現併發嚴重間質性肺炎副作用的事件相當類似，也凸顯出縱使是已核准上市的新藥，其副作用、使用安全性仍不容輕忽。

台灣衛生行政單位核准上市的進口新藥，在國外多已上市一、兩年以上，且在當地上市後的安全性監測也都告一段落。這些新藥來到台灣，也應就本地使用狀況進行上市後監測，然而台灣對於新藥上市後監測常流於

形式，多未能嚴格落實。衛生福利部規定，一旦發生問題須通報全國藥物不良反應通報系統（Taiwan National Adverse Drug Reaction Reporting System, ADR），但大部分是由護理人員、藥師通報，醫師通報的比例偏低，跟實際狀況頗有落差。

近年來，台灣許多病人參與跨國新藥臨床試驗，且研發的新藥通過臨床試驗檢測，率先全球在台灣取得核准上市的機率也愈來愈多，不過這些新藥上市後，施用對象的狀況常超出臨床試驗當時的規範，因此藥政單位、藥廠、臨床人員通力合作嚴格做好上市後監測，尤其是安全性的再確認，是不容怠忽的課題。

◎ 艾瑞莎事件的教訓

艾瑞莎（Iressa，Gefitinib）是目前具表皮生長因子接受體（EGFR）基因突變的肺癌病人使用的第一代標靶治療藥物。

早在 2002 年 7 月，日本厚生勞動省僅根據日本肺癌病人參加艾瑞莎的第二期跨國臨床試驗結果，就率先全球核准通過該藥在肺癌治療的使用。不料，在日本上市三個月後，有 26 位病人併發間質性肺炎，其中 13 位因此過世；上市一年半後發生間質性肺炎病人達 1,151 位，有 444 位病人死亡。2004 年，曾發生併發症的病人及死者家屬大串連，分別在東京、大阪向生產艾瑞莎的阿斯特捷利康藥廠提出告訴並訴請國賠。此事件在日本社會及醫藥界引起很大震撼，纏訟近十年的官司終於在 2013 年落幕，確定藥廠不必負賠償責任且駁回國賠的訴請。

艾瑞莎的訴訟事件告訴我們，標靶抗癌藥物並非完全沒有危險毒性，只是其毒性有別於傳統抗癌化學治療藥物常見的副作用而已。

為了讓病人能盡早得到有效藥物的治療，加速審查核准藥品上市已是近年先進國家藥政單位對於新申請抗癌藥物的態度和趨勢，此舉可能夾帶藥物安全性不確定的風險，相對上定會增加治療的風險；此外，第一、二、三

期臨床試驗在設計和執行上，對於參加的病人，無論在年齡、身體狀況、有無合併疾病及重要內臟功能等方面都有嚴格的規範，大致上參與臨床試驗的癌症病人，身體情況是屬於相對較佳的族群。然而一旦藥物通過審查核准上市後，從試驗進入真實世界，使用的對象就是廣大的癌症病人，個人身體狀況很難如臨床試驗的受試者那樣規範。因此，加速審查核准所夾帶的風險以及適用對象更為放寬後，醫療人員面對許多新上市的新藥使用，必須更為敏覺、嚴謹監控以確保病人的安全。

因應加速審查核准的潮流，美國食品藥物管理局針對快速核准上市後的藥物追蹤，要求廠商需定期提出更周詳完整的成效及安全性報告，並根據相關報告，對適應症重新進行評估、把關。以治療大腸直腸癌、腎臟癌、肺癌、乳癌和腦癌的抗血管增生標靶抗癌藥癌思停（Bevacizumab, Avastin）為例，2011 年美國食品藥物管理局就依確證的臨床試驗結果，權衡該藥物的利弊，而拔除在 2008 年快速核准通關其使用於乳癌病人的適應症。日本厚生勞動省也要求新藥核准上市後一段時間內，針對每一位使用者需做好詳細的安全性監測，徹底執行藥品上市後的第四期臨床試驗，保護病人使用的安全。

■ 溝通與共享決策 ■

告知癌症診斷時，醫師花了時間與病人、家屬面對面說明解釋，其中夾雜著難懂的專業術語，病人、家屬雖頻頻點頭，但卻幾乎是有聽沒有懂，只是抓住少數幾個自己聽得懂的字句，其他幾乎都不能理解、也沒聽進去。這樣的溝通情景，近年來有了很好的轉型，不少醫師會和病人、家屬時而一起看著電腦螢幕，時而透過模型、圖片對話，或在白紙上寫字、畫圖來輔助自己的說明，加深病人和家屬的理解及記憶，有時還會反問病人、家屬剛剛聽到什麼，來確認是否有聽到、也有理解到，並進一步追問他們的想法及意見。尤其近年，衛生福利部推動「醫病共享決策」（Shared Decision Making, SDM），醫病間的溝

通有了方法可循，溝通效能、醫病關係也就隨之更提升。

◎ 病人、家屬與醫療人員形成團隊，共同合作、達成治療目標

　　什麼是醫病共享決策？網路上有非常豐富的資料幫助讀者了解。國民健康署指出一個很重要的概念，醫病共享決策強調醫師與病人都是專家，醫師瞭解疾病是醫學的專家，而病人瞭解自己是個人的專家。醫師在持續的對話、互動中，了解病人對疾病治療的偏好、期待與價值觀，再提供有醫療實證背書的醫療建議，共同討論、對話中結合雙方的意見與想法，一起做出最適合的、可行的醫療決策。能依循自己的期待、價值觀做出選擇，病人對疾病、醫療結果也將有更清楚、坦然承受的心境。

　　被告知罹癌後，病人或許會有一段時間陷在恐慌、焦慮、無法置信、憤怒的心緒當中，很難承受壞消息的衝擊，此時有家人或親友陪同看診，並且事先稍對疾病、治療做了解，有了預備，和醫師的溝通就較能有深度的互動、對話，也有助於深化醫病間的互信。

■ 癌症病人旅程的軌跡 ■

癌症病人的照顧旅程

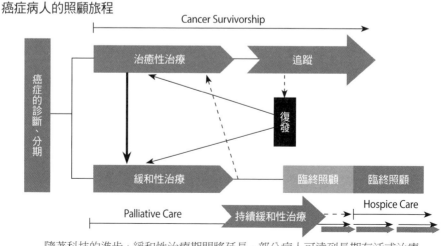

隨著科技的進步，緩和性治療期間將延長，部分病人可達到長期存活或治療

◎ 治癒性治療之路

如果治療的目標是設定在治癒（Cure）的病人，積極接受治療後就定期追蹤，然而，這當中會有一部分的病人，治療一段時間後才發現疾病要完全治癒是不太可能的，治療方向就得修訂為以讓病人能活得更久、活得更好為目標。

而以治癒性為目標的病人，在治療期間或治療後的追蹤過程，若碰上疾病復發，復發後有不少病人還是有治癒的可能，當然就朝著治癒的目標努力，若是治癒已不可得，就進入緩和性治療的路徑。

◎ 緩和性治療之路

有不少病人在一確定診斷時，就知道疾病很難治癒，治療目標是以延長生命、減緩痛苦、維持生活品質、盡可能過著如常的生活為主，這段期間的治療，稱為緩和性治療（Palliative treatment）。

緩和性治療一般是以全身性的治療為主，包括化學治療、抗荷爾蒙治療、標靶治療、免疫療法等，或是這些治療方法的合併使用。此外，放射線治療、甚至是手術治療也是緩解病人身體痛苦很重要的利器。

一開始啟動的緩和性抗癌治療，稱為第一線的治療。有些病人於第一線的治療中，能夠持續長時間的有效；少數的病人，因為治療的毒性、副作用，就得改變治療方法。一般常見的狀況是，治療能有效控制癌細胞一段時間後，由於疾病對於治療藥物產生抗藥性，如果繼續使用原本的治療藥物，不但不能抑制癌症的惡化，且原本承受的副作用也不會因為治療沒效而減少。碰上此情況，就得改變治療方針，進入第二線的治療。和在第一線治療所面臨的狀況類似，如果一段時間後又抑制不住癌症的惡化，當下若還有治療的選擇，而病人的狀況許可，且病人在衡量下也期待繼續治療，就進入第三線的治療。第二線及第二線之後的治療稱為救援性治療（Salvage treatment）。

如果病人身體的狀況不許可、主要器官的功能嚴重受損、治療的選項已遇瓶頸、支持系統又難以提供治療及生活照護所需要的資源，勉強給予治療，為病人已無法帶來加分的效果，此時不再針對癌症做治療，也是合理、適當的選擇。

不再針對癌症做治療並非放棄治療，而是改變目標、接受安寧療護（Hospice care），針對身、心、靈整體的症狀做出全面性的照顧，盡可能維持病人的生活品質，也陪著病人及家屬著手準備、一起度過生命最後的章節。事實上，打從病人進入醫院開始接受治療，醫師為病人緩解身心靈的痛苦，無論是疾病或治療所引發的，都是病人最基本的權利，也是從事癌症醫療的團隊人員在態度上、技能上必須修滿的學分。

值得期待的是，十年前認為是病入膏肓、無藥可醫的惡疾，十年後可能已有許多療法可以因應且不斷推陳出新，這便是醫學科技的與時俱進。隨著醫學的進步，醫療的極限、疾病末期程度的定義也應該與時回應，配合醫療的進步做出合理的修正。醫療持續的進步中，愈來愈多疾病的治療目標可以設定在痊癒，而達成痊癒的比例也更高，縱使癌症復發，可以再度治癒的機會也愈來愈多。接受緩和性治療的病人，愈來愈能夠與病共存、活得更久、享受如常的生活。

◎ 在病人身上總能看到令人敬佩的韌性

被醫師告知確診癌症，猶如晴天霹靂，對個人和家庭往往帶來極大衝擊。臨床服務 30 餘年，還沒看過哪位病人是笑臉迎接癌症上門的，淚如雨下、茫然擔憂、甚至憂鬱纏身的病人不在少數，持續的治療、檢查、複診、追蹤對病人和家屬的身心更是艱熬。但是，這麼辛苦的過程，絕大部分的病人都撐過來了！對比診斷、治療之初的滿面愁容，許多病人經過一段時間，回診追蹤時已能開心聊上兩句、分享生活趣事，若問病人心情是如何轉化，「遇到了，還是要面對，不然怎麼辦！」是最多、最常聽到的回應，一語道

出人在身處困境時，無論是默默承受還是怨天尤人，都一樣逆來順受、依然繼續前行的生命力與韌性。只是，病人卻往往不自知就是這股韌性，讓我們有重新找回生命秩序與希望的動力。

第四章
癌症的治療

■ 癌症治療前的準備 ■

　　確定癌症的診斷、明白癌症的嚴重程度、詳細評估病人全身狀態跟共病情形、主要器官的功能、病人自我照顧能力、家人親友以及社會的支持系統，並了解病人的偏好和價值觀後，病人、家屬與醫療團隊在共享決策下達成設定治療的目標和策略。

　　癌症治療之前，醫療團隊首要的功課是，處理好因為癌症直接或間接衍生的併發症，如：感染症的治療、電解質異常（常見的高血鈣症、低血鈉症）的改善，以及腫瘤引起泌尿道、膽管、胃腸道、呼吸道阻塞的救急處置，讓病人的狀況排除到單純剩下癌症為主，在此同時盡可能調升病人的營養狀況。

　　如果病人有 B 型肝炎病毒（HBV）帶原時，而後續又是以全身性治療為主，在癌症治療之前就要先進行抗 B 型肝炎病毒的藥物治療。全身性的治療如果以注射藥物為主，而且治療要為期一段時間，事先植入中央靜脈人工血管（Port-A）是必須要先做的準備。

曹院長的癌症小學堂

為什麼要植入中央靜脈人工血管（Port-A）？

由於部分化學治療藥物有刺激性（irritant），若是直接由週邊血管輸注，如手或腳的靜脈，會刺激較細的血管引起靜脈發炎，萬一遇上漏針導致化學治療藥物外滲，有些藥物具發泡性（vesicant）會造成皮膚的傷害。而裝植中央靜脈人工血管（Port-A）的目的便是，將化學治療藥物透過這條人工血管直接輸送到較粗的中心靜脈（central vein），避免藥物對血管的傷害。除了輸注化學治療藥物外，輸血或其他液體的補充，都可以經由人工血管輸入。中央靜脈人工血管（Port-A）通常會在抗癌治療前裝好，到所有療程都結束後再移除。

　　如果腫瘤的量很多，預期對治療的反應很好（亦即藥物對癌症療效好），就要補充足量水分，並服用抗尿酸藥物，以預防治療後引發腫瘤崩解症候群的急症發生。

　　如果病人接受的治療可能影響生育功能，在疾病的狀況許可、有充裕的時間下，不要忘記為病人安排保存生育機會（包括冷凍卵巢組織、卵子與精子）的準備。

曹院長的癌症小學堂

癌症治療前的準備事項

@感染的處置。

@電解質異常的改善。

@呼吸道、消化道、膽管、泌尿系統阻塞的處
理。

@營養狀況的調整。

@ B 型肝炎的治療。

@人工血管植入。

@保存生育機會的準備。

癌症治療前全身性評估必須做的清單

@年齡。

@身體狀況。

@臟器功能（造血、心、肺、肝、腎、腦）。

@合併疾病（共病，Comorbid diseases）。

@感染狀況。

　　B 型肝炎病毒、C 型肝炎病毒。

　　愛滋病（HIV/AIDS），有必要時需檢驗。

@腫瘤指標檢查，依病人的癌症別。

@影像檢查（治療前的狀況，作為日後比較的
依據）。

■ 團隊合作的醫療 ■

◎ 照顧病人，需要跨專業的合作

　　病人一旦得知病情，對心理和情緒的衝擊相當大，需要良好的支持系統關心、扶持。這部分團隊的搭配很重要，畢竟醫師的角色是診斷及治療，且時間有限，很多病人的社會支持系統不好，連打理自己的生活都有困難，如果團隊其他成員能夠運用更多社會資源，提升病人的支持系統到某個程度，後續的照顧會比較完善，也能間接協助療效發揮到最大的效果。

　　曾有一位 70 歲的先生因貧血來看門診，臨床診斷為胃腸道出血引起缺鐵性貧血。第二次門診時，病人被告知大腸內視鏡報告結果是大腸癌，由於初步看起來是可以開刀的程度，便建議病人住院接受開刀治療，團隊也事先聯絡了外科醫師，病床也幫忙訂好了，就等病人去辦理住院，但是病人執意不肯。雖然門診看診時間十分緊湊，仍然花了半小時向他說明開刀的目的與利弊，病人依然拒絕住院。當下馬上打電話請其他的同事來幫忙勸說，結果醫務社工師來了，不到十分鐘，病人就同意住院接受開刀治療。

　　其實，哪有人得了這麼嚴重的病卻不想處理的？病人不想處理的背後一定有我們還不了解的原因，醫務社工師的專業能夠很快從病人的立場切入，了解他的背景、擔憂和需求，並且適度提供資源、協助排除問題，讓病人順利接受治療。

旁觀者清一趙可式教授怎麼說

也是一位曹院長的病人，診斷出卵巢癌的 54 歲林太太，已經排好住院開刀後卻演出失蹤記，再也沒回醫院來治療。視病如親的曹醫師擔心她現在還能治療，若拖延時日，恐怕能治

的病也拖到無法治了。於是囑咐我去勸說她，但在電話中她一口拒絕，叫我不要再去電煩擾她。因此我協同個案管理師去她家拜訪，一進門我就明白了！她家客廳中間擺了一個很大的神桌，神像下有兩支碩大的筊杯。在與林太太及家人寒暄一陣之後，我試探地問：「您之所以決定不回醫院開刀，是否是擲筊杯詢問神明後得到的答案？」林太太很溫和地承認，並回答：「如果神明的意見與醫師的意見不同，我當然是聽神明的囉！」至此答案揭曉！於是我勸她說：「您現在情況不錯，那就這樣辦吧！但萬一哪天您身體不舒服、有變化，可否再次請教神明是否是時候要接受治療了？」結果，兩週後她返回醫院決定開刀了。因為這次擲筊杯時，神明叫她要去開刀！

◎ 團隊合作是「以病人為中心」照護模式的靈魂

受到醫院評鑑的洗禮，台灣大多數醫院在醫療品質提升及病人安全的維護都已達國際水平，而癌症品質提升計劃的支持及癌症品質認證的監控，更強化癌症的防治和控制，也有助各醫院癌症照護品質的提升及均一化。

團隊合作是『以病人為中心』的照護模式的靈魂，從擬訂目標到治療策略的計畫，集合各專科同僚的智慧，來探討、共識每一位初診斷癌症病人後續的處置。團隊的成員大致上涵蓋放射診斷（X 光檢查、超音波檢查、電腦斷層檢查、核磁共振檢查）、核子醫學診斷（骨骼掃描、正子掃描）、病理學的診斷、腫瘤外科（手術治療）、放射腫瘤科（放射線治療）、腫瘤內科

或血液腫瘤科（化學治療、抗荷爾蒙治療、標靶治療、免疫療法等全身性抗癌治療），以及協助病人的精神心理及支持系統做準備的腫瘤個案管理師、醫務社工師、癌症心理師，還有在各個治療階段對於營養、生活重建具重要角色的營養師、物理治療師和職能治療師。往往，病人和家屬很少出席團隊會議，但他們絕對是團隊的成員，病人更是團隊的主角，在達成任何治療共識和計劃之前，都必須將病人和家屬的期待、價值觀、支持系統等等一併考量。

團隊夥伴特別介紹一：癌症個案管理師

癌症個案管理師多以癌症類別分工，幾乎都是護理背景出身。病人自第一次來看門診，個人基本資料、相關就醫資料都會輸入醫院電腦作業系統成為個人病歷檔案，各家醫院也會依循院內作業程序照會個案管理師收案服務，個案管理師根據病歷資料很快可以了解病人的狀況，從而主動聯絡、訪視病人，在就醫過程協助病人和家屬與醫療團隊形成共識、達成治療目標，為病人整合看診流程，向病人和家屬進行疾病和治療相關的衛生教育，以及做為連結各專業人員協助病人解決問題、順利完成治療的整合窗口。如果病人身體有狀況或遇到困難，個案管理師通常會是病人及家屬第一個聯絡的對象；病人出院後，個案管理師也會視個別狀況主動關心病人，在安全、自我照顧、資源、就醫等等方面，持續協助病人和家屬。

團隊夥伴特別介紹二：醫務社工師

癌症病人的罹癌過程是一條漫漫長路，遇到心理、家庭、工作或經濟問題，扮演醫院和社會之間橋樑的醫務社工師會提供適當的社會資源的協助，最基本的是提醒病人取得農保、漁保、勞保、健保或福保（低收入戶）資源。

比較有經驗的醫務社工師不只做社會福利補助、病人支持系統評估和資

源連結的項目，在家人關係和心理社會層面，也多有著力，能處理心理、情緒議題，甚至是協助醫病溝通、促進病人和家屬對疾病與治療認知等議題。於病人、家屬的情緒心理照顧方面，醫務社工師和心理師的角色雖然有些重疊，然而二者在醫院裡都是協助病人和家屬有能量繼續前行的重要團隊成員，彼此是合作、互補的夥伴關係。

團隊夥伴特別介紹三：腫瘤心理師

　　臨床心理師在癌症領域的服務是多層面的。在病人端，會觸及疾病與治療的適應、社會角色與自我概念的變化、靈性的轉化與超越，以及普世存在的死亡焦慮。在家庭端，心理師協助家屬因應照顧負荷、與病人之間的溝通與關係變化、預期性哀傷與死亡焦慮，以及促進家屬之間的相互支持。若家中還有兒童或青少年，也會協助孩子們適應接下來生活會面臨的巨變。在醫療團隊端，會陪伴醫療夥伴面對工作上的困頓感與耗竭，也會提供心理議題的專業建議與指導，讓醫護同仁能做到自己滿意的心理照顧或溝通。臨床心理師也關注病人、家庭、團隊三方之間的互動關係，引導三方彼此同理，讓醫療的善意，以及病人與家庭的期待，可以達到一個新的平衡。

■ 什麼是確定性治療？

　　如果是可以治癒或根治的疾病，為了達到痊癒目標的必要性治療，稱之為「確定性治療」（Definitive treatment）。以治癒為目標的疾病，積極抗癌治療的過程猶如田徑場上的大隊接力賽，在確定性治療之前（前導性治療）或之後（輔助性治療），同步（同時合併使用）加入另一個模式的治療，來協助強化痊癒的可能。

　　不易治癒的癌症，就好比馬拉松賽，是趟不比速度、而是看重耐力的旅程，期望能跑得更遠、且安然跑完全程，一路上在減緩症狀、提升舒適的

支持下享有如常的生活品質。一般而言，針對不易治癒的癌症，全身性治療（化學治療、抗荷爾蒙治療、標靶治療、免疫療法）會是癌症治療的主軸，此外，為了預防及處理疾病伴隨的嚴重症狀，常常也需要腫瘤外科及放射腫瘤科的協助。為了安全、安心地度過癌症旅程，支持性治療/緩和醫療的隨行是絕對必要的，這也是治療癌症病人的醫療團隊人員必修的學分。

 曹院長的癌症小學堂

癌症治療：

@局部區域的治療。

　—手術開刀。

　—放射線治療。

　—經動脈栓塞療法（Transcatheter Arterial Embolization，TAE）。

　—射頻燒灼術（Radiofrequency Ablation Therapy, RFA）。

@全身性的治療。

　—化學治療、抗荷爾蒙治療、標靶治療、免疫療法。

　—當然也有治療局部區域癌症的效果。

■ 手術治療 ■

　　全身已多處轉移，身體處於末期狀態的病人，躺在病床上，仍然嚷著要外科醫師把體內的腫瘤都切掉，這是在病房裡偶爾可以看見的情境。這也意味著，期待透過開刀就能把腫瘤切乾淨，是大多數民眾腦海裡根深蒂固認為

可以斷除癌症的做法。事實上,在不少癌症的治癒目標上,手術治療一直是癌症治療的首選、第一步。

諸多早期的癌症,如:乳癌、大腸癌、非小細胞性肺癌、肝癌、胃癌、胰臟癌、口腔癌、甲狀腺癌、膀胱癌、腎臟癌、子宮頸癌、子宮內膜癌等,手術治療確實是治癒性治療的第一步,也是此些癌症的確定性治療。

在手術治療之前,通常已透過病理檢驗確定癌症的診斷,影像檢查也確定癌症的嚴重程度。癌症侵犯的程度適合手術治療、病人的身體狀況也適合麻醉及開刀,此時以手術治療便能切除腫瘤、治療疾病,而術後的病理報告也能進一步告訴我們病理學上癌症的嚴重度及癌症的特性,提供後續治療計畫的依據。如果開刀前未能確定疾病的診斷,開刀手術就能同時兼顧癌症的診斷和治療,當然有不少狀況是,開刀切除的組織病理檢驗是良性的病變,那就是虛驚一場、化險為夷的好消息。

手術治療如果是該病人疾病的徹底治療模式,在手術治療之前的治療即為前導性治療,包括全身性治療,如化學治療、抗荷爾蒙治療、標靶治療、或免疫治療的單獨或合併使用、或併用局部的放射線治療。前導性治療之後再接受手術治療,能使原本或許不易開刀治療的疾病到達可以開刀治療的程度,或縮小開刀手術的範圍。以乳癌為例,前導性的全身性抗癌治療,能使更多的病人有執行保留乳房手術治療的可能性,同時也能藉此觀察癌症對前導性全身抗癌治療的敏感度,做為後續手術後輔助性治療選擇藥物使用的參考。

以治癒為意圖的外科手術,最基本的要求是完整而且安全範圍的腫瘤切除。腫瘤切除安全範圍的取捨與癌症的種類、部位息息相關,安全的腫瘤切除邊緣(margin)是絕對必要的,如果腫瘤組織很逼近切除邊緣、或切除邊緣有腫瘤組織,是局部區域性復發很重要的原因,依部位別常需做後續的補強治療。

◎ 最新穎的方法不一定是最好的

艾咪·里德（Amy Reed）是麻醉科醫師，在 2013 年 40 歲那年被臨床診斷為子宮肌瘤，在自己工作的波士頓布萊根婦女醫院（Brigham and Women's Hospital）接受手術治療。手術採用腹腔鏡高速絞碎機施行子宮絞碎手術來切除子宮，之後病理診斷為子宮惡性平滑肌肉瘤，但該手術讓她的惡性肉瘤在腹腔內擴散得不可收拾，雖然經過幾次的手術治療、化學治療、放射線治療、免疫療法及其他實驗性的治療都沒能有效控制疾病的進展，病人於 2017 年 44 歲時過世，留下先生及六名子女。

為了讓其他的婦女不要重蹈她的不幸，艾咪·里德和她先生（胸腔外科醫師）在事故發生後就不斷積極要求禁止腹腔鏡絞碎機的使用。他們夫婦契而不捨的堅持下，美國食品藥品管理局（FDA）也在一份公布的報告中指出，350 位使用該器械切除臨床上懷疑子宮肌瘤的病人，其中有一位會發生類似的悲劇。FDA 因此於 2014 年建議該器械不要使用於子宮肌瘤手術。低侵襲性的外科手術，有著傷口小、出血少、感染風險低、住院時間短、復原快的好處，但是一旦發生類似手術所帶來癌細胞的污染、播種、擴散，那還真是個人的災難，這種悲劇在臨床上偶爾可以見到。

能夠完整、安全地切除腫瘤，是外科治癒性治療最重要的考量，醫學上「最新」並非一定是最好、最適當的，成熟的專業人員對採用最新醫療方法/器具的為與不為之間，應有更精準的判斷。相對的，病人在接受癌症的手術治療，絕對不要一味追求自費的、最新的，一定要對治療所可能帶來的風險有認識和警覺，昂貴加上新穎的最新方法並不一定等於最好。

由於全身性治療，尤其是標靶治療和免疫療法的進步，連帶提升外科治療的效果，腫瘤外科的治療也隨之更精進。美國臨床腫瘤醫學會（ASCO）每年公布的臨床癌症進展（Clinical Cancer Advances），2020 年度，將癌症外科治療的精進（Refinement of surgical treatment of cancer）列入其中，並舉黑色素瘤、腎臟癌和胰臟癌為例，說明接受全身性的治療，能讓部分黑色素瘤和

腎臟癌的病人，可以不必馬上開刀，甚至有些全身性治療效果好的病人，可以避免開刀治療；而對於不能手術或不易切除乾淨的胰臟癌，有一部分的病人在接受全身性的治療之後，手術侵襲性降低、成功率提高、傷口恢復期縮短，不僅延長病人的存活，也改善術後的生活品質。

◎ 轉移病灶切除是轉移性癌症的確定性治療

縱使癌症已經發生轉移（第四期），如果轉移的病灶不多（oligometastasis），轉移部位經過手術切除，不少病人仍然有治癒的可能。臨床上骨癌的肺部轉移，大腸直腸癌的肺部、肝臟或卵巢的轉移，都是很常見的經由切除轉移部位病人又可重獲生機的例子。

◎ 開刀手術在緩和性（Palliative）治療上的角色

腫瘤外科在根治性的手術治療扮演很關鍵的角色，於緩解癌症病人的併發症、改善病人的痛苦症狀和生活品質，也有其不可取代的地位。例如：為食道、氣管、直腸阻塞的病人置入支架；膽道、泌尿系統阻塞的引流；胃腸阻塞的繞道或造口手術；發生在腦部、頭頸部、上呼吸道、胃腸、膀胱、婦科系統等部位出血的處置；發生在骨盆腔廔管（直腸-膀胱、直腸-陰道、或子宮-膀胱間）的手術治療；難治性的腹水、腦膜轉移的水腦的分流手術；骨折的固定、骨水泥植入、乃至於難治性的疼痛的處置等，都是外科治療在緩和照顧上很重要的任務。

對於全身嚴重轉移的病人，如大腸癌、乳癌，由於全身性治療的進步，局部原發部位腫瘤在適當時機的手術切除，或許不一定對病人的存活有很大的助益，但可以避免後續全身性治療遇上瓶頸時，局部原發腫瘤的惡化所導致難以處理的痛苦和生活品質的困擾，這種狀況下的外科手術處置即是一種預防性的緩和照顧（Preventive Palliative Care）。

曹院長的癌症小學堂

腫瘤外科的角色：

@癌症的診斷。

　切開性切片、切除性切片。

@癌症的治癒性手術。

@癌症病人的緩解性處置。

@癌症預防手術（高危險群中的高危險群）。

■ 放射線治療 ■

　　放射線治療、手術治療、全身性抗癌治療、以及支持性照顧/緩和照顧是癌症治療的四大支柱。外科手術治療和放射線治療是屬於局部區域性的治療，亦即治療癌症局部區域的病灶和轉移的局部病灶。

　　放射線治療俗稱電療。放射線是直接作用在細胞的 DNA，讓細胞失去分裂的能力、停止生長、或讓細胞自行死滅，對於癌細胞的作用較正常細胞來得強，因而被用於癌症的治療。一般在癌症治療上最常用的是，利用直線加速器產生高能量 X 光線（光子線，Photon）的體外照射，穿過身體表面，聚焦在腫瘤的部位，將癌細胞殺滅。

　　放射線治療機器和技術日新月異，發展的主要重點不外乎在提高癌症局部區域的控制成效、延長病人的存活，並降低照射過程對正常組織、器官的影響，讓病人在治療過程及治療後生活品質的影響最少。各種不同種類的放射治療方法，俗稱「刀」，不同形式的「刀法」推陳出新，大家肯定在各種媒體的宣傳上見過，如：電腦刀、螺旋刀、迅弧刀、快弧刀、銳速光、諾力刀、真光刀、伽瑪刀等武器，雖然都稱為刀，但與外科開刀無關，是放射線治療的利器，以「刀」為名，肯定是強調它的精準。

體外遠隔放射線治療的另一類利器，不是利用光子線（X 光線，Photon），而採用粒子線照射的質子刀（Proton）、及重粒子（Heavy particle）放射線進行癌症的治療，二者都具有獨特的布拉格能峰效應（Bragg peak effect），放射能量集中釋放在腫瘤的部位，對於正常的組織有踩煞車的功能，照射目標的後方正常組織接收到的放射劑量極低，避免不必要的輻射傷害。如果對正常組織影響小，就可以提高針對腫瘤的治療劑量，發揮更好的治癌效果。不同放射線的相對生物效應，即放射線治療發揮的力道，質子刀略高於光子線，為光子線的 1.1 倍，而重粒子為光子線的 3 倍、質子刀的 2.7 倍，較不受腫瘤內缺氧環境的影響，對於光子線有抵抗性的癌症幹細胞也具殺傷作用。

放射線治療在治癌的目標上大致分為根治性／治癒性、以及緩和性二類治療目標。緩和性放射線治療主要是處理腫瘤局部或轉移部位導致的症狀、阻塞或出血，如：腦轉移、脊椎壓迫、骨骼轉移、管道阻塞（上呼吸道、食道、上腔靜脈等）、腫瘤出血等。對於治療武器的選擇，如果是以緩和性的症狀緩解為目標，且病人的存活期不長，個人認為原則上採用健保核准給付的治療模式即可。

根治性／治癒性的目標之下，放射線治療常與其他的治療協力合作，包括外科手術治療、及全身性的治療（化學治療、標靶治療、免疫療法等），而且隨著全身性治療的進步，同時帶給放射線治療更多揮灑的空間，也提高放射線治療在根治癌症上的角色。然而這麼多種類的刀光劍影，病人和家屬常很難在眾多的利器中挑選，如果考慮要採用自掏腰包、花大把銀子的治療方式時，不妨貨比三家，此時徵詢第二意見是明智的選擇。放射線根治的癌症很多，繁不詳載，臨床上常應用的癌症治療，如：頭頸部腫瘤、鼻咽癌、乳癌、肺癌、食道癌、肝癌、直腸癌、肛門癌、子宮頸癌、以及病人身體狀況不適合開刀的局部腫瘤、少處轉移的部位等，都是放射線治療可以發揮確定性治療療效的最適對象。

◎ 為了救命，放射線治療要承擔的代價

有些病人一聽說要做放射線治療，就聯想到會嘴巴破、口乾、吞嚥困難的副作用，這樣的印象多半來自頭頸部腫瘤或鼻咽癌患者的經驗，縱使自己要治療的部位是直腸癌，還是把這些無關連的印象照單全收，用來驚嚇自己。其實放射線治療的副作用、毒性，絕大多數與放射線照射的部位有關。放射線治療依不同部位常見的急性副作用、毒性如下：

照射部位在腦部：頭痛、掉髮

照射部位在頭頸部、鼻咽：口腔疼痛、喉嚨疼痛、口乾、吞嚥困難

照射部位在肺臟、食道：噁心、嘔吐、吞嚥疼痛、咳嗽

照射部位在乳房：皮膚灼傷、刺痛

照射部位在直腸、膀胱、子宮頸：腹部不適、腹瀉、排便或排尿不適

慢性後遺症絕大部分也與照射的部位息息相關，依部位常見的慢性後遺症是：認知能力下降（腦部）；口乾、吞嚥困難（頭頸部、鼻咽）；性功能障礙、血尿、便血（子宮頸、膀胱、直腸）；此外，皮膚和肌肉萎縮、纖維化，是不同部位接受放射線照射後都要承受的後遺症。而二次性原發癌症，即另一個與原本治療的癌症無關的癌症，也常發生在放射線照射部位。但二次性癌症若為血液性癌症，則與照射的部位無關。

表4-1　放射線治療常見的急性副作用、毒性，以及慢性後遺症

放射線照射部位	急性副作用、毒性
腦部	頭痛、掉髮
頭頸部、鼻咽	口腔疼痛、喉嚨疼痛、口乾、吞嚥困難
肺臟、食道	噁心、嘔吐、吞嚥疼痛、咳嗽
乳房	皮膚灼傷、刺痛
直腸、膀胱、子宮頸	腹部不適、腹瀉、排便或排尿不適

放射線照射部位	慢性後遺症
腦部	認知能力下降
頭頸部、鼻咽	口乾、吞嚥困難；皮膚和肌肉萎縮、纖維化
子宮頸、膀胱、直腸	性功能障礙、血尿、便血；皮膚和肌肉萎縮、纖維化

聽聞這些副作用、後遺症，肯定有不少病人會很恐懼而對接受治療裹足不前。其實這些副作用並不是每個人都會發生，而且急性副作用多是暫時性的，隨著時間推移，我們本身的復原力就可以修復這些不適症狀。病人面對治療的選擇時，常常受困於對治療副作用、後遺症的過度害怕，卻忽略了治療選擇乃是攸關生命的決定，應該是兩害相權取其輕，卻常常本末倒置做出錯誤的選擇，反而讓疾病進展到不易治療、甚至於不能治療的程度才來悔不當初，再多的懊悔也為時已晚。多年臨床服務看過許多這樣的案例，實在令人不勝唏噓。

 曹院長的癌症小學堂

放射線治療
@主要的確定性治療。
@手術前引導性治療。
@手術後或全身性治療後的輔助性治療。
@緩和性治療。

■全身性治療（化學治療、抗荷爾蒙治療、標靶治療、免疫療法）■

　　癌症篩檢的普及和抗癌藥物的進展是現今癌症治療成績進步的主要推手，而抗癌藥物治療是經由口服或注射投予藥物來治療罹患癌症的病人。抗癌藥物包括細胞毒殺性化學治療藥物、標靶治療藥物、抗荷爾蒙治療藥物、免疫治療藥物等。

　　若以使用目的來區分，全身性治療可分為以下幾類：

1. 以全身性治療為主體的治療

　　a. 以治癒性全身性治療為確定性治療，根治癌症。

　　b. 以緩和性全身性治療延長病人生命、解除病人因癌症所招致的痛苦，並改善病人的生活品質。

2. 癌症確定性治療前的先行治療（前導性或新輔助性全身性治療）：先使用全身性治療讓腫瘤變小，讓後續的放射線治療或手術治療更有治療的空間。

3. 輔助性全身性治療針對局部確定性治療（如手術或放射線治療）之後再給予的全身性治療，目的在減少癌症復發的機率，以及提高患者的存活率。

4. 全身性治療與放射線治療併用：進行放射線治療同時給予全身性治療，能提升病人的癌症對於放射線治療的敏感度，讓放射線治療局部區域性控制的效果更好。

　　病人和家屬被告知需接受全身性治療，尤其是化學治療時，雖然可能懷著驚嚇、不安、徬徨的心緒，然而在同意治療之前仍需先與醫療人員溝通、了解幾個問題：

　　為何要接受全身性治療？全身性治療的目標為何？

　　將使用哪些藥物？

　　每次治療需要多久？多久進行一次（每個循環）？一個療程有幾個循

環？持續多久？

治療的方式為何？口服或注射？治療的地點在哪裡？住院、門診或在家裡？

治療期間可以繼續工作或上課嗎？

治療後身體會有哪些改變？可能有哪些副作用或不舒服？

如何避免或減輕副作用？

在家裡如有問題或不舒服，應如何處理或跟誰聯絡？

確定醫療團隊於治療時及治療後，已為您的安全及身體狀況做好設想與準備，將有助於減緩不安的心緒，順利完成全身性治療的療程。

 曹院長的癌症小學堂

癌症的特殊治療

疾病	處置
侷限在十二指腸的濾泡型淋巴腫瘤（Duodenal-type follicular lymphoma, DFL）	觀察追蹤
幽門桿菌陽性，侷限在胃的黏膜相關淋巴組織淋巴腫瘤（Gastric MALTOMA）	抗生素併用氫離子幫浦阻斷劑（PPI）根除幽門桿菌
急性骨髓性白血病（APL, 急性骨髓性白血病 M 3 型）	全反式維甲酸（ATRA）併用 三氧化二砷誘導白血病細胞分化

◎ 認識化學治療

雖然有些人將化學治療藥物與抗癌藥物劃上等號，然而大多數的專家和社會上普遍所稱之傳統的化學治療藥物，乃是專指『細胞毒殺性化學治療藥

物』，是抗癌藥物中之一種。

　　人類使用化學治療藥物治療癌症至今已有超過 60 年的歷史，起源於第二次世界大戰化學武器芥子氣毒氣使用的經驗，目前已有超過 100 種以上的化學治療藥物，相較於手術治療和放射線治療，化學治療的歷史尚屬資淺。一般而言，手術治療和放線線治療是作用在局部區域的治療，而化學治療無論是透過口服或注射，都經由血液分布至全身、作用在全身，被使用於局部區域性的腫瘤、轉移性癌症或避免癌症復發的治療，故化學治療被視為一種全身性的抗癌治療。

　　傳統的化學治療主要作用在細胞的分裂、增殖，在毒殺癌細胞、減緩癌細胞生長及抑制癌細胞擴散的同時對於正常的細胞也會有所影響，治療後可能衍生毒性和副作用。社會上普遍對化學治療的毒性和副作用多存在著誤解和成見，加上治療前醫療人員的詳細說明，以及病友們傳述治療體驗過程常太著墨在副作用的描述，以致於病人尚未治療之前便對化學治療心生擔憂、畏懼三分，出現挫咧等的心情，因此，化學治療的副作用惡名為病人帶來反「安慰劑效應」（Nocebo effect）的現象也就不難理解。

我的化學治療要打到什麼時候？

　　吳女士，52 歲，肺腺癌第四期併骨轉移，基因檢測癌細胞具表皮生長因子接受體（EGFR）基因突變，服用第一線標靶藥物得舒緩（Tarceva，Erlotinib）後，肋膜積水消失，肺部腫瘤大幅縮小，下背痛完全緩解，血液內腫瘤指標也降至正常範圍。每天一顆標靶藥，她能享受一般的生活，也與家人一起到日本旅遊。一年半後，下背部疼痛復發，肺部腫瘤逐漸變大，腫瘤指標也再爬升，由於癌細胞出現對標靶藥物的抗藥性，疾病惡化。

　　再次接受變大的肺部腫瘤切片檢體的基因檢測，發現其 EGFR 基因新增 T790M 的點突變。在醫師建議下，她參加新藥臨床試驗服用 AZD9291（泰格莎，Osimertinib），疾病得到緩解，但半年後，肺癌仍脫離控制，持續惡化。

接下來換成化學治療，每三週進行一次，使其肺癌又再次得以控制，疾病趨穩定，吳女士也跟好友去了幾趟國內外旅遊。治療似乎沒有殘留任何副作用或對日常生活造成困擾，然而持續每三週一次回診、接受門診化學治療，心理上總還是有一股莫名的壓力，尤其等待各種檢查結果出爐時的心驚膽跳，等著看報告變成一種煎熬。沒有限期的持續回診、治療，吳女士不免疑惑：「別人的化學治療都有固定療程，我的治療要打到何時才能停？」。

像吳女士一樣心情的病人大有人在，罹患癌症已是生命的一大打擊，往後的人生更須與醫院、醫療團隊為伍，定時回診、定期接受必須的檢驗檢查和治療，在在提醒自己是個生了病的人，更何況還得接受無法預期何時可結束的抗癌治療，生活好似因此變得沉重。

癌症的治療目標，依疾病的種類、疾病侵犯的嚴重度、病人的年齡和身體狀況、主要的器官功能、同時合併的共病、病人的價值觀及社會支持系統等，概分為治癒和不可治癒，當然，治療初始設計的目標會隨著疾病的進展和治療的進步而有所調整，不少時候起先以為有痊癒的可能，經過一段時間的治療評估，則必須務實地變更治療目標；也有先前被判定為不可治癒的病人，因為醫學的進步而又得到長期存活的機會。

人的靈魂裡藏著韌性，罹患癌症當然不是值得慶幸的事，然而為了活著，許多病人仍堅毅地忍受某些苦痛、犧牲某些自由來面對治療。抗癌，醫療固然不可少，而驅使我們活下去的那股韌性、堅毅更顯重要。

治癒性治療通常有一定的治療期間

以治癒為治療目標的狀況下，治療如進行順利，常有固定的節奏和療程，以早期乳癌治療為例，乳房保留手術及前哨淋巴切除手術後，輔助性化學治療一般要施行四至八個循環，放射線治療當然也免不了，如果乳癌細胞呈現 HER-2 過度表現，每三週一次賀癌平（Herceptin，Trastuzumab）要注射一年，荷爾蒙接受體陽性時，抗荷爾蒙藥至少要服用五年，泰莫西芬

（Tamoxifen）甚至要服用十年；再以第三期大腸癌為例，手術後的輔助性化學治療，為每二週一個循環的 FOLFOX，則需持續半年。第三期黑色素瘤手術後的輔助性治療為期一年，可以選擇干擾素治療或免疫檢查點阻斷劑，如果黑色素瘤有 BRAF V600E 的突變，也可以考慮口服的標靶治療；瀰漫性 B 大細胞淋巴腫瘤的確定性治療是標靶治療併用化學治療，每三週一個循環的 R-CHOP，前後要接受六個循環的治療。這一類治癒性治療通常有一定的治療期間，不至於讓病人有遙遙無期之感。

當癌症不可治癒時

　　當癌症已為不可治癒時，延長生命、緩解痛苦和解除症狀、維持生活品質就成為治療目標主要的考量。接受治療的情況下，只要疾病不惡化（因為如果沒有治療，幾乎都會逐漸惡化），就稱之為癌症受到控制，此時癌症相關的痛苦、身體的症狀常可得到舒緩，疾病如能受到控制，治療就值得繼續使用。然而全身性抗癌治療，如化學治療、抗荷爾蒙治療、標靶治療、免疫療法等，很令人懊惱的是大多會因為癌細胞對治療產生抗藥性，而面臨繼續治療也不再能控制癌症惡化的困境。因此，這一類治療通常沒有確切的結束期，需視治療效果持續評估，且為避免其副作用造成的破壞性影響，必須考慮更替治療的方法，權衡治療成效與副作用兩者間的利弊，盡可能讓病人得以維持生活品質、過著如常的生活。

　　治療開始的階段，主治醫師應逐步且反覆告知，提醒病人和家屬有關治療的目標、治療所可能期待的好處、可能衍生的副作用、不適以及治療的極限和困難等，讓病人和家屬有正確的認知、因應，對身體和生活做好準備、安排規劃，務實面對，不要有錯誤的期待或過度的擔心。因癌症接受治療只是生活的一小部分，治療的目的是要能掙得更多的時間，享受一般正常的生活，不要被癌症綁架，誤以為疾病、治療是生活的一切而受桎梏。

　　2012 年美國哈佛醫學院的一份研究分析指出，有 1,274 位轉移性肺癌或

大腸直腸癌的病人，在接受緩和性治療時，仍有高達七、八成病人誤以為自己接受的是治癒性治療。直到反覆在疾病緩解、惡化、更換治療的循環中，才漸漸意識到自身疾病的嚴重性、不可治癒，驚覺生也有涯，生命似已至盡頭的惶恐。此刻人生縱有不少未竟之事，恐也將因身體狀況變差而成無法實現的遺憾。

醫病溝通中，坦誠告知病情、預後，以及治療能做及做不到的限制，是門不容易的課題，但也是維護病人知情同意後共同決定、選擇治療的基本功課，切勿為了省麻煩而輕率為之。

苦海無邊，回頭是岸

39 歲的林先生初診斷為直腸癌時，就已經遠端轉移到肺。手術、化學治療、放射線治療反反覆覆做了許多次，他一直以為所有的治療都是為了「痊癒」，以後再也不是一個癌症病人，而是健康人了！從來沒有任何一位醫師告訴過他，確定診斷之際，他的癌症就已經無法治癒，所有治療都是為了能控制癌症惡化的速度、並延長生命！

當有一天，他的病情急速惡化，進入臨終階段時，他很懊惱地後悔：「早知苦海無邊，回頭不是岸，我就要好好地準備一切！為什麼沒有醫師告訴我實話？」醫師怕抹煞了病人的希望，或病人不肯接受有副作用的治療，而常給予虛假的希望。但瞞得了一時卻瞞不了一世，此種虛假的希望常給病人/家屬造成無法彌補的遺憾。

真誠地據實娓娓道出，以及適時、充分的醫病溝通，才是真正同感共情的仁醫啊！

◎ 化學治療的副作用

　　提到化學治療，許多病人害怕的不是疾病本身，反而是治療中因化學治療藥物的副作用所引發的痛苦。臨床上也可見，少數病人在化學治療開始前已出現預期性不適，甚至嘔吐等對化學治療挫咧等的驚慌反應，這種刻板印象讓人對它聞之喪膽。

化學治療有哪些常見的副作用？

　　從化學治療的施行過程來看，開始注射化學治療藥物後，要觀察病人是否有輸注性反應（如發燒、胸悶、血壓下降、呼吸困難等）、注射部位的血管疼痛，以及當天是否出現急性噁心、嘔吐狀況。接下來幾天常見的急性副作用大抵可區分為症狀性的副作用，如噁心、嘔吐、睡眠障礙、食慾不振、打嗝、味覺改變、便祕、下痢、疲累，以及治療開始的第一週至第二週，可能出現口腔黏膜發炎、下痢、發燒、掉髮等病人主觀感覺的不舒服症狀或客觀上看得見的變化徵候；另一種副作用則是透過檢測所發現的器官、組織的指數異常，如骨髓機能抑制所引起的貧血、白血球數下降、血小板數下降、肝機能或腎機能異常、電解質失衡等，同時也要留意有無併發危險的感染症和出血狀況。

　　有不少化學治療期間的副作用並非是化學治療藥物的關係，而是化學治療時併用的一些預防化學治療副作用的藥物所惹的禍，像是短期間使用類固醇引起打嗝、浮腫、皮膚長痘痘、睡眠障礙、血糖或血壓易偏高，或是抗組織胺導致口乾、思睡，這些副作用在停藥後就會緩解。

　　化學治療副作用的發生與使用的藥物種類、劑量、病人的耐受性、身體和營養狀況有關，每位病人皆有個別差異，不是每個人都會發生，而病人沒有出現副作用，並不表示治療沒有效果。一般而言，這些急性副作用一旦發生，可借助藥物來緩解症狀的不適感，而這些症狀經過數日後也能藉由人體與生俱有的療癒本能自行修復。然而遺憾的是，有少數病人在化學治療過

程中因為副作用的痛苦，而延後、中斷或拒絕再接受後續的治療。其實病人據實告知醫師治療後的不適感、不舒服症狀，因為每個人對藥物的反應及不適感的感受性有個別差別，醫師確實難能實際體會，有時會將之歸因於病人的焦慮、緊張而錯估病人的實際感受，若能仔細了解評估後再行藥物上的調整，應該可以大幅減緩治療的不適感。醫師不可能要讓我們難受，醫師錯估我們的不適症狀肯定也很內疚，身為病人，我們需要儘可能明確的陳述自己的不適症狀，讓醫師有機會為我們客觀的評估、把治療做好。

嗜中性白血球低下發燒—腫瘤急症，一定要先當成感染來治療

發燒是感染（細菌、病毒、黴菌等微生物）最常見的徵候，也是癌症病人常遇見的問題。傳統上所謂的發燒是指一次的口溫高於 38.3 ℃，或間隔一小時以上，二次的口溫都高於 38 ℃。有些病人，尤其是老年人、體弱營養不良者、或使用類固醇者，縱使有明顯或嚴重的感染，發燒的徵候並不會太明顯。

有些癌症病人的發燒是癌症的腫瘤旁生症候群（Paraneoplastic syndrome），不是癌症以外的原因，而是癌症本身所引發的。某些情況，抗癌化學治療、細胞激素（如 α 型干擾素〔Interferon α〕、介白質素-2〔Interleukin-2〕）、或輸血也會引起短暫的發燒反應。新型的免疫治療，如双特異性抗體（Bispecific antibody）或嵌合抗原接受體 T 細胞治療，產生的細胞激素釋出症候群（Cytokine release syndrome），發燒是很常見的表徵。

癌症病人發燒，要先區分是否有嗜中性白血球低下（Neutropenia），嗜中性白血球數是白血球總數乘以白血球裡嗜中性白血球所佔的比例，如白血球總數（White blood cell count, WBC）為 3000/mm^3，而嗜中性白血球（Neutrophils）佔所有白血球的 15%，嗜中性白血球絕對值（ANC, Absolute neutrophil count）則是 450/mm^3。

嗜中性白血球低下依 ANC 值分為：

第一級：輕度，1000/mm^3 ≦_ANC＜1500/mm^3；

第二級：中度，500/mm^3 ≦_ANC＜1000/mm^3；

第三級：重度，ANC＜500/mm^3

嗜中性白血球低下定義為 ANC＜500/mm^3 或 ANC ≦_1000/mm^3，且預估二天內會下降至 ANC＜500/mm^3，是癌症病人發生細菌感染最重要的危險因子。

嗜中性白血球低下期間，發燒一定要視為嚴重的感染，是一種癌症病人的急症，也是最讓腫瘤科醫師睡不著覺的狀況。當然要依嚴重的感染來治療，發燒只是一個警訊和提醒，如果只有嗜中性白血球低下，沒有感染、沒有發燒，病人不會有任何不舒服。但一旦發燒，就得當成感染處理，因為那是最緊急、又高度生命風險的狀況，絕對不能只有服用退燒藥觀察而已，必須就醫處理。

常發生在化學治療過後一段時間，如果有發燒或身體的不適，一定要儘速到急診接受緊急的處置。由於嗜中性白血球低下，縱使有感染，但發炎反應不明顯，只有 40-50％的病人在臨床上能察覺有確定的感染來源，最常見的部位包括腸道、呼吸道和皮膚；約 20-25％的病人有菌血症。感染嚴重程度與嗜中性白血球低下程度、時間長短、病人身體狀況、癌症的種類、以及感染的微生物都有密切的關連。切忌只有給退燒藥，一般而言，嗜中性白血球低下發燒約有 2-5％的致死風險，一定要趕緊評估和治療，儘速給予經驗性廣效抗生素，時效對於病人的預後、能否脫險有絕對的關係。白血球生成素（G-CSF）的投予能縮短嗜中性白血球低下的時程，讓嗜中性白血球提早回升、降低感染的危險。在下一回合的治療，依治療的目標適度調低藥物的劑量、或預防性投予 G-CSF，減少嗜中性白血球低下的風險。

曹院長的癌症小學堂

◎嗜中性白血球低下發燒～

——20-25% 微生物學上確定為感染（最常見：菌血症）。

——20-30% 臨床上明確的感染，但無微生物學上的證據。

——50% 並未發現明顯的感染源。

◎嗜中性白血球低下持續性發燒～

發燒持續超過 4-7 天、侵入性黴菌感染的頻率高，可考慮經驗性給予抗黴菌治療，等微生物培養的檢驗結果出來後，就可從經驗性給藥改成針對性給藥。

化療腦

癌症病人接受治療中或治療後，有些人會感覺腦袋空空、記性變差，像是「到了某地竟想不起來要做什麼」、「某個人的名字怎麼想都想不起來」、「常忘了鑰匙、眼鏡、錢包……放在哪裡」、「不斷重複問同樣的問題」等諸如此類的經驗，與治療前的狀態相比，專注力、記憶力和思考方式等認知功能出現變化，這樣的症狀俗稱化療腦（chemo brain）。

謹慎來說，化療腦是指「癌症相關的認知功能障礙」。化療腦這個名稱容易讓人望文生義，以為是化學治療藥物所導致，其實除了化學治療，癌症本身、抗荷爾蒙治療、開刀手術、放射治療，以及癌症治療衍生的貧血、新陳代謝異常、電解質失調、感染症、疲憊、睡眠障礙、焦慮、憂鬱等，都可能影響認知功能。此外，年長、合併其他疾病、健康狀況不佳、腦部認知功

能儲備能力（cognitive reserve）較低者是較易發生化療腦的族群。

　　一般而言，化療腦的認知功能變化都很輕微，通常只有病人本身或周遭親友才能察覺，且一段時間後多會自行緩解，僅少數病人會持續較長久或感覺到明顯的變化。生活、工作較為單純的病人對於化療腦未必有明顯感受，倒是經常處理繁雜事務者一旦患了化療腦，影響所及可能較為明顯，不難想像其承受的困擾與壓力。

　　要如何檢測化療腦呢？神經心理認知功能的檢測工具是目前最常用來評量是否有化療腦及其嚴重程度的方法。近幾年，腦部功能性核磁共振檢查及正子掃描電腦斷層檢查的研究，雖然發現有化療腦的病人其腦部相關位置結構性和功能性的缺損，但尚不能做為診斷有否化療腦的工具，也不能藉此來預測化療腦的產生和進展。不過，這些研究結果已讓更多專業人士相信癌症相關化療腦的存在事實。

　　目前臨床腫瘤界普遍使用的癌症治療毒性評估，也將化學治療相關認知功能障礙（chemotherapy-related cognitive impairment）中的記憶力和注意力障礙列為正式的毒性評估項目，然而認知功能狀態評估在臨床上常被忽略，不少專業人員仍存著半信半疑的心態看待。

　　究竟癌症病人罹患化療腦的比率為何？由於疾病的差別、治療模式不同及檢測工具不一，各家研究結果可由一成至五成不等，差距很大。由此看來，確立診斷標準是化療腦研究的重要課題。化療腦絕大多數症狀是輕微、暫時性的，並非每位接受癌症治療的病人都會發生，不須為此過度擔憂而影響治療意願。只是有此知識能使萬一發生化療腦時，病人及家屬也不需太過憂慮。

化解認知功能短路的方法

　　儘管還無法事前防治化療腦，也不能在察覺後即刻治癒，但在癌症治療過程中仍有不少的作為，能協助病人度過這段日子。

首先，將病人的身體狀況調整至最佳狀態是必要的功課，病人在家人和醫護人員的協助下，須盡力做好以下事項：

1. 健康、均衡、自然的飲食

2. 充分的休息和充足的睡眠

3. 適度的身體活動和運動

4. 矯正病人的貧血

5. 治療病人的感染症

6. 矯正電解質的異常、新陳代謝及內分泌失衡

面對生活和工作，要教導、協助病人和家屬運用一些方法來應對記憶力、專注力和思考力失能的生活，如：

1. 利用筆記、手機備忘錄或便利貼記下生活中的大小事，免得忘記

2. 主動求助親友、同事，不要羞於依賴他人的協助

3. 每天常用的東西盡量放在顯眼、方便的同一位置

4. 列出要執行事項的順位，同一時間只專注一件事，勿一心多用

5. 允許自己犯錯，不要太苛責自己

病人平時可多演練能刺激、提升精神的活動，如填字遊戲、數獨、電腦遊戲等；此外，醫師亦可照會精神心理專家評估是否運用神經生物回饋的認知治療、透過輔具進行強化腦神經功能的復健。必要時，依病人認知障礙的嚴重程度，適度使用刺激中樞神經系統的藥物治療。

一般而言，化療腦現象對日常生活不至於有太大的影響，若對於需透過認知功能運作的事情明顯感覺困難，病人可能為此在生活和工作上陷入窘境、感覺挫敗、沮喪，甚至影響生活品質和工作表現。若發現自己的症狀已帶來困擾，應主動向家人、同事和醫療人員提及並尋求協助；家人、親友和同事察覺病人在接受癌症治療時或治療後，如有記憶力、專注力和思考方式上的障礙，也應以同理的心情，主動伸出援手、表達支持，協助癌症病人化解生活和工作上的困窘。

曹院長的癌症小學堂

◎**化學治療看不見的副作用：**

食慾不振、噁心、味覺異常、疲憊、末梢神經障礙、認知功能障礙、精神層面的壓力、失眠、疼痛等。

◎**化學治療難以啟口的副作用：**

排便異常、性功能障礙、經濟毒性（高額的自費壓力）。

記錄自己的副作用，幫助醫師評估解決之道

社群媒體的普及，同樣疾病的病友族群如雨後春筍般，病人能由其他病友的分享中看到很多面對疾病治療和生活的經驗。有位病人在第一次化學治療之前，就因此買了不少保健品來預防可能發生的治療副作用，來到門診和我談起，我們逐一檢視治療的藥物，這才發現想要先預防的那些副作用，在她的疾病治療過程是不會發生的問題，花大錢買一堆無用的保健食品，白白當了冤大頭。

另一位病人則是在臉書上看見有病友 PO 出她接受某個藥物治療後發生嚴重皮膚副作用的相片，想著自己接下來的治療也要使用同一種藥物，就嚇得好幾天都睡不著覺，擔心又害怕。其實病人在臉書上看到嚴重的皮膚副作用是極少見的，但心中的震撼、驚嚇卻久久揮之不去，而影響接受治療的意志和心情。

治療前醫師對於副作用的說明常常是重點式的，往往沒有充分時間聽病人的提問和陳敘對副作用的擔心。我的建議是，鼓起勇氣，佔用醫師一點時間，向主治醫師提問自己接受的治療可能會有哪些副作用？生活上需要注

意、避免哪些事？並為自己做癌症治療日記，記錄身體的變化、影響，提供給醫師參考，也能幫助醫師看見、評估有哪些副作用對您造成身體危害和生活層面的影響，進一步尋思解決之道。

◎ 支持性照顧（supportive care）

如何做好副作用的防治、強化病人繼續接受治療的信心，以順利進行和完成治療，也成為醫師的重要課題。

支持性照顧大幅降低治療的副作用和風險

近年來，支持性照顧（supportive care）已是抗癌治療中不可或缺的夥伴。所謂支持性照顧主要是針對癌症本身或治療癌症所引起的身心不適症狀和風險的預防，使病人能在較少痛苦、較無風險的照顧下順利完成癌症治療。雖然有時並不能完全避免化學治療及某些抗癌藥物的副作用，但是相較於過去，當今化學治療的副作用和風險已有大幅改善。以前形容病人接受化學治療好比在辦一個宴席，嘔吐、噁心是必定會來的上賓，而今已漸少見它們的出現。

拜化學治療和支持性照顧進步之賜，傳統上大家熟知化學治療的副作用已大幅降低，不少病人在接受治療的同時能免於治療的痛苦，且能享有正常的生活。一個療程幾個循環的化學治療之後，病人體重不但沒有減輕、反而增加的人不在少數。

由於目前化學治療的方法極多元，單純的化學治療、化學治療併用標靶治療、化學治療併用免疫檢查點阻斷劑、或化學治療與放射治療同步合用，已是常見的治療方式。多元治療方式幫助提升治療效果的同時，也可能帶來不同的、更多樣化的副作用。目前各醫療機構有關化學治療的衛教手冊，說明的多為過去傳統上一般常見，而因為支持性療法的進步，現今已較少發生、且不是每個病人都會發生的副作用，反而甚少提及現在常用治療方式導

致的新問題，更別談針對病人目前所接受治療的個別性問題。因此，治療前醫療專業人員要貼切地提供個別衛教指導，讓病人和家屬有更切合實際的認知來保護自己，做好必要的準備。

化學治療期間，醫療人員也要密切關注副作用所衍生的危險、對病人健康和生命的威脅，雖然支持性治療在感染、出血等方面的防治已讓風險降低很多，然而對於年長、身體狀況或營養狀況不佳，合併糖尿病、心肺血管疾病或肝臟、腎臟功能障礙的病人，當然絕對不能低估化學治療的風險。

台灣有些醫療機構設置癌症病人專線，由專業人員提供 24 小時無休的諮詢服務，其主要的初衷是降低癌症病人接受抗癌治療時的風險，將病人的安全維護從醫療院所延伸到出院返家後的照顧。

其實癌症治療能夠進步到今天的成績，支持性治療（Supportive care）的進步和介入癌症的治療功不可沒，沒有周全的支持性治療，抗癌的治療常無法發揮充分的力道，它讓病人在接受抗癌治療的安全上更有保障，癌症及治療所帶來的主觀症狀上也得到很大的舒緩。絕大多數的病人在治療前對於人云亦云的副作用都心懷恐懼和擔憂，然而隨著支持性治療進步，過去那類令人聞之卻步的副作用已大幅減少，近年來在臨床工作中還遇過不少病人做完化學治療之後，反而因為幾乎沒有什麼不適症狀或只是較輕度、短暫的不舒服，相較於隔壁床或其他病友來得輕鬆，而心理上有不可置信感、甚而有罪惡感。

由於支持性治療的進步，愈來愈能夠避免影響生活品質的化學治療副作用和危險，病人甚至可以在門診接受化學治療而不必住院，且治療期間仍可正常上班。然而接受化學治療或返家後，病人若出現不適症狀，也絕對不要怕麻煩或因症狀輕微而隱忍著不打擾醫療人員，有些情況可能是危險副作用的開端，必須小心應對，切不可掉以輕心，也必須與醫療人員請教好回家後若出現不適症狀或徵候的處置和應對。

◎ 標靶治療

特異分子的標靶治療

52 歲的黃女士是位家庭主婦，平日生活作息規律正常、從不抽菸，家人也都未曾抽菸。近一個多月來，快走、爬樓梯會喘，且日漸加劇而影響日常作息。到醫院就診，胸部 X 光檢查顯示右側肺部肋膜積水，經由胸腔內視鏡取得肋膜病灶的切片檢查，病理診斷為肺腺癌，臨床上尚無偵測出明顯的轉移，疾病侵犯嚴重度為第四期 A, Mla（ⅣA, M1a），切片檢體進一步做基因分析，也確定有表皮生長因子接受體（EGFR）基因的突變。接受每日口服一顆表皮生長因子接受體酪胺激酶抑制劑（EGFR 抑制劑）一週多後，明顯改善呼吸困難的症狀，右側的肋膜積水也顯著減少。目前她持續服用藥物已超過十年，除皮膚些許的疹子，並無其他副作用，生活作息如常。

像黃女士這樣的病情、治療方式是台灣常見的臨床案例，藉由她的例子也指出，針對具有特定靶的的癌細胞，給予對的藥物治療就能達到對症下藥的神效。

癌症的全身性治療中，大家熟知的化學治療，主要作用在分裂、增殖的細胞，透過毒殺細胞來達成治療的效果。由於能有效撲殺癌細胞的化療藥物劑量，恰與會傷害正常細胞的劑量太相近，因而治療癌症同時也常會影響身體內正常的細胞，尤其是增殖較快的細胞，臨床上常見的影響便是落髮、黏膜發炎潰瘍、骨髓造血抑制、血球數目下降等副作用。化學治療對身體傷害的惡名，也是不少民眾望而卻步的原因。

如何找出癌細胞和正常細胞之間的差別，針對癌細胞獨有、而正常細胞少有或不存在的特質著手去處理癌症，這讓癌症醫療像是一門充滿藝術感的專業，也一直是癌症治療研究的重點之一。分子生物和基因科技的進步，讓癌症科學家可以經由解析癌症發生及進展的分子機轉，找出不少癌症獨特的基因異常。可以說「分子異常」是驅動整個癌細胞運作的主要程式，

就像是駕駛癌症列車的司機（driver gene mutation，驅動型基因突變），癌細胞已習於追隨這位司機，對於癌症基因的異常所帶動的運作模式已經上癮（oncogene addiction）非得追隨它，否則就會當機，不能運轉。若能阻斷這類分子異常的運作，便可以癱瘓癌症列車的運轉。當然這套模式也應用在癌細胞之外，藉由影響癌細胞的周邊微細環境，如使用抗血管增生或免疫治療的標靶藥物，來摧毀癌症的存活和發展。

標靶治療是瞄準並消滅細胞內、或細胞外的微細環境中的特異分子的治療方式，這些特異分子是協助癌細胞的存活、生長和擴展很關鍵的要素，比起正常細胞，癌細胞更需要、有些甚至是更依賴這些特異分子來維生。藉由標靶治療的藥物來終止這些分子的作用，遏止或減緩癌細胞存活、生長和擴展，以達到治療、控制癌症的效果。

標靶治療藥物的分類

標靶治療藥物有二大類，一類是小分子的藥物，以口服為主，能穿透到細胞內，甚至也有某些藥物可以穿透血腦障壁（BBB, blood brain barrier），在腦內有一定比例的濃度，有助於腦轉移癌症的治療處置。另一類是單株抗

曹院長的癌症小學堂

何謂血腦障壁？

血腦障壁是指隔開血流和腦部的屏障，它是由腦部微血管壁和神經膠質細胞所編織的細胞層，屏障的微細間隙，讓小分子如水、氧、二氧化碳、麻醉劑…等等，能由血流擴散至腦部，這道屏障同時也能阻隔外來有害物質如細菌、某些抗癌藥物等穿透進入腦部。

體，針對細胞表面的抗原或接受體作用，需注射使用，因為是大分子，無法進入細胞。有一些單株抗體攜帶有毒化學物質——抗體藥物複合體，在抗體接觸到細胞後會產生毒殺細胞的效果。

標靶治療藥物依靶的概分為：針對癌細胞外面腫瘤微環境（tumor microenvironment）的靶的，以血管新生和免疫系統為主，血管新生抑制劑阻斷癌細胞的補給線，也改善腫瘤的微環境，有利於其他治療模式的抗癌作用。而新型的免疫治療，如免疫檢查點阻斷劑，作用在癌細胞外面的免疫細胞，開啟攻擊癌細胞的免疫系統。而直接作用在癌細胞的標靶藥物，其靶的包括驅動型基因變異產生的異常蛋白質、癌細胞增殖、凋零相關的分子、調節基因表現的分子、癌細胞表面抗原（單株抗體、抗體藥物複合體、雙特異性抗體）。

表 4-2　標靶藥物的分類

抗荷爾蒙藥物
直接作用在癌細胞
癌細胞內驅動型基因變異導向的藥物 癌細胞增殖、凋零相關分子導向的藥物 調節基因表現的藥物 細胞表面抗原導向的抗體 ─抗體藥物複合體（毒素、放射線同位素） ─雙特異性抗體
作用在癌細胞外腫瘤微環境
抗血管增生藥物 免疫檢查點阻斷劑

抗荷爾蒙治療是最古老的標靶治療

今年 85 歲的王女士，約莫 30 年前乳癌復發、病理診斷肺臟轉移，因荷爾蒙接受體陽性（ER＋、PR＋、HER-2 陰性）參加當時（1990 年代早期）一

個針對停經後轉移性乳癌的第三期臨床試驗，實驗組藥物是在動物實驗上抗雌激素強度遠高於泰莫西芬（Tamoxifen）的 Droloxifen，對照組則為轉移性乳癌的標準治療用藥泰莫西芬。

王女士屬於服用 Droloxifen 的實驗組，治療後的影像評估達完全有效反應（CR），但二年後臨床試驗的期中分析，發現在反應率（RR）、無惡化存活時間（PFS）二項評估，兩組間並無顯著差異，因而提早終止試驗，王女士只得回歸使用泰莫西芬，並持續服用已經超過 25 年，至今過著如常的生活。

很多人常常會誤以為，治療的副作用愈大、抗癌效果應該更好，沒有副作用、肯定是沒有效果。有些化學治療的副作用猶如槍煙炮雨，把人打得唏哩嘩啦，然而抗荷爾蒙藥物是直搗黃龍的標靶治療，其副作用相對較溫和、也因人而異，在轉移性乳癌、攝護腺癌的有效反應時間都比化學治療來得長，專業年資較長的腫瘤科醫師，執業生涯中肯定有過幾位受益於抗荷爾蒙治療而得以長期享受生活的資深病人。

癌症治療中，大家耳熟能詳的內分泌治療或稱為抗荷爾蒙治療，其實是最古老的標靶治療，普遍且有效地被運用在治療乳癌、攝護腺癌、甲狀腺癌和子宮內膜癌。

預測療效的生物標記─伴隨式診斷檢測

乳癌細胞若含有「荷爾蒙接受體」（雌激素接受體〔ER〕或黃體激素接受體〔PR〕）就可使用抗荷爾蒙藥物來治療；荷爾蒙接受體陽性、HER-2 陰性的乳癌中，30-40％左右有 PIK3CA 基因突變，有突變者，使用抗荷爾蒙藥物併用 PI3K 抑制劑，能提高抗荷爾蒙治療在轉移性乳癌的成效；如果乳癌細胞表面上「第二型人類表皮生長因子接受體」（HER-2）過度表現，則適合使用拮抗 HER-2 的標靶藥物如賀癌平、泰嘉錠、賀疾妥、賀癌寧、來那替尼、圖卡替尼、Enhertu（見表 4-4）。乳癌細胞荷爾蒙接受體的表現型態、

PIK3CA 基因有否突變、或 HER-2 是否過度表現，都是關鍵性預測療效的生物標記（Predictive biomarkers）。

肺腺癌檢體通常要進一步分析是否有表皮生長因子接受體（EGFR）基因突變，因為有 EGFR 基因突變的肺腺癌病人（占亞洲地區肺腺癌的 50%左右），對於標靶藥物表皮生長因子接受體抑制劑（如艾瑞莎、得舒緩、妥復克、泰格莎）的效果，較沒有突變的肺腺癌病人高出甚多。目前 EGFR 基因是否突變是肺腺癌很重要預測療效的生物標記，能準確地預測標靶治療的效果（見表 4-3）。

表 4-3　肺腺癌預測療效的生物標記（Predictive biomarkers）

預測療效生物標記	占肺腺癌比例
EGFR 突變	45-55%
KRAS 突變 G12C	8-15% 3-4%
ALK 融合	3-5%
MET 突變或增幅	3-4%
HER-2 突變或增幅	1-5%
PIK3CA 突變	2-3%
BRAF 突變	1-3%
ROS1 融合	1-3%
RET 融合	1-2%
NRG1 融合	1-2%
AKT-1 突變	0.6-1%
NRAS 突變	0.5-1%
NTRK 融合	1%
FGFR 融合	0.2%
MEK-1 突變	<1%

大腸癌腫瘤細胞 KRAS 基因突變與否，是轉移性大腸癌病人使用抗體型標靶抗 EGFR 藥物爾必得舒（Erbitux；Cetuximab）或維必施（Vectibix；Panitumumab）治療能否有效的預測因子。沒有突變的大腸癌病人才有可能由含有爾必得舒或維必施的治療中得到治療的效果，如果 KRAS 基因有突變的大腸癌病人，爾必得舒或維必施難以發揮療效。

　　妥善應用預測療效的生物標記，即伴隨式診斷檢測（companion diagnostics tests）篩檢出有治療效果的病人或療效不彰的病人族群，能減少資源的浪費，避免不必要、沒有好處，卻得要承擔副作用的治療，也能協助癌症醫療專家在治療上做出更精準的選擇。

 曹院長的癌症小學堂

伴隨式診斷檢測（Companion diagnostics tests）是檢測生物標記，預測（predictive）是否能由相對的標靶治療藥物中得到好處，以及是否有嚴重副作用的風險。

標靶藥物的副作用、毒性

　　化學治療是作用在相對上長的較快的癌細胞和正常細胞，而標靶治療是作用在支撐腫瘤細胞存活、生長、擴展的分子上，理論上對於正常細胞的影響相較化學治療來得少。由於置入性行銷藉由媒體的宣傳，各類標靶藥物被渲染成如神奇的仙丹，似乎只有好處，沒有太多副作用，大家也被洗腦，以為有標靶藥物的治療就是好的，甚至常會有過度的錯誤期待。一般病人、家屬一聽到要以標靶藥物治療，接受度都很高，甚至也常主動要求使用標靶藥物治療。然而實際上標靶藥物種類繁多，不能一概而論，而其副作用、毒性與一般的化學治療也有所不同。

皮膚的副作用是不少標靶藥物共有的不良反應，像是皮膚乾燥、皮疹、水泡、手足症候群、頭皮的皮疹、指溝炎等，皮膚的副作用對病人的生活品質影響甚鉅。腹瀉也是很困擾病人的副作用，甚至會影響病人按時、按量服用藥物的意願。此外，噁心、嘔吐、疲憊、蛋白尿、血壓升高、傷口癒合不良、頭髮變白、血球數量降低、肝機能異常等，也是使用標靶藥物常見的副作用。

標靶藥物並非百分之一百安全的藥，偶爾也會導致嚴重的副作用，像是間質性肺炎、嚴重的中毒性肝炎、動脈栓塞、出血、胃腸穿孔等，雖然比例不高，但還是偶爾會發生，很難事先評估、預知發生嚴重不良反應確切的危險因子。在使用標靶藥物的過程要保持警覺，若期間發生嚴重的身體狀況，要將藥物導致不良反應的可能性列入考慮，停止繼續使用，並做好因應、救急的措施。在此慎重建議，服用標靶藥物的病人要熟讀藥物的仿單，尤其是不良反應的部分，身體有任何狀況、異常時，要即時跟醫療人員溝通，自己也要熟知正在使用藥物的相關知識、隨時保持警覺，才是自我保護之道，這是接受標靶藥物治療的病人不能掉以輕心的細節。

癌細胞對標靶藥物也會出現抗藥性

2001 年美國食品藥物管理局核准上市的基立克（Glivec, Imatinib），用來治療慢性骨髓性白血病（CML）慢性期的病人，使絕大部分病人得以不必接受高危險性的異體造血細胞移植（傳統上俗稱骨髓移植），而能享受與一般人無異的正常生活，且近九成病人存活期也與一般人無異，是癌症治療一大突破，也奠定標靶治療的地位。癌症醫療專家們期待這種治療模式能將癌症治療帶到就像治療高血壓、糖尿病等慢性疾病的夢想境界。

然而，絕大部分的標靶藥物並非如基立克（Glivec, Imatinib）治療 CML 的病人這般美好，狡猾的癌細胞似乎法力無邊，經過一段時間後都會對該標靶藥物產生抗藥性，保護癌細胞本身免於標靶藥物的攻擊。因此針對轉移性

癌症使用標靶藥物治療，縱使治療初始可以改善或穩定病情，但在疾病控制一段時間後絕大多數都會惡化。

以艾瑞莎（Iressa；Gefitinib）、得舒緩（Tarceva；Erlotinib）或妥復克（Giotrif；Afatinib）治療具表皮生長因子接受體基因突變的肺腺癌，疾病未惡化的存活時間（progression free survival）中間值約為九至十三個月，亦即一半的病人服藥治療，疾病會超過這段時間後才惡化，而另一半的病人在這段時間之前就已惡化。先前提到的案例——黃女士已服用表皮生長因子接受體（EGFR）抑制劑的標靶藥物已超過十年仍未惡化，而單國璽樞機主教服用標靶藥物治療肺腺癌，也在超過五年時間後才惡化，是屬於超過存活時間中間值而仍然有療效的病人。其實臨床上可以見到愈來愈多超過十年仍未惡化的病人，然而癌細胞對標靶藥物產生抗藥性，原本的標靶藥物不再能有效控制癌症，是絕大多數使用標靶藥物治療的宿命，一旦惡化時，如何破解癌細胞的抗藥性是標靶抗癌治療發展上很重要的研究課題。

以具 EGFR 基因突變的肺腺癌病人接受第一代或第二代 EGFR 抑制劑為例，治療之後病人的症狀得到緩解，腫瘤也明顯縮小，但過了一段時間，藥物不再能有效控制肺腺癌的進展，疾病惡化，表示肺腺癌對原本的用藥產生抗藥性，治療碰上瓶頸。抗藥性的產生有不少機轉，其中比例最高的是，約 50% 的原因為 EGFR 基因外顯子（exon）20 有 T790M 的突變，而 T790M 突變的治療剋星是第三代 EGFR 抑制劑泰格莎（Tagrisso；Osimertinib）。因此碰上前述的抗藥性狀況時，通常會再由惡化的組織切片或惡化時血液的液態活體檢測（Liquid biopsy）檢查 EGFR 外顯子 20 有否 T790M 的突變，如果有 T790M 突變，接續泰格莎的治療就是很適當的選擇。從 EGFR 基因突變的肺腺癌對第一代或第二代 EGFR 抑制劑產生抗藥性的研究中，發現比率不低且可以治療的 EGFR 基因外顯子 20 的 T790M 突變，再度為病人找出活路，可以說是抗藥性研究中的典範，也是抗藥性研究發展的模式之一。

標靶治療，不得隨意停藥

60 歲的魏女士，診斷慢性骨髓性白血病，疾病處於慢性期，服用基立克（Glivec；Imatinib）已經超過 15 年，病情都穩定。有一天魏女士回診，聽到血液檢查中的白血球數值竟高達 36,500/uL（正常值＜10,000/uL），當場情緒失控、驚嚇的失聲大哭。魏女士認為自己服藥那麼久了，病應該都已經好了，就偷偷自行停藥已有三個月之久，沒想到白血病又回頭！這回的檢查數值嚇壞她了！她只有繼續乖乖地再服用原本的藥物，幸好，疾病仍能得到控制。

58 歲的鄭女士是肺腺癌第四期病人，她的肺腺癌細胞具有表皮生長因子接受體（EGFR）基因突變，服用第一代 EGFR 抑制劑得舒緩（Erlotinib），疾病很快得到控制，每天服用一顆標靶藥物已經過了九年，只有些微的皮疹副作用，病情穩定、過著如常的生活。有一天因為癲癇發作送來急診，腦部電腦斷層呈現疑似幾顆肺癌轉移腦部的病灶，詳細詢問下，得知鄭女士自行停用標靶藥物已有二個多月。

周小姐 21 歲時診斷慢性骨髓性白血病慢性期，服用基立克（Imatinib）七年多。周小姐打算結婚生育，回門診做了評估、討論。血液檢測確認周小姐的疾病已達分子學上的完全緩解，為了生育計畫暫時停止藥物治療，並密集追蹤疾病分子學上的變動。停藥一年多，疾病沒有變化，仍然維持分子學上的完全緩解，如今，周小姐也順利懷孕生子。由於疾病沒有復發的跡象，除了持續追蹤，就沒再繼續服用標靶藥物。

標靶治療如其名，是針對癌細胞的靶的、或癌細胞之外靶的發揮作用，直接或間接達到抑制癌細胞的效果。由於除了少數疾病如慢性骨髓性白血病的標靶藥物有停藥的可能外，其他嚴重癌症的標靶藥物一旦還有控制疾病進展的效果，就得繼續、不間斷地使用，持續使用標靶藥物已超過十年、長期與癌共存的病人愈來愈多。若是貿然自行停藥，發生像魏女士、鄭女士這般疾病又回頭的狀況自然可以預見，然而有沒有像她們一樣再度獲得疾病控制的好運氣，是任誰也無法保證的了。

標靶治療是治癌的萬靈丹嗎？

病理上診斷雖是同一種癌症，其實病況相當多樣化，罹患同一種癌症的不同病人，各自癌細胞基因的變化迥異，說明不同病人間致癌的個別差異性，也道出依癌細胞靶的特性選擇適切標靶治療的重要性。

標靶藥物治療併用其他治療模式在臨床上已相當普遍，包括化學治療、抗荷爾蒙治療、其他的標靶藥物、免疫療法、放射線治療及手術治療等，然而有不少是適應症外使用，或實證醫學強度為 C 或 D 級，意圖提升治療的效果是可以被理解的做法，然而合併藥物的使用，在副作用、毒性、生活品質的影響上，都需謹慎評估。標靶藥物雖然沒有傳統化學治療的副作用，但是仍有不少作用在癌細胞以外，針對靶的和靶的外所衍生的副作用、毒性。由於標靶藥物大都需長期使用，其副作用、毒性的處置就很重要，以免影響與癌共存的生活品質。

縱使標靶治療在抗癌治療上仍未能稱得上是萬靈丹，但已是癌症治療一支新力的主流模式，分子醫學的躍進及標靶治療的發展使得癌症個別化治療（Personalized treatment）逐漸成為可能的任務。

表 4-4　標靶治療用藥的範例（上）

靶的 HER-2 導向的標靶藥劑
抗體，注射： 賀癌平（Herceptin，Trastuzumab） 賀疾妥（Perjeta，Pertuzumab）
抗體藥物複合體，注射： 賀癌寧（Kadcyla，Ado-Trastuzumab Emtansine，T-DM1） Enhertu（Fam-trastuzumab Deruxtecan）
小分子，口服： 泰嘉錠（Tykerb，Lapatinib） 來那替尼（Nerlynx，Neratinib） 圖卡替尼（Tukysa，Tucatinib）

表4-5　標靶治療用藥的範例（下）

治療肝癌的標靶藥劑
小分子，口服：
蕾莎瓦（Nexavar，Sorafenib）
癌瑞格（Stivarga，Regorafenib）
樂衛瑪（Lenvima，Lenvatinib）
癌必定（Cabometyx，Cabozantinib）
抗體，注射：
欣銳擇（Cyramza，Ramucirumab）
保疾伏（Opdivo，Nivolumab）
吉舒達（Keytruda，Pembrolizumab）
癌自禦（Tecentriq，Atezolizumab）＋癌思停（Avastin，Bevacizumab）
保疾伏（Opdivo，Nivolumab）＋益伏（Yervoy，Ipilimumab）
吉舒達（Keytruda，Pembrolizumab）＋樂衛瑪（Lenvima，Lenvatinib）

◎ 癌症的免疫治療

「最近很容易感覺累，可能免疫力下降」、「近來免疫力低，很容易感冒」，不少民眾常將身體的不適歸因於免疫力低下。

對於免疫力，社會大眾似乎都有一個很相近又籠統的概念，坊間媒體廣告、養生保健，乃至於健康相關文章也常提及，「增強免疫力」一詞與健康似乎成了焦孟不離的慣性用語，但如進一步深究，一般所言的「免疫」、「免疫力」、「增強免疫力」到底是什麼？免疫力是否能檢測定量？如何去定量它以說明增強或降低？民眾對這些問題的理解其實相當渾沌，也講不出個所以然，免疫力成了許多人可以意會卻難言說的名詞。

免疫系統，是生物體保護自身、避免異物入侵的防禦機制之一。有不少病毒感染，如麻疹、B型肝炎病毒等，得到感染後，大多數人會因此獲得免於同一類病毒感染的免疫能力。目前諸多疫苗接種的原理便立基於此，在人體尚未被感染之前，透過施打疫苗等人為方式在人體內發展出一套防禦能

力，日後接觸該病菌時就能免於感染。

然而得過癌症的體驗者，似乎不能因此而免於再得到另一個新的癌症。對於癌細胞，人體免疫系統究竟扮演何種角色？

免疫功能不全或衰竭的狀況，如先天性免疫障礙、愛滋病，或接受器官移植長期服用抗排斥免疫抑制藥物的病人，罹癌的機率較一般民眾來得高，恰也指出免疫力在防堵癌症形成上扮演了重要角色。

癌細胞來自身體正常的細胞，是內賊叛變，保留了絕大部分正常細胞的特質，當然較容易被自己的免疫系統視為己出而包容它的存在與坐大，但是癌細胞也含有病毒感染留下的痕跡，或基因突變而表現異於正常細胞的產物，這些都可能被免疫系統視為異物而發動免疫反應，癌症免疫學者在罹癌病人身上也確實發現針對癌細胞抗原具有免疫反應的存在。

此外，由異體造血細胞移植治療癌症的成效，以及器官移植後併發淋巴腫瘤（來自捐贈者細胞的癌症）的案例來看，證實透過輸注捐贈者淋巴細胞的方式能有效治療源於自己（捐贈者）淋巴細胞的淋巴腫瘤，同時也顯示免疫系統在牽制癌症形成的角色和地位。

人體免疫系統對於癌細胞的防禦扮演著舉足輕重的角色，雖然人體並未因此不再受癌細胞攻擊，然而抽絲剝繭從免疫系統與癌細胞錯綜複雜的互動機制進一步發展出免疫療法，卻也開創了癌症治療的另一條路。

被動式 vs. 主動式免疫療法

在醫院工作的醫護人員不慎被 B 型肝炎病毒帶原病人的抽血針頭扎傷，若該人員血液中沒有 B 型肝炎病毒的抗體或抗體量很低，注射 B 型肝炎病毒免疫球蛋白（含高濃度的 B 型肝炎病毒抗體），以阻斷 B 型肝炎病毒的入侵感染，是很典型的被動式免疫治療。而一般我們從小陸陸續續接種的疫苗，則是屬於主動式免疫的預防措施，主動誘發免疫力產生，以防堵各種病菌的感染。

幾十年來，免疫治療被視為抗癌的第四類療法（繼手術、放射線、抗癌藥物療法之後），癌症的免疫治療包括被動式（passive）和主動式（active）免疫療法。

被動式免疫療法是直接將抗體或免疫細胞輸入體內攻打癌細胞，猶如直接輸入抗癌部隊到體內，其中不少標靶治療的單株抗體藥物已在癌症治療上嶄露頭角。美國羅森伯格（Steven A. Rosenberg）醫師利用輸注各種不同類型淋巴細胞的治療，是被動式免疫治療的先驅。近年利用基因工程組裝嵌合抗原接受體（Chimeric antigen receptor, CAR）系統，壯大病人自己的 T 淋巴細胞以強化其辨識及攻擊癌細胞的戰鬥力，嵌合抗原接受體 T 免疫細胞療法在治療難治性白血病、惡性淋巴腫瘤、多發性骨髓瘤等血液性癌症已獲成效，是癌症治療令人振奮的捷報。

主動式免疫療法是藉由強化體內原有的部隊，充分發揮戰鬥力，包含癌症疫苗、細胞激素、破除癌症的免疫抑制等手法，以提高免疫系統的預防或抗癌能力，如 B 型肝炎病毒或人類乳突病毒的疫苗能有效避免各自的病毒感染而預防該病毒相關癌症的發生，是主動性免疫療法應用於癌症預防的典範。

雖然直接治療癌症的癌症疫苗被寄予厚望，但是目前尚未確認其成效，其中主動式免疫抗癌治療的細胞激素療法，如 α 型干擾素（Interferon α）及介白質素-2（Interleukin-2），雖出現逾 20 年，但其在癌症治療的角色已日漸式微。2010 年美國食品藥品管理局（FDA）核准用於治療轉移性攝護腺癌的 Sipuleucel-T，也是一種主動式免疫療法。

免疫治療的關鍵：突破免疫抑制的運作

免疫系統是人體對付外來侵犯者很重要的自我防衛機制，好比駐守體內、抵抗外侵內犯的部隊，可概分為兩個部隊：一為遇到外來侵犯者立即群起攻之的反應部隊；另一為抗衡反應部隊以避免其攻擊過頭、傷及自身的抑

制部隊，就像是免疫系統的煞車器，對於免疫反應部隊有著制衡的能耐。

　　在癌症形成與免疫系統的互動中，免疫反應部隊勢必全副武裝以殲滅癌細胞，但癌細胞也非省油的燈，它不僅可以卸除免疫反應細胞的武裝，也能鼓動免疫抑制細胞來對抗免疫反應，以弱化攻擊癌細胞的力道，猶如對免疫系統挑撥離間，讓系統內的反應與抑制這兩個部隊自相殘殺，甚至獲得免疫抑制細胞的支援，癌細胞因此趁勢坐大。坊間諸多號稱可增強免疫力的保健食品、方法，本意在期待增強抗癌的免疫反應力，殊不知抑制抗癌的免疫細胞也可能因此被滋養得更強壯，「豬不肥，肥到狗」，反而得不償失，無助於對抗癌細胞。

　　突破免疫抑制的運作是癌症免疫治療的關鍵。癌細胞與免疫抑制結盟，避開了克制癌細胞的免疫反應部隊，使得身體的免疫反應細胞無從發揮剋癌、制癌的攻擊力量，是癌細胞能狡猾地規避免疫系統監控的重要機轉之一，也是傳統免疫療法難以奏效的可能原因之一。

喚醒免疫細胞對癌細胞進攻

　　雪倫‧貝爾文（Sharon Belvin），22 歲（2004 年）時，在每天的跑步運動中發現有點兒喘、左側鎖骨下有硬塊，切片檢查確定罹患惡性黑色素瘤（Melanoma）第四期，已有肺部轉移。她與高中同窗結婚，但生活因為疾病發生很大的改變。傳統的治療並不能控制雪倫肺部轉移的病變，2004 年底又發現腦部的轉移，雪倫也接受腦部腫瘤的切除手術和腦部的放射線治療，疾病仍然持續惡化。紐約史隆凱特琳癌症中心（Memorial Sloan Kettering Cancer Center）的腫瘤內科醫師傑德‧渥夏克（Jedd Wolchok），建議雪倫加入臨床試驗，使用一種新藥 CTLA-4 抗體的免疫檢查點阻斷劑 Ipilimumab。2005 年 9 月開始第一次的治療，雪倫並沒有很明顯的副作用，而治療後第一次的評估，影像上發現肺部的轉移竟然消了 60%，放射科醫師從來未見過治療如此有效的黑色素瘤病人，他不敢相信，只好打電話給渥夏克醫師，請他確認這

位病人是否是原來那位黑色素瘤病人。雪倫・貝爾文是接受 Ipilimumab 免疫檢查點阻斷劑的患者中，第一位達到完全有效反應（Complete Response）的病人，之後縱使停止免疫檢查點阻斷劑的治療，雪倫的疾病也都未再惡化，而且此期間也生了兩個孩子。

CTLA-4 是 1987 年由法國學者皮爾・郭斯坦（Pierre Golstein）的團隊發現的淋巴球活化的負向調節分子，即 T 淋巴球活化的免疫檢查點。詹姆士・艾利森（James Patrick Allison）教授開發 CTLA-4 的抗體 Ipilimumab，在動物實驗上發現抗癌的效果。

2006 年渥夏克醫師帶著參加臨床試驗使用 Ipilimumab 而病情大幅改善的雪倫・貝爾文女士去看艾利森教授，兩個人一見面，激動地喜極而泣、緊緊互相擁抱，雪倫還撞掉了艾利森教授的眼鏡。艾利森教授深為自己的發明能拯救垂危的生命而感動。

日本京都大學本庶佑教授，早年就讀京都大學醫學院時有位同學因胃癌過世，這個事件影響他更堅定朝研究領域發展的心意，畢業後他選擇投入基礎醫學研究，專心一致地在研究領域耕耘。他所帶領的研究團隊是日本免疫學研究方面的頂尖，1992 年他的團隊在偶然的機會中發現 PD-1（一種免疫檢查點），能負向調控免疫的機能，避免免疫系統的過度反應。免疫系統能分辨「自己」和「非自己」，發現「非自己」的存在會立即反應去排除異己，對於「自己」則不會做出反應，主要是由於體內存在各種負向調節的機轉。免疫細胞上存在各類的免疫檢查點，這些檢查點便是其中一種具負向調控機能的元素。

癌細胞來自病人自己的細胞，有很多「自己」的部分，也有一些「非自己」的部分，如病毒的抗原、基因突變的產物等，這些都是在自己身體裡原本不存在的，身體的免疫系統理應奮力排除棄之，然而狡猾的癌細胞善用很多手法，讓身體的免疫系統對它下不了手，或力道不足以毒殺它。其中某些

部分是因為負向調控牽制免疫系統，阻撓免疫系統發揮抗癌的作用。艾利森教授發現免疫檢查點 CTLA-4，本庶佑教授發現免疫檢查點 PD-1，免疫檢查點有如免疫系統運作中發揮力量攻擊「非自己」和「自己」的煞車器，讓免疫系統不能發動攻擊。二位教授都是由點去突破，利用這些免疫檢查點的抗體去鬆開煞車器，啟動免疫系統去攻擊癌細胞。

一個多世紀之前，人類就開始試圖利用免疫系統去控制癌症，但都沒有令人眼睛為之一亮的成績，也就未被注意。二位教授在藥物開發的過程也有此雷同的際遇，由於免疫治療在癌症治療上長期沒有突破性的發現，美國和日本的大型藥廠沒能慧眼識出免疫治療的未來前景，起初都興趣缺缺，直到二位教授的革命性突破，才開始受到矚目。他們二位也因為免疫檢查點阻斷劑在癌症治療的成就，而得到 2018 年諾貝爾醫學獎的殊榮。這也是諾貝爾醫學獎首次頒給癌症治療領域的傑出貢獻。

新型免疫療法開啟癌症免疫治療的轉振點

近年來，醫學研究陸續解明癌症能成功規避免疫系統監控的機制，科學家也相繼在免疫抑制的機轉中找到免疫治療切入的關鍵標靶，透過解除免疫抑制對免疫反應的束縛，使免疫系統能充分發揮破壞癌細胞的攻擊能力。此類新型免疫標靶治療的開發中，益伏（Ipilimumab）帶頭展現其在轉移性黑色素瘤的療效，拔得頭彩，於 2011 年獲得美國食品藥品管理局（FDA）核准上市以來，已經有七種免疫檢查點阻斷劑取得 FDA 的核准（至 2020 年6 月前），每種免疫檢查點阻斷劑都各有其適應症，無論是單獨使用或與其他藥物合併使用，整體而言，在黑色素瘤、頭頸癌、肺癌（小細胞、非小細胞）、乳癌、食道癌、胃癌、肝癌、腎臟癌、泌尿上皮癌（腎盂、輸尿管、膀胱）、子宮頸癌、子宮內膜癌、皮膚癌（默克細胞、鱗狀細胞癌）、何杰金氏淋巴腫瘤、縱隔腔原發 B 細胞淋巴腫瘤、具有高度微衛星體不穩定性（MSI-high）或核酸錯配修復缺損（MMR-deficient）的癌症、以及腫瘤突變

負荷量（tumor mutation burden，TMB）高的癌症等疾病治療上已獲得顯著成效。最知名的例子是高齡 90 歲的美國前總統卡特（Jimmy Carter）於 2015 年 8 月證實罹患黑色素瘤，癌細胞已轉移到腦部、肝臟等其他部位。後來他表示，也在對抗致命的皮膚癌黑色素瘤，接受放射治療和免疫療法藥物 PD-1 抗體吉舒達 Keytruda（Pembrolizumab）抗癌。同年 12 月 6 日，卡特發表聲明，他治療的效果相當好，已經看不到腦部的癌細胞了。

表 4-6　免疫檢查點阻斷劑

免疫檢查點	抗體	FDA 核准
CTLA-4	益伏 Ipilimumab	2011
PD-1	保疾伏 Nivolumab	2014
	吉舒達 Pembrolizumab	2014
	Cemiplimab	2018
PDL-1	癌自禦 Atezolizumab	2016
	百穩益 Avelumab	2017
	抑癌寧 Durvalumab	2017

2013 年，《科學雜誌》（*Science*）將癌症免疫治療評選為當年人類十大科學突破的首位，主要是表彰解除免疫抑制的療法在癌症治療上的成就。新型癌症免疫療法的目標是恢復免疫系統在抗癌反應上的運作，而非直接作用於癌細胞。利用調整免疫系統來治癌已非夢想，雖然免疫抗癌治療仍有諸多待解問題，新型免疫療法的初步療效正在改寫癌症免疫治療的篇章，也為癌症免疫治療的突破開啟轉捩點。

謝先生 54 歲（2020 年）時，診斷肺腺癌第四期（肝臟和骨骼轉移），基因檢測並無可以使用標靶治療的靶的基因的突變，PDL-1 表現陽性。病人接受每三週一個循環的免疫檢查點阻斷劑併用化學治療，進行四個循環的治療

後，治療前呼吸喘及下背部疼痛的症狀明顯改善，電腦斷層的影像檢查顯示左側肋膜積水完全消失，肺部原發和肝臟轉移的病灶也明顯縮小，接著謝先生就轉回門診接受每三週一次的免疫檢查點阻斷劑的治療。治療中只有輕度的皮膚炎和甲狀腺機能低下的副作用，並無其他不適，謝先生也回到職場、過著如常的生活。

陳先生 72 歲罹患食道癌，接受手術治療三年後發現肝臟轉移性復發，那時免疫檢查點阻斷劑剛進入台灣不久的時候，陳先生接受建議開始接受每三週一次的免疫治療，在第四次注射前的腹部電腦斷層檢查顯示，肝臟轉移的病灶明顯縮小，之後持續每三週一次到門診接受注射治療。雖然肝臟有些病灶並未完全消失，針對那些僅存的病灶輔以射頻燒灼術（Radiofrequency，俗稱電燒）的局部燒灼。陳先生接受二年的免疫檢查點阻斷劑的治療，出現輕度皮疹的副作用，此後食道癌已不再是他健康上的問題。

卓先生 50 歲（2020 年）發現局部嚴重的口腔癌，接受手術及術後放射線治療同步併用化學治療後，局部區域的病灶都很穩定，不料治療結束還不到半年就發生轉移性復發，頸部正前下方、胸壁正前上方有一顆拳頭大的皮下腫瘤，二側腋下淋巴腺也各有多顆轉移性病灶。卓先生開始接受免疫檢查點阻斷劑併用標靶藥物表皮生長因子接受體的單株抗體爾必得舒（Erbitux；Cetuximab）每二週一次的注射，很快的，原本明顯看得到、摸得到的三處病灶都逐漸縮小，半年後就停掉標靶藥物，只接受每二週一次的門診注射免疫檢查點阻斷劑，疾病終於緩解。合併治療標靶藥物期間有明顯皮疹、甲溝炎和腹瀉，單獨使用免疫治療藥物後，症狀改善，也無明顯不良反應，卓先生再度重回忙碌的職場生活。

癌症對於免疫檢查點阻斷劑單獨使用的有效反應率，縱使是適應症內的疾病治療使用，大多落在 10-30 ％，亦即免疫檢查點阻斷劑對於治療癌症的效果並不是很高。對免疫檢查點阻斷劑單獨使用反應最好的癌症包括何杰金氏淋巴腫瘤、默克細胞皮膚癌、結締組織增生性黑色素瘤、具有高度微衛星

體不穩定性（MSI-high）或核酸錯配修復缺損（MMR-deficient）的癌症。

預測免疫檢查點阻斷劑療效的生物標記

　　免疫檢查點阻斷劑單獨使用，除了少數的癌症外，一般而言，它的療效其實並不是那麼令人滿意，而它最主要的賣點是，有一部分的癌症病人能獲得其他的全身性治療不容易達到的持久性有效（durable response）。由早期的第一期臨床試驗，針對轉移性非小細胞性肺癌第四期、已無治療選擇的病人，單獨使用免疫檢查點阻斷劑能活超過五年以上者約有 16～20%，這已經是相當不容易的成績。那麼，哪一些人會從治療上得到好處？而哪些人可能幫助不大？有沒有哪些可以預測療效的標記（Predictive markers）？以免遺漏掉可能有效的病人，而給可能無效的病人增加副作用的負擔。

預測生物標記之一──PDL-1 的表現高

　　腫瘤病理切片檢體計數癌細胞，癌細胞旁浸潤的免疫細胞或所有細胞的 PDL-1 的表現，是目前臨床上最常使用的預測性生物標記，預測癌症對 PD-1 抗體或 PDL-1 抗體的免疫檢查點阻斷劑的反應，FDA 於 2018 年就曾針對嚴重泌尿上皮細胞癌（如膀胱癌、輸尿管癌）PDL-1 表現很低的病人，給予第一線單獨使用免疫檢查點阻斷劑的治療提出警示，因為比起第一線使用化學治療的病人，第一線單獨使用免疫檢查點阻斷劑者存活反而比較差，也因此針對嚴重泌尿上皮細胞癌考慮單獨使用免疫檢查點阻斷劑的病人，PDL-1 的檢測也就不可或缺。

　　整體而言，PDL-1 的表現愈高，免疫檢查點阻斷劑的療效就愈好，但是也有例外，有些 PDL-1 表現很低而治療效果卻很好的病人。

預測生物標記之二──腫瘤突變負荷（TMB）高

　　癌症的腫瘤突變負荷（tumor mutation burden, TMB）即腫瘤細胞基因突

變的量，突變負荷量愈高，免疫檢查點阻斷劑的效果較好。例如肺癌中，有抽菸的病人基因突變負荷量比較高，因此對於免疫檢查點阻斷劑的反應較沒有抽菸的病人來得更高。FDA 於 2020 年 6 月核准免疫檢查點阻斷劑適用於腫瘤突變負荷量高的固態惡性腫瘤。

預測生物標記之三——具微衛星體不穩定性高、或核酸錯配修復缺損

王先生 68 歲（2020 年）診斷大腸癌第三期（切除淋巴腺 23 顆中有 7 顆受到侵犯），接受術後輔助性化學治療。治療結束一年後就發現轉移性復發（後腹腔淋巴腺及骨骼轉移），開始進行標靶治療併用化學治療，不到二年就出現抗藥性，最難受的是骨骼轉移引起後頸部和上背部的疼痛，為此曾經接受局部緩和性放射線治療，但僅數個月的效果，疼痛再度出現，混合幾種止痛藥物才勉強控制他的疼痛。進行腫瘤細胞的基因分析顯示他的核酸錯配修復缺損（MMR deficiency），於是開始接受每三週一次的免疫檢查點阻斷劑注射，治療後骨頭疼痛的症狀逐漸改善，止痛藥也都停了，腹部電腦斷層檢查顯示後腹腔腫大的淋巴腺明顯萎縮，治療半年後追蹤的正子掃描電腦斷層檢查幾乎看不見任何癌細胞的亮點，治療過程也沒有任何不良反應。

微衛星體（microsatellite）是基因體中短重複序列，細胞分裂時，若 DNA 複製發生錯誤，正常細胞會修復 DNA 的錯誤，如果修復的酵素（mismatch repair, MMR）缺損（MMR deficiency），微衛星體不穩定性（microsatellite instability, MSI）升高（MSI-high），矯正修復的能力喪失，會導致微衛星體重複序列產生特徵性的變化。MSI 的狀態大概可以分為微衛星體穩定（microsatellite stable, MSS）、微衛星體不穩定性低（MSI-low）或微衛星體不穩定性高（MSI-high），臨床上會檢查 MSI 是否升高、或檢查 MMR 的表現是否有缺損，如果 MSI-high 或 MMR 缺損，表示使用免疫治療的效果通常較可期待，是預測免疫檢查點阻斷劑療效很重要的生物標記。

腫瘤是否具有微衛星體不穩定性高（MSI-high）或核酸錯配修復缺損

（MMR-deficient），影響免疫檢查點阻斷劑治療癌症的療效甚鉅，不分腫瘤的來源，已是免疫檢查點阻斷劑的適應症之一。

　　過往 FDA 核准抗癌藥物的適應症都是針對特定部位的癌症，而 2017 年 FDA 首度核准免疫檢查點阻斷劑適用於具有微衛星體不穩定性高或核酸錯配修復缺損的癌症，並不特別限定癌症的類別，這對癌症治療是很大的突破。因此臨床考慮是否使用免疫檢查點阻斷劑治療之前，檢測腫瘤細胞的微衛星體不穩定性（MSI）或核酸錯配修復（MMR）狀況，已成為必要的程序。

預測生物標記之四──熱腫瘤

　　癌細胞盤踞的區塊，在顯微鏡下觀察，並非所有的細胞都是癌細胞。癌細胞周邊或穿梭其間的細胞、組織，包括血管、淋巴管和纖維芽細胞、免疫細胞等正常細胞及細胞外的基質（stroma or matrix）所組成的微環境（microenvironment）。腫瘤可以改變微環境，而微環境也能影響腫瘤的成長和擴散，癌細胞和微環境的交互作用影響癌細胞的命運、癌症的預後、以及癌症治療的成效。

　　免疫檢查點阻斷劑的抗癌療效也與癌細胞周邊免疫細胞的量和質有密切的關聯。癌細胞周邊的免疫細胞量多、密度高的腫瘤，屬於具免疫反應的腫瘤，又稱為熱腫瘤（hot tumors）。免疫細胞和癌細胞對峙，似乎意味著二軍交鋒，免疫細胞已做好備戰、攻擊的態勢。相較於癌細胞周邊免疫細胞寥寥無幾的癌症，如胰臟癌、攝護腺癌等不具免疫反應的冷腫瘤（cold tumors），熱腫瘤對免疫檢查點阻斷劑的療效較好。臨床上認為熱腫瘤也是一種預測療效的指標，有些研究試圖將冷腫瘤轉成熱腫瘤，期待藉此改善免疫檢查點阻斷劑對於原本冷腫瘤的治療效果。

預測生物標記之五——腸道內微生物群（microbiome）

　　身體免疫細胞有六、七成密集在腸道，消化器官可說是免疫系統的大本營，而且腸道有另一個維持人體健康不可缺的 500 種、100 兆個腸內細菌，腸內微生物群（microbiome）的生態系抑制病原菌的增殖。

　　身體各部位的微生物群（microbiome）和疾病的關聯，乃至於對疾病治療效果的影響，是近年很熱門的研究題目。2015 年發表在《科學》（Science）雜誌，兩篇動物（老鼠）試驗的研究發現，腸道微生物群會影響免疫檢查點阻斷劑對癌症的療效，抗生素的使用會降低免疫檢查點阻斷劑的效果，而糞便移植（將療效好的老鼠的糞便移植到療效不好的老鼠）能回復對免疫檢查點阻斷劑的反應。後續人體的研究上，也同樣發現免疫檢查點阻斷劑治療前使用抗生素的病人，對於免疫檢查點阻斷劑的反應比沒有使用抗生素者來得差。

　　目前臨床上用於預測免疫檢查點阻斷劑治療效果的方法並非十全十美，如何尋找到更精確的預測生物標記，是免疫檢查點阻斷劑在臨床運用上很受注目的研究議題。

免疫檢查點阻斷劑的副作用、毒性

　　免疫檢查點阻斷劑比起傳統的化學治療，副作用、毒性較少，病人也較容易接受，但是仍然有它獨特的副作用，除了起初注射時的輸注反應（infusion reaction）以外，最常見的副作用是因為免疫系統的煞車器被鬆開，免疫細胞不只是攻擊癌細胞，也會攻擊健康的細胞。依受攻擊的健康細胞的部位會出現不同的症狀，如果皮膚受到攻擊會出現皮疹，胃腸道受到攻擊會有腹瀉症狀，肺臟受到攻擊會併發肺炎，心臟受到波及會出現心肌炎等狀況，內分泌系統如甲狀腺、腎上腺、腦下垂體、胰臟的內分泌細胞受到攻擊，則會出現內分泌機能障礙，這些都是免疫系統過度反應所導致類似自體

免疫疾病的表現。免疫檢查點阻斷劑單獨使用的可能嚴重副作用（第三、第四級）約有 10-15%。

　　合併其他模式的治療，如二種免疫檢查點阻斷劑併用、或併用化學治療、或併用放射線治療、或併用標靶治療，嚴重的副作用的比例就更高。目前並無預測因子來預知誰會發生副作用或誰不會發生副作用，只能提高警覺，一旦發生嚴重副作用就要暫停免疫藥物、盡快接受治療。

　　自從 2011 年 FDA 核准 CTLA-4 抗體益伏 Ipilimumab 治療轉移性黑色素瘤以來，免疫檢查點阻斷劑在癌症治療的角色發展相當快速，不只是晚期或轉移性癌症的後線治療，也在不少晚期或轉移性癌症上晉升為第一線治療法。而且在確定性治療，如開刀手術、或放射線治療後的輔助治療，也有其地位，甚至在確定性治療前的前導性治療也紛傳捷報。

　　免疫檢查點阻斷劑的合併治療，是免疫檢查點阻斷劑應用在癌症治療不可避免的主流趨勢，包括併用傳統的化學治療、併用標靶治療、併用放射線治療、二種不同免疫檢查點阻斷劑的合併使用、或合併其他免疫療法。在免疫檢查點阻斷劑合併治療的發展，其實也遇見合併使用引起毒性增加導致臨床試驗的終止。如：抑癌寧（Durvalumab，PDL-1 抑制劑）合併標靶藥物艾瑞莎（Gefitinib）治療肺腺癌，產生更多比率的肝毒性；抑癌寧合併標靶藥物泰格莎（Osimertinib）治療肺腺癌，導致間質性肺炎的毒性增加，都影響這二個臨床試驗後續的發展。

　　2016 年一個跨國共 15 個國家參與，針對新診斷多發性骨髓瘤的第三期臨床試驗，目的在評估瑞復美（Lenalidomide）和皮質類固醇（Dexamethasone）的基本治療處方再加上免疫檢查點阻斷劑（Pembrolizumab, PD-1 抑制劑）是否能提升治療的成效。一年半後 FDA 要求該試驗進行期中分析，結果發現加入免疫檢查點阻斷劑的實驗組死亡率為 4%，比起對照組的死亡率 1% 來得高，FDA 也在當時終止同類所有免疫檢查點阻斷劑併用瑞復美在多發性骨髓瘤的臨床試驗。

實證背書的癌症新型免疫療法

　　免疫檢查點阻斷劑併用其他的抗癌治療模式如化學治療、標靶治療、放射線治療，或二類免疫檢查點阻斷劑的合併使用、或併用其他實證有效的免疫療法，已經是免疫檢查點阻斷劑目前在癌症臨床試驗和臨床實際診療的熱門處方，FDA 也已核准 CTLA-4 抗體併用 PD-1 抗體在黑色素瘤、腎臟癌、肝癌和非小細胞肺癌的治療（2020 年 6 月前），此外，併用這二種免疫檢查點阻斷劑在間皮癌、卵巢癌等癌症治療上的成效也初步得到證實；免疫檢查點阻斷劑併用標靶藥物的治療也已在肝癌、腎臟癌等癌症的治療上獲得 FDA 的核准，目前在各類癌症的治療是臨床研究的熱門焦點。開發阻斷其他的免疫檢查點、或阻斷免疫負向調控的靶的，都是未來免疫治療發展的重要方向。

　　雖然免疫檢查點阻斷劑併用其他治療，確實在不少癌症得到令人振奮的效果，然而相對上就得承擔更多的副作用、毒性。在臨床上選擇合併使用藥物治療的依據，要以大型臨床試驗確定該合併使用安全無虞為首選，對病人是最基本的安全保障，以及倫理上不傷害原則的考量。

　　免疫治療已經確定是抗癌全身性治療很重要的利器，免疫檢查點阻斷劑、雙特異性單株抗體（bispecific monoclonal antibodies）及嵌合抗原接受體 T 細胞（CAR-T）療法都是實際被證實有效的新型免疫治療。

　　雙特異性單株抗體（bispecific monoclonal antibodies）其抗體的一邊是導向癌細胞的表面抗原，另一邊是針對免疫細胞（如 T 細胞或自然殺手細胞）的表面抗原，將免疫細胞帶至癌細胞近旁，攻擊癌症，且針對急性淋巴性白血病、惡性淋巴腫瘤有實際證據的成效，已進入臨床上的應用。

　　CAR-T 細胞療法是病人自己的免疫細胞導入能認識癌細胞的裝備，有如對免疫細胞裝上導航，一路將免疫細胞帶到腫瘤的近旁，直接出手攻擊癌細胞。是目前在急性淋巴性白血病、惡性淋巴腫瘤、多發性骨髓瘤等血液性癌症的治療上有確證的療法，也是臨床上抗癌的免疫治療利器。

這二種免疫治療方法有個類似的副作用，就是在治療過程，免疫細胞會釋出過量的細胞激素（cytokines）導致細胞激素風暴（Cytokines storm），治療上需謹慎防治。

雙特異性單株抗體和 CAR-T 細胞療法在臨床上的適應症，目前都僅適用於血液性的癌症，在常見固態性癌症（solid tumor）如乳癌、肺癌、大腸直腸癌、胰臟癌、攝護腺癌等的治療尚未見到令人振奮的成果，對固態性癌症治療的開發，自然也是免疫治療研究中極熱門的課題。

魚目混珠，未經證實有效的免疫療法

由於坊間借殼宣傳的免疫療法氾濫，日本《文藝春秋》雜誌於 2020 年 3 月中的特輯：扭曲醫療的假科學（医療を歪める「ニセ科学」），其中有兩篇文章與日本坊間癌症免疫療法有關。一篇是資深記者岩澤倫彥題為＜昂貴的癌症免疫療法讓人不寒而慄的現實＞（超高額「がん免疫療法」戦慄の実態），揭露在日本自由診療的風氣下，醫師濫用裁量權，給出不實的假象，欺騙正遊走生命邊緣的病人，耗費超高額的金錢接受沒有證實有效的免疫治療，作者稱施行這類治療為「詐欺的醫療」，病人、家屬成了肥羊被生吞活剝，是詐欺醫療下的受害者。作者此文給了大眾四個啟示：1. 媒體廣告、文章雜誌暗藏錯誤虛假的資訊；2. 不要相信搜尋網站上的廣告資訊；3. 治療前、治療後的照片常是引人上當的陷阱；4. 癌症治療說明會是誘惑病人的洗腦大會。

另一篇文章是諾貝爾醫學獎得主本庶佑教授執筆的＜正確認識免疫療法＞（「がん免疫療法」の正しい理解のために），文章中談到免疫檢查點阻斷劑成功發揮免疫能力抗癌的科學事實。免疫療法被自由診療的診所濫用，各種沒有科學實證的免疫療法魚目混珠，也是打著抗癌免疫治療的旗號。他沈痛地談到自由診療本著尊重醫師的裁量權，醫師理應具有高度自律和專業責任，卻反而做出違反倫理的商業行為。

本庶佑教授認為日本民眾健康意識雖然很高，但是缺乏健康科學的素養，沒辦法在醫療資訊的瀚海中做出正確的分辨，正是對普遍缺乏科學素養的社會敲出警鐘。難怪日本國立癌症研究中心網頁給一般民眾看的部分，在免疫療法的介紹中特別標明其所談、所指之免疫療法，是經科學證明有效的免疫療法，而不是那些未經實證的免疫療法。

台灣對日本各方面的接受度一向很高，日本的各種亂象也順勢移入台灣，台灣民眾的科學素養、智識能夠做出理智的判斷嗎？日本的醫療亂象應是我們最好的借鏡。

魏則西事件：你認為人性最大的惡是什麼？

魏則西生前是中國大陸西安電子科技大學的學生，20 歲大二那年（2014年）診斷晚期惡性滑膜肉瘤（synovial sarcoma），接受過化學治療和放射線治療，然而疾病仍持續惡化。他在百度搜尋網發現武警北京市總隊第二醫院腫瘤生物中心有關 DC-CIK（樹狀細胞-細胞激素誘導殺手細胞）免疫細胞療法的廣告，花費人民幣約 20 萬元接受 DC-CIK 免疫細胞療法，但終究徒勞無功。

魏則西於 2016 年 4 月 12 日（22 歲）辭世，他過世前在網上發文提問＜你認為人性最大的惡是什麼？＞揭露自己在這段時間的心路歷程，他的故事令人惋惜、不捨，這起涉及倫理、道德和法律的醫療事件，在中國大陸引起很大的震撼。

魏則西的事件只是社會的一個縮影，從他的身上，我們看到很多病人、家屬在被告知疾病末期後，理性上或許可以理解，但情感上大多難以面對，捨不得也不願放手，去尋求效果未經確認的療法，幾乎是很多病人和家屬共有的經歷。**對一個已近溺斃之人還落井下石、給予假希望、騙取大筆金錢，便是人性最大的惡！**魏則西的事件是個警世故事，提醒我們勿盲目相信未經實證的任何治療。

■ 精準醫療 ■

蘇珊·古巴爾（Susan Gubar），英國文學教授、紐約時報專欄作家。63歲時（2008 年）診斷卵巢癌，接受手術及術後的化學治療。2012 年癌症復發，她的癌細胞具有 BRCA 基因突變，參加 PARP（聚腺苷二磷酸核醣聚合酶）抑制劑 Talazoparib（他拉唑帕尼）第一期臨床試驗，疾病得到控制，至今已過八年，仍繼續寫作的日常。她在紐約時報的專欄《Living with cancer》是我喜愛的週末必讀。

琳達·伯伊德（Linda Boyed），神經科職能治療師。52 歲（2017 年）那年與家人去夏威夷度假時感到身體異常的疲累，回家後，疲憊感仍揮之不去。有一天，她發現皮膚顏色變黃，去醫院檢查確診肝內膽管癌，且已擴散轉移到身體其他部位。由於疾病嚴重，手術治療已經不是一個適當的選項，化學治療的成效也相當有限。腫瘤科醫師建議她接受安寧療護、不要做癌症治療，她和她的先生雖然理解，但也很難接受這麼殘酷的事實。隨後他們夫妻造訪俄亥俄州立大學的癌症中心尋求第二意見，在那裡接受標準的化學治療，但治療效果有限，很快地出現抗藥性。

由於她的腫瘤基因檢測發現有 FGFR（纖維芽細胞生長因子接受體）基因的融合突變，她參加羅伊喬·杜里（Sameek Roychowdhury）醫師安排的臨床試驗，開始接受 FGFR 抑制劑 Infigratinib 的治療，雖然腫瘤沒有完全消失，但已停止繼續惡化。琳達有感而發，她說：「癌症徹底改變我的生活，而標靶藥物的治療讓我重獲良好的生活品質」。她能夠與所愛的家人、好友再度共享珍貴的時光，目前她視身上的癌症為慢性疾病，雖不能治癒，但能被控制。2019 年 5 月她欣見兒子高中畢業、進入俄亥俄州立大學就讀，於此，人生又進入另一階段。截至 2020 年 6 月，FDA 已核准二種 FGFR 抑制劑個別用於治療具 FGFR 基因異常的膀胱癌和膽管癌。

◎ 精準醫學應用在癌症醫療的時代已來臨

精準醫學的基本觀念是依照個人的基因、生活形態和環境，個別性規劃訂製的健康照顧。始於一個多世紀前，輸血時利用捐贈者與病人的血型配對，即是一項最古老利用精準醫學工具的例子。

隨著基因醫學的躍進、以及不斷擴充的健康資料庫可供使用，讓精確的個人化照顧在臨床上成為可行，開啟精準醫學的時代。2001 年科學家完成第一位人類基因排序，經過約 20 年的期間，基因排序檢測需要花費的金錢和時間已大幅削減、縮短，基因排序的檢測已經進入臨床應用，在不少情況下也成為臨床上不可或缺的工具。

癌症的精準醫療是藉由病人腫瘤組織或血液的基因檢查，分析是否有標靶藥物對應的基因突變，如果腫瘤細胞具有分子靶的，就可選擇針對該靶的的標靶藥物進行治療。琳達・伯伊德的癌症旅程正是精準醫療的典型範例。

美國聯邦醫療保險及醫療補助中心（CMS），於 2018 年允許嚴重癌症病人接受癌症次世代基因定序（NGS）的基因體檢測；日本國民健康保險在 2019 年 6 月，也針對罕見癌症和標準治療已經遇到瓶頸的晚期癌症病人給付 NGS 的基因體檢查，由於此舉，2019 年在日本被稱為癌症基因醫療元年。藉此癌症精準醫學，病人能針對自己癌症基因的異常尋找用藥的可能。如果有用藥可能的特定基因異常，就有機會參加以該基因異常為收案標準的臨床試驗-籃子型臨床試驗（Basket trial）；如果沒有適合的臨床試驗可參加，而病人又積極尋求抗癌治療，找尋擴展使用方案（Expanded access program）或選擇自費適應症外使用的治療也是可以嘗試的路徑。

傳統的癌症臨床試驗是以癌症別為收案的標準，而籃子型臨床試驗（basket trial），也稱為水桶型臨床試驗，只要經由基因體檢測具有相同基因突變或生物標記，不論癌症的種類（癌症的種類可以不同），病人就都接受同樣的藥物使用，並監控治療的成效和安全性。

曹院長的癌症小學堂

精準醫學的臨床試驗～籃子型試驗（basket trial）：

簡單來說，籃子型試驗就好比將帶有相同基因突變或生物標記的不同癌症，全都放在同一個籃子裡，同樣使用針對該基因突變或生物標記為靶的的標靶藥物治療的臨床試驗。

標靶治療是精準醫療的基石，隨著基因檢測的進步、以及標靶藥物開發的擴展，肯定愈來愈多的癌症細胞分子異常能夠被確立，可以使用標靶藥物治療的可能性增加，找到有效標靶藥物的機會也一定會愈來愈高，逐步落實精準醫療的精髓：對的藥物、對的劑量、對的時機，使用在對的病人身上。

曹院長的癌症小學堂

精準醫療的精髓：
對的藥物、對的劑量、對的時機，使用在對的病人身上。

◎ 液態活體檢測（Liquid biopsy，液態切片）

組織切片是確定癌症診斷的標準，而對於疾病的預後、治療的選擇與決定也是很重要的資訊，但是因為其侵襲性，且受限於疾病的部位和病人的身體狀況，通常只能在一個部位或局部取得，不能反映一位病人身體的腫瘤內存在細胞間的差異性，及腫瘤之間的差別性（heterogeneity），而且臨床上也大多只能在少數的幾個時間點去做切片，例如初診斷、或疾病復發時。

液態活體檢測是抽取病人體內的體液，如血液、唾液、尿液、胸水、腹水、腦脊髓液去做檢測，臨床上最常做的是血液的液態活體檢測，簡單易行幾乎很少有侵襲性，血液裡有來自腫瘤及正常組織剝落、分泌或細胞死滅後釋放的物質，能夠提供腫瘤特性的線索，這些物質包括細胞、細胞碎片、游離的 DNA、RNA 及外泌體（exomes）。

　　目前針對癌症臨床應用上最常做的液態活體檢測是血液中循環腫瘤細胞（Circulating Tumor Cell, CTCs）及循環腫瘤 DNA（ctDNA, Circulatory tumor DNA）。

　　高齡孕婦產前檢查中羊膜穿刺取得胎兒細胞及早診斷胎兒是否有遺傳性疾病，是大家所熟知、已行之多年的液態活體檢測在非癌症狀況的應用。

　　血液中循環腫瘤 DNA 只占循環中全部游離 DNA（cell-free DNA, cf DNA）的一小部分，在罹患嚴重癌症的病人血液內，絕大多數都可偵測得到，當然因癌症別而略有差異，超過 75％可以測得的癌症包括：胰臟癌、卵巢癌、大腸直腸癌、乳癌，而有些癌症能夠偵測得到的比例比較低，小於50％，如腦腫瘤、腎臟癌、攝護腺癌、甲狀腺癌。但有些病人血液中微量的腫瘤 DNA 也混雜著來自病人白血球突變的基因，尤其是病人有克隆性造血（clonal hematopoiesis）時。

表 4-7　基因檢測的目的

階　段	基因檢測目的
健康	癌症篩檢，是否帶有遺傳基因突變
初診斷癌症	分子學上的分類， 起始的標靶治療、免疫療法或臨床試驗， 是否為遺傳性癌症症候群
治療結束後 進入緩解	監測治療的效果， 殘存疾病的偵查
癌症復發 轉移性癌症	偵測疾病復發， 探查新的、可以治療的關鍵性靶的

液態活體檢測對於各種不同期別的癌症病人能協助評估病人的預後、復發的風險、也能提供治療的選擇與決定、監測疾病的進展、治療的成效，也是判斷治療是否達成微細殘存疾病（minimal residual disease, MRD）陰性很重要的工具。以抽血檢查來篩檢和診斷早期癌症更是液態活體檢測發展的熱門焦點。

液態活體檢測在癌症臨床上的應用，以非小細胞性肺癌中的肺腺癌為例，亞太地區的肺腺癌約有五成具有表皮生長因子接受體（epidermoid growth factor receptor, EGFR）基因的突變，來自血液的液態活體檢測 EGFR 基因突變的結果，與來自肺腺癌腫瘤組織的基因檢測，一致性相當高。

嚴重肺腺癌的病人如果組織檢體不足，可以抽血檢測 EGFR 基因是否有突變，起初是針對具有突變的病人使用第一代或第二代抗 EGFR 標靶藥物治療的依據。而對於使用第一代或第二代抗 EGFR 標靶藥物治療後，如果疾病惡化表示對上述標靶藥物產生抗藥性，這其中有約五成是 EGFR 基因出現新的突變，即外顯子 20 出現 T790M 的突變。EGFR 具 T790M 突變的肺腺癌，治療上要轉換成第三代抗 EGFR 標靶藥物泰格莎（Tagrisso；Osimertinib）。在癌症惡化時常常不容易重新由病灶部位取得組織檢體做檢測，此時抽血做液態活體檢測就相對簡單迅速，病人也少承受切片檢查的痛苦。

■ 治療後的評估 ■

無論是門診或住院的全身性抗癌治療，治療後大致可以從主觀症狀的變化、腫瘤的變化和治療的副作用三個面向評量。

曹院長的癌症小學堂

癌症病人治療後的評估

@疾病的症狀、緩解症狀用藥、新的症狀。

@腫瘤的變化。

理學檢查。

影像檢查。

腫瘤指標。

代謝性評估（PET-CT）。

血液循環中癌細胞和異常分子的評量（液態活體檢測）。

微細殘存疾病（Minimal residual disease, MRD）。

@治療引起的副作用。

◎ 症狀的評估

　　從問診的對話中，了解原本癌症相關的症狀是否有改善或更嚴重？緩解症狀的藥物在治療後有否改變？緩解症狀的藥物，如止痛劑的使用，是增加或減量？是否有新的症狀，是治療引起或與腫瘤有關，或另一個不相關的原因所致？

◎ 副作用的評估

　　副作用的評量就得做全身性的評估，包括問診、身體理學檢查、血液及生化的檢驗、以及影像檢查。副作用毒性的評量，最常用的工具是美國國家癌症研究院（NCI）制定的「常見不良事件評價標準」（CTCAE），對全身各個系統逐一審視評分，評分等級分為 0-4 分，0 分表示無副作用、1 分表示

輕度、2 分表示中度，3 及 4 分則屬於嚴重的不良反應，會影響到日常生活及生活品質，乃至有健康、生命上的威脅。

如果副作用、毒性達嚴重不良反應等級（即 3 分或 4 分），常須暫時停止治療用藥，待不良反應緩和或解除後再繼續治療，日後如重新使用，常須依病人狀況減低劑量，或不得再使用。

◎ 療效的評估

治療後對於癌症療效的評估，身體理學檢查是最簡單、方便、隨時可行的，視診和觸診很容易可以發現表淺病灶的變化是否變小、變大或沒有明顯變化，或是又出現新的病灶。

很多人都知道血液中的腫瘤指標（Tumor marker）可以用來評估治療療效，然而，並不是所有癌症都剛好有對應的腫瘤指標。若這個癌症剛好有對應的腫瘤指標，那麼，簡單透過血液檢查就可監測疾病變動。一般來說，如果抗癌治療發生效果，腫瘤指標會下降，然而臨床上也不少見，指標一開始是先上升、然後再下降的現象。因此短期間內的升降變化，有時很難斷定抗癌治療是否發生效果，必須觀察一陣子才能做出正確評估。此外要注意的是，並不是所有癌症病人的腫瘤指標都會升高，切不可將腫瘤指標數值用來作為評估治療效果的主要依據。

◎ 影像檢查的評估

影像檢查是評估癌症治療效果最常用、最被信賴的依據，如果影像的異常完全消失無蹤，稱為腫瘤對治療完全有效反應（CR, Complete response）；如果腫瘤明顯縮小、或有些已消失，稱為部分有效反應（PR, Partial response）。完全有效反應加上部分有效反應，稱為有效反應率（RR, Response rate）。達到有效反應的病人，稱為有反應的病人（Responders）；如果腫瘤的大小及數量變化不大，稱為穩定（SD, Stable disease），因為癌症如果不治

療，應會持續變大、惡化，所以有反應加上穩定表示疾病得到控制（Disease control）。一般來說，如果癌症能得到控制，臨床上病人的主觀症狀大多會得到改善；如果癌症不能得到控制、腫瘤變大或變多，稱為惡化（Progressive disease）。

通常在化學治療和標靶治療後，影像上的變化多能反應治療的效果，而免疫療法比較特殊，例如假性惡化（Pseudoprogression），這種狀況在初期的評估時，腫瘤變化似乎是惡化，但過一陣子再評估，就發現腫瘤明顯縮小、或數量變少。由於疾病對治療其實是有反應的，只是初時影像評估看不出來，且反而像是疾病惡化的顯像，這種使用免疫療法治療後，評估時出現影像與腫瘤實際狀況上有落差的狀況，在使用免疫療法做為手術前的前導性治療時，尤為明顯，例如肺癌、泌尿上皮癌、乳癌等癌症在前導性免疫治療後，影像檢查顯示變化不大、穩定、或部分有效反應的病人，其中有不少竟然是病理學上已達到完全反應、顯微鏡下看不到癌細胞蹤跡的案例。

 曹院長的癌症小學堂

免疫檢查點阻斷劑治療癌症可能的結果

@穩定（Stable）：腫瘤的變化不大或沒變化。

@持久性反應（Durable response）：腫瘤縮小，且持續一段時間。

@假性惡化（Pseudoprogression）：影像上腫瘤起先變大，隨後縮小。

@非持久性反應（Nondurable response）：腫瘤起先縮小至有效反應的程度，隨後再惡化。

@疾病惡化（Progression）：腫瘤變大。

@疾病快速惡化（Hyperprogression）：腫瘤急速變大。

新藥臨床試驗最常做影像檢查評估療效的時程，通常是每二個月一次。例如：

郭先生治療後第一次（開始治療二個月後）評估，腫瘤比治療前更大，則稱為惡化（progressive disease）。

趙小姐治療期間的第一、二、三次評估，腫瘤大小、多寡都沒有明顯變化，稱為處於安定狀態（stable disease），第四次評估（開始治療八個月後），影像檢查發現腫瘤變多，疾病惡化了（progression），趙小姐接受此治療的無惡化存活時間（progression free survival, PFS）為八個月。

汪先生接受治療期間，第一次的影像檢查評估腫瘤明顯縮小，稱為部分有效反應（partial response, PR），第二、三、四、五、六次的影像檢查結果，都與第一次的結果無差別，仍然處於 PR 的狀態，於第七次的影像檢查比第六次的檢查結果變嚴重，評估疾病惡化了，亦即他接受此治療的無惡化存活時間為 14 個月，疾病有效反應的時間（duration of response, DOR）為 10 個月。

蔣女士接受治療期間的第二次評估（開始治療四個月後），腫瘤完全消跡，達到完全有效反應（complete response, CR），影像檢查已不能發現腫瘤的存在，稱為無病或無癌（disease free, or cancer free），治療三年後，影像檢查發現新的病灶，亦即疾病惡化、或稱疾病復發（relapse, or recurrent），只有達到無病狀態後疾病又惡化，才能稱為復發；蔣女士接受此治療的無惡化存活時間為三年，她的無病存活期（disease free survival, DFS）為 30 個月。

病人或家人在癌症旅程的不同階段，常會問及還有多少時間可以活？亦即存活期（overall survival），這些數據是用來對臨床試驗中，比較不同治療方法之優劣的依據。因為呈現的數據都是以中位數（median）的數值來表示，例如藥物使用後的無惡化存活時間為 16 個月，16 個月即代表其存活時間的中位數，意思是接受此治療的病人，有一半的病人在 16 個月內會惡化，另一半的病人在 16 個月之後才會惡化。不過，中位數的數據只是一個大概值，不能依此來說明個別狀況。存活超過 1 年、2 年、3 年、5 年的比率有多

少？也是評估療效上很重要的指標。

表4-8　治療效果評估

反應 / 時間	完全有效反應（CR）	部分有效反應（PR）	安定（SD）	惡化（PD）
整體存活期（OS）	✓	✓	✓	✓
無惡化存活時間（PFS）	✓	✓	✓	✓
至惡化的時間（TTP）	✓	✓	✓	✓
疾病得到控制的時間（DDC）	✓	✓	✓	
疾病有效反應的時間（DOR）	✓	✓		
無病存活期（DFS）	✓			

OS：Overall Survival　　　　　PFS：Progression Free Survival　TTP：Time To Progression
DDC：Duration of Disease Control DOR：Duration of Response　　DFS：Disease Free Survival
時間皆以中位數 median 表示，即一半的病人不到中位數，一半的病人超過中位數。

曹院長的癌症小學堂

第四期的癌症並不盡然是令人聞之絕望的病，
還是有痊癒的可能。

有些癌症治療期中、或治療結束後，會透過正子掃描電腦斷層檢查（PET-CT）評量癌細胞的代謝狀態，藉此調整後續的處置。

藉由液態活體檢測，在不同的時間點去定量這些血液循環中的癌細胞或分子異常，便是以精準醫學的方法評估治療的效果。

要達到治癒癌症目標，利用血液或骨髓液態活體檢測（Liquid biopsy），已不能偵測到癌細胞或癌細胞產物的蹤影，稱為微細殘存疾病陰性（MRD negativity, Minimal residual disease negativity），是絕對必要的。目前如白血病、多發性骨髓瘤等血液性腫瘤，要能達成持續、長期的微細殘存疾病陰性，是

治癒癌症前的必要條件。

◎ 五年存活率＝痊癒？

　　罹患癌症，大部分人會關注「五年存活率」這個字眼，常會問到：「如果癌症病人存活超過五年，或癌症治療後超過五年都沒有復發，是否就表示這個病已經痊癒？」

　　隨著治療的進展，治療的方式愈來愈多，癌症病人一面接受治療、一面與癌共處，存活超過 5 年、10 年的人，比比皆是。美國著名的作家兼評論家蘇珊・桑塔格（Susan Sontag）女士，42 歲（1975 年）時就被診斷出晚期乳癌，她在 72 歲時去世，但她並不是因為乳癌過世，而是因為另一個新發生在她身上的血液性癌症「骨髓分化不良症候群」（Myelodyspelastic Syndrome）而過世。

　　以乳癌為例，有不少醫界學者認為，超過 20 年沒有復發就算是痊癒，但近年一個來自英國的研究報告，針對英國和澳洲的乳癌病人所做的調查，發現有一些乳癌病人竟然在診斷、治療結束超過 23 年之後才復發，不過絕大多數的癌症復發多在治療結束 5 年內發生。

　　「五年存活率」這個名詞不能用來回答癌症是否痊癒，但可以把五年存活當作是基準線，對不同的癌症、不同期別、不同機構、不同種族，乃至於不同國別間的病患，來比較他們之間的差異和特性。五年存活率也可以當作一個指標，用來監測癌症防治的進步。以轉移性黑色素瘤為例，其五年存活率在 2010 年之前是 7%，2019 年時的報告指出，接受免疫檢查點阻斷劑單獨使用是 44%，二種免疫檢查點阻斷劑合併使用為 53%。再以轉移性腎細胞癌為例，其在 2010 年之前是 10%，2019 年時的報告指出，接受免疫檢查點阻斷劑單獨使用是 28%，足見醫學的進步救活更多的生命。另一個有趣的現象是，縱使是預後很差的疾病狀況，五年存活率也絕少顯示是零的，足見同一種癌症本身，其實存在相當顯著的差異性。

另一個常見的結果指標是「整體存活」（Overall Survival），一般是以中間值（Median）來表示，如果整體存活的時間是三年，表示有一半的病人活不過三年，另一半的病人會活超過三年，然而，推斷常與事實有很大的落差，用這樣的數據去推斷個別病人還有多少時間可以活，偏差率太高了。

由於癌症早期診斷、及早治療，以及治療的進步，令人驚喜地，存活超過五年的癌症體驗者相當多。有不少癌症體驗者會將癌症確診後滿五年視為一個里程碑，可以慶祝自己的重生，嘉許自己走過這趟漫長、心酸路的勇氣和力量，為此喜悅、慶祝也是人之常情。不過有些體驗者可能誤以為滿五年就表示癌症已經痊癒，或是被國民健康保險署終止重大傷病身分的核給就是病好了，而不再繼續追蹤。確實由於手術後輔助性治療的進步，讓復發率降低或復發時間延後，因此超過五年後才復發的體驗者大有人在，而轉移或晚期的癌症病人也因為治療的進步，治療已超過五年，仍再繼續治療的癌症體驗者愈來愈多。雖然治療的進步讓許多癌症體驗者安然度過五年存活期，但凡事戒之在急，切莫因過了五年就急著遠離醫院、遠離醫師，若因疏於追蹤而錯過及時發現異常、及時處理的機會，那就懊悔莫及了！

■ 當治療碰到瓶頸～絕望之際的癌症醫療 ■

2018 年 4 月紐約時報記者吉娜·科拉塔發表一篇文章：《Desperation oncology：When patients are dying, some cancer doctors turn to immunotherapy》絕望之際的癌症醫學：當病人面臨死亡，有些治療癌症的醫師求助免疫療法（免疫檢查點阻斷劑的免疫療法）。免疫檢查點阻斷劑並沒有攝護腺癌的適應症，而且也沒實證顯示對於轉移性攝護腺癌有療效的報告。文章報導紐奧良杜蘭醫學中心的奧利佛·薩托（Oliver Sartor）醫師，對於已經沒有治療選項的轉移性攝護腺癌病人施予免疫檢查點阻斷劑治療的倫理爭議。

癌症病人處於絕望之際，已經沒有實證有益的抗癌治療選擇，最中肯的

建議當然是選擇放下，不再針對癌症做無意義、沒被證實有助益的治療。治療無效，藥物卻仍然會對身體帶來毒性、副作用，不做抗癌治療，此後的生活因為不需再承受副作用，反而疲憊、虛弱會慢慢改善，而讓病人再享有一段有品質的生活。

「真的沒有辦法了嗎？」病人或家屬在這個階段，常有如此的內心吶喊、疑問。因為不捨、心急、不容易放下，此時尋求各種可能的方法，像是第二意見、另類療法、求助神明等，在所難免。這段想盡辦法求奇蹟的過程，對有些病人、家屬而言，或許是必須走上這麼一回，尋求盡力而為後，才能說服自己甘願、心安正視事實。

◎ 絕望之際，尋求出路的正道

站在實證醫學的立場，被醫師告知治療出現瓶頸之際，我建議病人和家屬還可以做的是：

一、尋找有否適合的臨床試驗是很重要的功課，可以上『台灣藥物臨床試驗資訊網』、『NCI Clinical trial』網站（clinicaltrials.gov）搜尋，再與主治醫師討論。

二、詢問醫師有否新藥的恩慈使用（Compassionate use）或擴展使用方案（Expanded access program, EAP），如有適合、又是使用者免付費的新藥資源，是再好不過的機會。醫師也依病人的疾病狀況，留意國外的廠商有否適合病人、且又有擴展使用計畫的新藥，可主動介紹給病人了解、建議嘗試，並協助提出申請。

 曹院長的癌症小學堂

何謂「恩慈使用」（Compassionate use）？

讓疾病嚴重、已無其他藥物可醫治，但可能由某種新藥的治療得到益處，不過條件不適合

參加該藥臨床試驗的病人，這三種條件齊備的病人，使用這種仍在臨床試驗階段、尚未核准上市的新藥，稱之『恩慈使用』。而擴展使用方案是恩慈使用的一種途徑。

在台灣，癌症病人得以經由恩慈使用取得新藥，大致上有三種情形：

一、剛好適合病人使用的新藥正值開發的後期，有國際性的擴展使用方案（Expanded access program, EAP）。

二、該藥在國外已經核准上市，台灣正在申請 T-FDA 核准的流程中，在 T-FDA 核准前，藥廠讓適合的病人免費使用（長期使用或只有一段時間的使用），當然藥廠的另一個目的是藉此讓醫師有上手的機會，增加使用的臨床經驗。

三、由主治醫師以病人個人身分，向國外原廠藥廠直接申請個人擴展使用方案，這種情形近年來愈來愈多，同時也須向該國和台灣的藥政單位提出申請，取得核准後才能使用。

　　三、如果您尚未接受過免疫檢查點阻斷劑的治療，可以跟主治醫師商討這類療法對您病況的適切性。

　　四、如果您尚未接受過基因體定序的檢測（癌症精準醫學的診療），可以跟主治醫師商討這類診療對您病況的適切性。

　　五、搜尋被重新定位（Repurposing）的藥物資訊。

1. 有少數屬於非癌症用藥，但被報告有可能具抗癌效果。
2. 有少數抗癌藥物經調整使用劑量或使用方式，而發揮不同的抗癌效果。

六、搜尋抗癌藥物於適應症外的使用資訊。在對身體沒有傷害、經濟不造成負擔、不影響生活品質的前提下，是可以嘗試使用的方法。

七、國外如果有適合病人使用的新藥已核准上市，但無擴展使用計畫，在經濟不造成負擔下（需自費），可請醫師經由醫院以病人名義向藥政單位申請。

八、參考個案報告（Case reports）的經驗（個案報告的實證醫學強度低，是五級中的第四級，應用在病人身上的推薦等級為 A-D 四個等級中的 D 級）。

九、信任主治醫師個人經驗的裁量（實證醫學強度低，為第五級，推薦等級為 D 級）。

現今網路發達，搜尋資訊已是輕鬆、便利之舉，透過谷歌 google 瀏覽器輸入「exceptional responders, XX cancer」，從網路世界搜尋各地與您同樣癌症、並對某些治療特別有效的案例，將之提供給您的主治醫師參考，討論嘗試使用的可能性。網路的無遠弗屆，正確使用可以讓我們從他人的經驗中得到學習，也是我們可以為自己做的功課。

 曹院長的癌症小學堂

尋找有適合的臨床試驗是很重要的功課，可以上『台灣藥物臨床試驗資訊網』、『NCI Clinical trial』網站（clinicaltrials.gov）搜尋，再與主治醫師討論。

◎ 醫療極限非絕對，而是相對的

　　病人因疾病碰到醫療極限的瓶頸而陷入絕望，這些狀況常常不是絕對而是相對的，依國家地區別、資源的多寡、醫學進步應用的即時性，而有很大的差異。

　　近年來，不少先進國家積極發展癌症精準醫療，如荷蘭的 CPCT-02（Center for Personalized Cancer Treatment）計劃為癌症病人做全基因體定序，搭配 DRUP（Drug Rediscovery Protocol，藥物再發現計畫）為癌細胞有關鍵基因異常的癌症病人尋求藥物治療的可能。日本國民健康保險在 2019 年 6 月針對罕見癌症及標準治療已經遇到瓶頸的癌症病人，給付癌症次世代基因定序的基因體檢查，發現有關鍵基因突變的病人，再搭配國家型的臨床試驗計劃，為病人尋求治療的機會。

　　2019 年日本厚生勞動省核准，由國家醫療保險給付昂貴的 CAR-T 免疫細胞療法，用於治療復發、難治性急性淋巴性白血病和瀰漫大型 B 細胞淋巴腫瘤，估計每年給付 216 位病人、約計支出 70 億日圓；而美國聯邦醫療保險於同年（2019 年）8 月也同意給付。

◎ 當治療出現瓶頸，醫病間應做的溝通

　　張女士 63 歲時因腹脹就醫，確診卵巢癌第三期 C，術後接受六個循環的輔助性化學治療，停藥三個月後就腹膜腔轉移復發，隨後接受化學治療併用標靶治療，連著三線的治療，每一線能控制疾病的時間都很短。轉來我的門診後，我們一起回顧她的治療歷程、體認當中遇到的瓶頸，向她分析並溝通後續抗癌治療的可能方法、利弊與不確定性，張女士決定嘗試使用她以前未用過的化學治療，但仍然無法有效控制疾病。這段期間張女士每次來門診，腹部的不適以及內心的焦慮、痛苦，都讓她不停的抱怨、訴苦到久久不肯離去。後來我們決定再嘗試改用低劑量抗癌藥物服用，張女士的症狀竟意外地很快得到緩解，腫瘤指標 CA-125 以及影像檢查也都恢復正常，長年服

用效果依然，近來每次來門診，她就催促著趕快讓她看完，好能快些回去照顧孫子，訴苦、抱怨不適的話語自此跟著消聲。

不少腫瘤內科醫師在應該選擇放手、不再建議抗癌治療之際，在不影響病人身體和生活品質下，會嘗試持續使用低劑量抗癌藥物（metronomic therapy）一段時間，為病人再尋求延長生命機會。

如果治療開始出現瓶頸，考慮換下一波方法，此時必須向病人和家屬溝通繼續治療的考量和選項，同時盡力把癌症治療或不治療的利弊分析，有條有理又白話地說清楚。若是繼續治療對病人而言已無加分效果時，要誠懇地讓病人和家屬了解此時治療對身體已是弊大於利，不針對癌症做治療也是一種合理、對病人不傷害的選擇。

然而，癌症治療的日新又新及癌症醫療諸多的不確定性，癌症的處置常常是昨是今非，也常不只有單一的選項，末期的定義隨醫療進步而被重新檢視，「多做多好」的觀念也開始被顛覆，在許多狀況下，醫療處置的為與不為，需借助醫療專業的判斷，做得適宜、恰當是善用，做得過頭、對身體造成負擔和傷害便是醫療的惡用。

雖然絕大部分病人、家屬並不具備完整的醫療知識，但請切記，醫師向病人和家屬清楚分析、說明，是醫師的倫理與責任，病人清楚了解醫療建議後再做出選擇，是病人的權利也是對自己的責任。

◎醫療的哀愁～永遠充滿著不確定性

麗莎·亞當斯（Lisa Bonchek Adams），三個孩子的媽媽，37 歲時（2007 年）診斷乳癌，2012 年乳癌轉移性復發，在紐約史隆凱特琳癌症紀念醫院積極接受抗癌治療，並參加過幾種新藥臨床試驗。罹患乳癌後在其部落格、臉書和推特超量撰文發表自己疾病狀況、病情變化、治療情形、身體痛苦、心理變動、情緒感受等個人體驗，在推特曾有過一天發出約兩百通文的記錄，總計發文已超過 17 萬 6000 次，並有超過 1.5 萬追隨者，45 歲（2015 年）時

辭世。

艾瑪·凱勒，英國衛報專欄作家，本身也是乳癌體驗者，在推特上與麗莎·亞當斯對話後，於 2014 年 1 月 8 日在衛報上發表麗莎罹患晚期乳癌的現狀，及其對麗莎使用社群網絡展現自己的利弊分析和倫理考量，並形容麗莎的行為是臨終病床上的自拍和死亡的吶喊。由於艾瑪事前並未告知麗莎要撰寫專欄之事，有違媒體報導倫理，衛報旋即在網站上撤除此篇文章。

比爾·凱勒，艾瑪的先生，紐約時報的專欄作家、前紐約時報執行編輯，曾榮獲普立茲獎，在其妻的文章刊出四天後（2014 年 1 月 12 日）於紐約時報專欄中，對麗莎面對嚴重末期疾病採取英雄式積極奮戰到底的態度發表其看法，並以其八旬岳父面對轉移性攝護腺癌接受緩和醫療處置為例，提出積極抗癌之外，也有平和面對、安然接受的選擇。這對夫妻各自發表的文章在大西洋英美兩岸引發相當熱烈的批判和議論，比爾於 2014 年 2 月離開他工作 30 年的紐約時報，與這篇文章的爭議性似乎不無關聯。

凱勒夫婦兩篇文章引起的主要討論焦點，其一為不可治癒的癌症末期病人何時該選擇放下、不再接受抗癌治療的大哉問。

對於不能治癒的癌症病人，在確定診斷時是否要開啟抗癌的治療？或已治療一段時間，是否要持續原本的治療？或改變治療方式繼續治療？端賴癌症的種類和嚴重度、病人的身體狀況、共病的情形、以前治療的經歷，以及病人、家屬的價值觀和醫療人員的評估和判斷，如果治療的結果很明顯是弊大於利，做出不治療或中止抗癌治療，絕對是合理、對病人不傷害的選擇。

然而治療之前，由於醫療不確定性的限制，我們其實很難準確評估治療是否會帶來好處，即便不能延長生命，是否能幫助緩解癌症所招致的痛苦？是否能改善生活的品質？是否會發生讓病人難以承受的副作用、毒性？

醫師對治療計畫的選擇所憑藉的是臨床試驗結果的實證，然而病人在後線的治療或身體狀況不佳時，治療的成效和利弊如何，僅根據以往臨床試驗提供的實證資訊來預估其實極為有限，此時，主治醫師多年累積的臨床經

驗，常是碰上這個階段時賴以判斷選擇的依據。

不可否認，醫師偶爾會輕忽治療的風險，尤其身體狀況在被疾病和治療摧殘轉成虛弱耗竭之刻，某些在身體狀況良好時稀鬆平常的處置，此時反而可能帶來要命的併發症和風險。臨床試驗的資料和實證是醫療處置上的憑藉，然而臨床試驗的受試者都是甲等體能的病患，但我們在實務上面臨的有不少是乙等或丙、丁等體能狀況的患者。對於丙、丁等體能的病人如何給予合適的抗癌治療，目前很少這類的臨床試驗能提供我們處置介入的參考，常常是依醫師個人有限的經驗去做出判斷。

由於針對不能治癒的癌症，治療的處方都只能有一段時間的控制效果，癌症得以控制的這段期間，痛苦症狀通常可獲得緩解，病人也能享有正常的生活。但是這類的癌症終究還是會對曾經有效的治療產生抗藥性，一換再換治療處方，辛苦在抗癌路上走了一遭，終歸擋不住癌症的惡化以及對健康和生命的侵襲。

醫師畢竟不是神，對於已是不能治癒的癌症，評估、建議的治療方式縱然是基於對病患利弊的衡量來思考，然而能控制的病況也幾乎常只是一時而已。有不少病人、家屬因為這樣的結果，認為辛苦治療根本無意義，甚至後悔接受治療，而抹殺了治療曾經帶給病人有段疾病緩解、在家人陪伴如常生活的時光。

◎ 放手與不放手的掙扎

針對不能治癒的癌症，如果緩和性的抗癌治療在延長病人生命、緩解病人症狀、改善病患生活品質上都有很大的困難，抗癌治療似乎已至盡頭，應是選擇放手的時刻。

當病人進入末期癌症，選擇放手不再做抗癌治療後，有部分病人原本有的虛弱疲累感反而會逐漸改善，這些身體不適感，或許並非全肇因於癌症所致，有些是因接受抗癌治療所帶來的副作用影響。此時身體可能有一段時間

會變得舒暢，體力也慢慢恢復，這時候若病人轉而使用另類療法，便可能將身體的舒暢感與另類療法連結，誤以為是另類療法讓疾病、症狀改善。其實癌症仍持續在惡化、擴散、進展，症狀的好轉並非另類療法的關係，而是與停止抗癌治療、身體不用再承受藥物的副作用有關，可預見再過一段時間，疾病所引起的身體症狀就會再找上門。

然而在臨床上我們也常見到，對醫師而言，告知抗癌治療對病人已是弊多於利、考慮停止進一步抗癌治療的選擇，有時其難以啟口的程度，遠遠高於告知罹癌診斷，最簡單的反而是再開立另一個治療處方，直到病人或家屬察覺病人身體狀況已惡化而主動提出不再治療。

也有些狀況是，即便治療已至極限，病人或家屬想要繼續治療的期待卻像看不到盡頭，細察其心境，常是因為對未來還有某些期待，像是希望看到小孩畢業或結婚、等待孫子誕生等，因此到其他醫院尋求第二意見，或不切實際、祈求奇蹟式的勉強繼續治療者，也時有所見。

面對癌症治療已至盡頭，家屬對親人身體的擔心，對於即將面臨訣別的失落、哀傷和恐懼，其精神心理上的壓力比起病人有過之而無不及，因此有不少家屬很難接受「不再治療」，認為這麼做等同放棄親人的希望和生命，「有在治療」反而帶給病人和身邊親人一種假象的安慰。家屬因為放棄治療的罪惡感，這個時候常常為著尋求希望，遍尋各種可能方法，縱使它提供的是錯誤的希望，也寧可選擇放手一搏，當然受騙、事後懊悔的例子也就屢見不鮮。

每位病人都是獨一無二的，都有其獨特的疾病病情、疾病的進展、共病的狀況、身體的機能、身體的不適與痛苦、對生活品質不同面向的在意和需求、對於生活與生命的意義與價值判斷等，每位病人的決策因此皆有其個別性的考量。

然而，對於嚴重、不能治癒的癌症病患，於開始全身性化學治療、繼續治療或改變治療處方時，都要仔細評估治療的利弊，與病人和家屬坦誠地溝

通、討論、尊重病人的價值觀和選擇，如果病人或家屬執意要做醫師認為不妥且對病人有害的治療時，醫師也應本著不傷害病人的基本倫理，勇敢地提出專業見解甚或拒絕。醫學倫理上有四大原則：自主原則、行善原則、不傷害原則、公平正義原則，醫師應尊重病人的「自主」，但反之，病人也應尊重醫師的「自主」。醫師本著專業知能給予病人的診療，是不能被勉強的。

 曹院長的癌症小學堂

@晚期癌症（Advanced Cancer）：

是指局部晚期或轉移性的嚴重癌症，包括末期癌症，但並不等於末期。
晚期癌症並非全然不能治癒。

@末期癌症（Terminal Cancer）：

嚴重或威脅生命的癌症，可以治療，但無法治癒。

@末期狀態（Terminal Condition）：

末期癌症病人，因症狀嚴重到威脅生命、邁向臨終，稱之末期狀態。

◎ 放手需要愛與勇氣

加拿大腫瘤內科醫學會於 2014 年 10 月釋出十項明智抉擇的清單，其中第三項提及嚴重癌症病患不可能因化學治療而得到益處時，應避免化學治療，反而應聚焦在症狀的緩解與緩和照顧（Palliative Care）。

美國臨床腫瘤醫學會推薦的美國版明智抉擇，透過消費者報導通告社會

大眾、病患和家屬，如果先前的治療已經不再發揮效果，且沒有實證有效的治療方式，而病患的身體機能不良（丙或丁等體能）、無法照顧自己，且大多時候需臥床或坐輪椅，或病人不適合參加臨床試驗時，應考慮中止抗癌的治療，轉而尋求處理病人症狀的支持性或緩和性照顧。

美國和加拿大明智抉擇活動所列出的指引，不一定是非照著做不可的鐵律，而是鼓勵醫師依循這些指引，與病人和家屬充分討論、溝通，尋得合理適當的醫療共識。

由於標靶治療和免疫治療相對較少嚴重的副作用、毒性，對生活品質的影響也較輕微，近年來有愈來愈多已至末期癌症、或甚至是已至末期狀態的病人，選擇接受標靶治療或免疫治療再給自己一次機會，然而也幾乎多是徒勞無功。

繼續抗癌治療，或選擇放下、中止治療，其分際的拿捏，常需病人、家屬和醫師間開誠布公地溝通討論，對於治療目標不要有非份、過度的期待，同時要清楚治療的極限和治療可能帶來的風險和意外。

◎ 治療三問

癌症好發在年長族群，伴有共病（comorbidity）的比例相對上就比較高。例如，胡先生 70 歲，胸部 X 光影像發現右側肺部有二公分的腫塊，但病人是位老菸槍，有嚴重的慢性阻塞性肺病（COPD），近年來走路都會上氣不接下氣，如何針對肺部的腫塊去做診斷和治療呢？

林女士 75 歲，肝硬化（C 型肝炎病毒感染）嚴重的病人，發生過二次的食道靜脈曲張併發出血，腹脹、腹水、肝臟發現三公分大的腫塊，下一步該如何處置呢？

主要器官的功能如果嚴重受損，儲備量（Organ reserve）很低，縱使腫瘤不是那麼嚴重，身體的狀況根本經不起任何稍有侵襲性的治療。癌症治療前必需仔細做好身體狀況及主要器官功能的詳細評估，不能為了治病救命而讓

病人難以好好過生活，醫療不只是要治病、救命，也要幫助病人在治療後能夠過著如常的生活。

　　然而，對於治療決策的選擇，病人和家屬常受到自身特質、人生觀及價值觀、對疾病預後及後續進展的理解、家庭內互動和決策模式的影響。面對已是晚期、末期階段的病人，醫師如何為病人找出有加分效果的處置、為病人多掙取一段有生命品質的時間？這時的後續處置思考邏輯上，我個人習慣性會問自己三個最基本的問題：

首先是，病人還有多少本錢呢？

　　諸如疾病的種類、嚴重程度、身體的狀態、年紀、主要器官的功能、以前接受的治療、這些治療的效果、產生哪些副作用及對病人生活的影響、病人自我照顧的能力、家庭的支持系統和病人的社會資源等。

其次是，目前還有哪些武器可用呢？

　　病人目前的病況還有哪些治療方法？這些方法預期可為病人帶來哪些好處？它們的限制及副作用？這些方法是短打的、或是可能要長期使用的？這些方法帶來的經濟毒性，也就是經濟上造成的負擔如何？

最後是，病人及家屬對於疾病預後的理解為何？

　　是否曉得醫療的有限性？明白後續介入處置的目標？可能帶來的風險、負擔？

　　自我三問、回答後，再一一檢視，若是治療已沒有加分可能，只有減分的後果，便得和病人、家屬一起放手，停下沒有益處的治療，將目標轉向如何讓病人保有生活品質的積極處置。如果治療還有加分的可能，才能提出繼續治療的建議選項；若是病人、家屬也選擇繼續抗癌性的治療，此時很重要的議題之一是，必須引導病人、家屬理解醫療存在著高度不確定性，常常期

待醫療能達到加分的效果，結果卻可能事與願違，甚而造成病人生命品質上的負擔，病人、家屬和醫療人員為此要有共識和心理預備。

健保以往醫療的給付上僅針對包括檢查治療等醫療處置的部分，2012 年台灣健保署新增給付緩和醫療家庭諮詢費，即是鼓勵醫師透過召開家庭會議進行病、醫間的溝通，協助家庭成員了解病人的病情進展、尋求治療選擇的共識，也藉此了解彼此的想法。

◎ 為自己做好末期醫療的準備，是送給摯愛至親最好的禮物

面對生命進入末期的衝擊，有些病人奮力呼求著：

我想活下去，真的沒有辦法了嗎？

一定要延長我的時間，或許能夠等到新的治療方法，也說不定會有奇蹟出現⋯

幫我再撐一些時間，我要參加兒子的婚禮、還想看到孫子出生⋯

然而也有些病人在生命困境中兀自清明，堅持：

既然沒有多少時間，我要回去和我愛的人在一起共度最後的人生！

治療對我只剩下嚴重副作用，我不願意浪費生命在醫院和藥物為伴！

隨著醫學的進步，不可治癒的末期癌症病人，有不少病人在治療的支持下，生命得以延長，仍有幾年時間能過著如常的生活。然而疾病進展的軌跡，終究會來到生命尚存最後半年至一年左右的階段，通常此時身體機能和健康狀況會慢慢地逐漸衰退，直至過世前 2-3 個月，會出現快速衰退的情形。在身體機能和健康狀況逐漸衰退的過程，一些不可預測的意外驟變隨時可能發生，如：感染、敗血症、腫瘤出血、胃腸出血、電解質和代謝異常、誤嚥窒息、腦轉移、肺栓塞、腦中風等緊急狀況，一旦發生，常常危及病人生命，而且也常讓病人失去行使判斷、做決定的能力，縱然得以好轉復原，再次發生的機率仍然很高，反覆發生，病人的身體機能就退化得更快，這也是病人和家屬都要事先有的認識和準備。

當疾病無法再順利地得到控制，身體狀況也逐步進入生命末期狀態，到底要選擇放下或選擇繼續抗癌治療呢？這時候，病人和家屬的心思會在兩個極端的選項間來回擺盪，很困難下決定。人是超會後悔的有靈生物，家人如果幫病人做了決定，無論是什麼樣的決定，事後將有不少人無法釋懷這個決定是病人要的嗎？無法肯定是否對病人真的是好的決定嗎？懊惱自己當初為何不多聽聽病人自己的意見？其實，病人如果能自己做決定，就能減輕家人做決定的責任和負擔。

病人的治療已出現瓶頸，遇上醫療的極限，冀求醫學的進步能帶來曙光，縱使在絕望之際，有了治療的選項，雖又重燃希望，然而會有效嗎？又能控制多久呢？擺在眼前的幾乎是完全的未知、完全不能確定的未來。此際，我們得告訴自己，最務實的做法是，企求最好結果的盼望，同時也要做著最壞結果的打算。

如果病人尚未想過自己的醫療意向，此時也是開啟預立醫療照護諮商（Advance Care Planning, ACP；日本的 ACP 命名為人生會議）、完成預立醫療決定（Advance Directive, AD）的時機，藉以捍衛自己在疾病和生死交關、人生最後階段之際的醫療想法和決定，同時也可透過指定醫療委任代理人來維護自己的意願。縱使已經完成 AD，也要常常拿出來審視，依著不同的情境，再次確認自己的想法，並做出讓自己能安心的調整。

身為病人，在自己腦筋清楚、精神尚佳、活動自如時，如果能為自己、為家人、為最親近的人做出準備，將是送給我們的摯愛至親一份最好、最貼心的禮物，也是我們自身很重要的課題、任務和責任。

安寧療護運動的逐漸普及，愈來愈多民眾意識到臨終生活選擇、生活品質的重要性。醫師需有足夠的明智及勇氣，在適當的時機誠實地告知病人、家屬有關疾病的嚴重和抗癌治療的困難，讓病人和家屬有機會朝向善終生活做安排、規劃，這也是引領病人平安走向人生終點的開始。

◎ 向奧立佛‧薩克斯學習面對死亡

英國出身，81 歲的紐約大學醫學院神經學教授奧立佛‧薩克斯（Oliver Sacks），多本著作中以《錯把太太當帽子的人》及曾改編成電影的《睡人》最為世人熟知。2015 年 2 月，薩克斯在紐約時報意見編輯欄撰文＜我自己的生命＞（My Own Life），揭露自己九年前發現眼睛黑色素瘤（其後接受的治療導致患側失明），最近檢查得知已多處肝臟轉移，癌症復發。

生命只剩幾個月，薩克斯說自己可以選擇如何度過，他將要以最豐富、最深邃、最有成效的方法活著。面對死亡，薩克斯並非沒有恐懼，但死亡近在眼前絕不意味著生命就完了，他反而強烈感覺自己活著，希望在這段有限的時日深化自己和親友的情誼、向所愛的人道別，有更多的寫作、旅行，還希望對知識有更新層次的領悟和見解。薩克斯也說，自己僅剩的人生已經無暇去關注外界的紛紛擾擾，不願把時間耗用在不重要的人、事上。

死亡之於人已是必然，但人人卻又如此懼怕死亡。奧立佛薩克斯面對死亡的即將到來，他的豁達承受、真情告白的勇氣及睿智的選擇，著實令人動容，是極為珍貴的生命學習。

癌症是相當多樣化的，每位罹癌的病人都有各自獨特的生命故事，面對不可治癒的癌症，在步向死亡的路途上，生命好似被切割成不同卻又連續的片段，行在其中，每位都經歷不同種類、不同程度的症狀和痛苦，疾病和治療對每個人帶來的衝擊也都各自相異。癌症病人末期時不必然都能如理查‧史密斯《死於癌症是最好的死亡》一文作者般優雅從容面對，大多數的人仍難以擺脫疾病或治療的痛苦和恐怖，甚至有些死亡是相當悲愴的。然而，我們或許可以試著學習奧立佛‧薩克斯面對生命所餘無幾時，多些對生活層面的安排與投入，不只分散對恐懼的關注，生活也將在行動中展現出品質、意義。

醫療人員陪伴病人最末的人生，如何提高病人的生活和生命品質，是需要時時放在心上的醫療指導原則，溝通對話的議題已不只醫療，適時提醒、

引領病人關注生活的趣事、做些可達成的計畫，同時也善用團隊的力量，把病人身、心、靈的症狀和痛苦降到最低，盡最大力量讓病人可以過著如常、想要的生活。

　　每一個人都是獨特、不可取代的個體，有自己人生的旅程、過自己的生活、經歷自己的死亡。面對死亡，沒有哪一種方式或準備是絕對適用、絕對好的，唯有不斷自省、學習、向生命謙卑自己，希望終能鍛鍊出承受的勇氣。

◎ 除了死亡那一天，其他的每一天我們都活著！

　　德國哲學家馬丁・海德格的名言：人是向著死亡的存在。史奴比的創造者，美國漫畫家查爾斯・舒茲藉著史努比和查理布朗的對話傳遞了饒富趣味又耐人尋味的生活哲理。

　　查理：「總有一天我們都會死！」

　　史奴比：「是的！但在那一天來臨之前的每一天，我們都活著！」

　　醫療科技不斷進步，對我們的生活、生命型態也有極大的改變，但我們尊重、愛惜生命，追求善生、善終始終是不變的。每天可以是愁眉苦臉、唉聲嘆氣，也可以選擇為最親近的人留下深刻、美好的回憶，扮演好自己的角色，負責任實踐自己的任務，感恩充實地過每一天。別忘了，除了死亡那一天，其他的每一天我們都活著！

攔截癌症來敲門，
從生活細節做起

　　引言：「為什麼會得到癌症？」、「為什麼會是我？」這是幾乎每位病
人、家屬都會問的問題。確實了解癌症的成因，是癌症防治、撲滅癌症的第
一步。而愈來愈多關於癌症成因的研究，也讓我們更加了解、認識引發癌症
的危險因子。

■ 癌症是可以預防的 ■

　　會不會得癌？有不少人認為遺傳是很重要的原因，甚至有些人很天真
地認為，自己的親人都沒有罹患癌症，自己不可能得到癌症。癌症流行病學
的研究發現，生活型態的危險因素在致癌因素中佔著極大的份量，當然有些
病人的癌症，遺傳因素也具有很重要的位置。大部分的癌症，藉由調整一般
日常的生活習慣，多可以防止癌症的發生，甚至也能預防罹癌病人的癌症復
發。

　　癌症是誰都有可能得到的疾病，但是癌症不是突然發生的，幾乎都是引
起癌化的危險因子，經年累月累積作用而導致的。然而生活中要將致癌的危
險因子完全排除是不可能的，也沒有所謂用了就絕對不會得到癌症的神奇妙
方存在。通常隨著年齡增長，罹患癌症的風險就會上升，癌症預防的目標是

儘可能降低罹患癌症的風險，並非虛幻地夢想著沒有癌症。

　　要從我們的環境、飲食、身體活動等日常生活中去找出罹癌的原因，實際上是有困難的。正確的認識來自流行病學研究累積的實證資訊、建議，身體力行、貫徹落實，切勿常常三分鐘熱度追隨媒體報導的防癌熱聞，任何行動若只有短暫熱度是難以成事的，要長期持續、養成習慣，讓它成為生活日常的一部分。

　　癌症可以預防嗎？真的可以嗎？不少人肯定對這個問題抱持著半信半疑的態度！確實有不少罹癌的民眾，年紀在 30～40 歲左右，還很年輕，沒有罹癌的家族史，沒有菸、酒、檳榔的習慣，生活很規律，每天一個多小時的運動，詢問後也沒有發現致癌的風險因子，為什麼年紀輕輕就罹癌？確實令人費解。罹患癌症的病人中，不少人並沒有明確的致癌危險因子，這也是許多病人的共同疑惑。

◎改變生活型態，降低罹癌風險

　　1964 年美國衛生署長針對抽菸第一次提出警告，當時美國成年人抽菸盛行率約四成，1990 年盛行率為 25.5%，2017 年則降至約 14%，同時，美國癌症死亡率從 1990 至 2017 年也下滑近三成（美國十萬人口癌症死亡率 1990 年為 216 人，2017 年為 152 人），戒菸成效被認為是最大的功臣，也說明改變生活習慣對癌症預防的可行性、有效性和重要性。

　　在移民癌症流行病學的研究中發現一個有趣的現象，移居他國者，其好發癌症也會在地化。瑞典有一套「瑞典人家庭癌症資料庫」，涵蓋超過一百年的瑞典完整人口資料，其中有 179 萬位來自外國出生的移住者，是研究移民族群各種疾病狀態很重要的資料庫。早期移民者癌症的研究，始於半個世紀之前，研究發現這些移民者歷經一、二個世代後，好發的癌症別竟改變成相近於其所移住的國家，這些研究發現提供了線索來理解人類致癌的環境因素。舉例來說，20 多歲的年輕移住者，其罹患癌症的型態和相關的生活

行為，幾乎在 20 歲之前就已底定；而更年輕的移住者移住到新的環境後，癌症的罹患率發生改變，在新環境居住的時間也影響罹癌的風險，且在瑞典（移住國家）出生的移民者第二代，其癌症罹患狀況就與瑞典人（移住國家的國民）一樣。

　　早年由日本移住夏威夷的日本人，從其 1960～1997 年癌症罹患變動的流行病學研究發現，移民第二代、第三代的好發癌症，相比在日本罹患率高的胃癌、食道癌、肝癌、子宮頸癌明顯降低，而當時在日本偏低的乳癌、大腸癌、攝護腺癌的罹患情形，這些移民第二代、第三代日裔則與夏威夷本地住民的罹患率逐漸相近。

　　從移民癌症流行病學的研究，可以了解生活環境、生活型態在致癌上具有很重要的影響，也說明調整我們的生活環境和生活型態，可以降低罹癌風險，並有預防癌症的可能性。

　　近年來，由於 B 型肝炎病毒疫苗的注射以及 C 型肝炎病毒感染的治療，有效地降低肝癌的罹患率和死亡率；而人類乳突病毒（HPV）疫苗注射，也大幅減少子宮頸 HPV 的持續感染，間接降低子宮頸癌的罹患率。在 HPV 疫苗注射外，透過子宮頸抹片檢查的子宮頸癌篩檢，能有效減少子宮頸癌的罹患，是大家熟知的方式，在發現癌前病變就先治療，也能早期診斷、早期治療。子宮頸抹片檢查在世界上很多地區都能發揮其第一級和第二級預防子宮頸癌的成效。

　　這些事實在在顯示癌症的可預防性，了解癌症的關鍵性成因和危險因子，改變生活型態，做出正確的防範措施，是癌症第一級預防的經典之道。

■ 國際癌症研究署（簡稱 IARC）■

　　隸屬世界衛生組織（World Health Organization, WHO）底下有一個跨政府機構「國際癌症研究署」（International Agency for Research on Cancer，簡稱

IARC），1965 年設立於法國里昂，當時歐美正值霍亂瘟疫流行，戴高樂將軍高瞻遠矚，力主 IARC 的創立，以研究人類致癌的成因。IARC 是目前世界上最大的癌症研究機構，主要任務是進行癌症病因、以及全球癌症流行病學調查和研究工作，它強調流行病學研究在癌症防治上的重要性，不定期出版單行本（Monograph），發表刊載致癌研究的結果，這些研究報告已是公共衛生專家、學者、各國衛生行政部門，在癌症防治政策擬定上極為重要的科學依據，也是世界上公認最具公信力的機構。

 曹院長的癌症小學堂

「**國際癌症研究署**」**IARC 有四個主要的任務：**

監測世界上癌症罹患的狀況。

探究人類癌症的成因。

解明癌症發生的機轉。

開發科學性的策略，以防治癌症。

表 5-1　IARC 將物質在致癌上的作用做出分類

類別	致癌程度	致癌證據	
		人體	動物實驗
Ⅰ（第一類）物質	對人體會致癌	充分	充分
ⅡA（第二 A 類）物質	對人體極可能致癌	有限	充分
ⅡB（第二 B 類）物質	對人體可能致癌	有限	不充分
Ⅲ（第三類）物質	致癌性無法分類	不足	不足
Ⅳ（第四類）物質	對人體極不可能致癌	有證據支持，缺少致癌性	

IARC 致力於癌症流行病學的研究，目的是要找出各種癌症發生的危險因子，從而導入預防的措施，藉此抑制癌症的發生率和降低癌症帶來的負擔。IARC 指出，人類的癌症成因 80%與環境因素有直接或間接的關連，突顯癌症疾病的可預防性、可介入性。

　　IARC 將物質、混合物或長期暴露的狀況與致癌的關聯性做出分類，一般而言，是屬於定性的，而不涉及暴露的量和時間，也不分風險的高低。其分類為：

　　第一類（Group Ⅰ）：確定對人體會致癌，如抽菸、飲酒、嚼檳榔、B 型肝炎病毒、C 型肝炎病毒、人類乳突病毒第 16 及第 18 型、停經後服用雌激素、戶外空氣污染、黃麴毒素等，屬於第一類致癌物。

　　第二 A 類（Group ⅡA）：對人體極可能致癌，如紅肉、超過 65°C 的熱飲、男性荷爾蒙、長期接觸染髮劑（如美髮師／理髮師）、輪值夜班等，屬於第 2A 類致癌物。

　　第二 B 類（Group ⅡB）：對人體可能致癌，如電磁波暴露（包括手機使用）、泡菜、醃漬蔬菜等，屬於第二 B 類致癌物。

　　第三類（Group Ⅲ）：則是在人體和動物實驗的致癌證據不足，致癌性無法分類，如染髮劑、咖啡、茶等，都屬於第三類。

◎輪班工作者，罹癌風險高

　　2007 年底，IARC 的工作小組公佈了一項令人震撼的報告，報告中指出：破壞晝夜作息節奏的輪班工作，被列為是極可能致癌（第 ⅡA 類的致癌物）的生活形態。

　　輪班工作者因為晝夜顛倒，破壞了生理週期系統、改變睡眠型態、抑制褪黑激素（Melatonin），進而影響內分泌系統的運作。在歐美，約有 1/5 的工作人口從事著會影響睡眠週期的輪班工作，大部分研究多以護理人員以及航空公司的飛行員和空服員為對象。

IARC 的此項報告雖然只發表在刺胳針腫瘤學雜誌（Lancet Oncology）上，尚未正式出版其研究的專論單行本之前，丹麥在 2009 年就已據此提出國家補償計畫：倘若過去 20 年每週至少有一次輪值夜班的護理人員和飛行工作人員，在沒有暴露於其他致癌危險因子的狀況下罹患乳癌，將可以被視作是職業傷害，而得到國家的補償。

IARC 2019 年 6 月再次將夜間輪班工作歸類為第二 A 類的致癌物，雖然 IARC 的工作小組認定夜間輪班與乳癌罹患有正相關，但是不同研究間的結果差異和偏差仍不能完全排除。此外有些研究也顯示夜間輪班工作和大腸癌、攝護腺癌的罹患有正相關，但是因為研究數量少，且研究結果並無一致性，不能排除巧合和偏差的可能。

整體而言，第二 A 類極可能致癌物，在致癌證據上，人體方面的致癌證據是有限的，但在動物實驗上則有充分的致癌證據。

◎ 室內日曬機的致癌風險

在歐美國家，許多追求古銅色肌膚的女性，喜歡使用日曬機的紫外線照射來取代海灘上的日光浴。IARC 發現，這種室內日曬機與西方國家年輕婦女族群中突升的黑色素瘤有密切的關連，因此在 2009 年 7 月將日曬機的危險性，從原本列為極可能致癌（第 IIA 類致癌物）的等級，提升為確定會致癌的第一級危險物。IARC 的一紙聲明也讓美國藥品食品管理局（FDA）對日曬機的使用規範進行修改，限制了日曬機的使用。

從以上二個事件，足見 IARC 在國際上具有舉足輕重的地位，其講求科學、客觀、公正、中立的立場，備受各國推崇與肯定，是全球癌症防治工作中，相當具有權威性的國際機構。

曹院長的癌症小學堂

國際知名的致癌物確認（Carcinogen Identification）機構網站：

@國際癌症研究署（IARC）

　https://www.iarc.fr/

@美國環保署（U.S. EPA）

　https://www.epa.gov/

@美國國家毒理學計畫（National Toxicology Program, NTP）

　https://ntp.niehs.nih.gov/

@美國加州環保局（CalEPA）

　https://calepa.ca.gov/

■ 致癌的危險因子 ■

　　罹患癌症的危險因子（Risk Factor）是指能增加癌症機率的任何事物。危險因子有內在與外在之分：內在的危險因子是無法避免或調整的，如性別、年齡、遺傳基因等，年紀越大，由於基因易生突變，罹癌機率也隨之增加。而很多與生活習慣、環境因素相關的因子則屬外在的危險因子，通常透過調整生活型態、避免這些危險因子，能有效降低癌症發生的機會。具有高危險因子的人，並不表示一定會得到癌症，只是罹癌風險比較高。

　　不過，也有很多癌症患者完全沒有癌症的家族史，也沒有不良嗜好，且飲食均衡、勤運動、生活作息正常、體重正常，找不到任何一項癌症教科書上登載的危險因子，卻罹患了癌症。這種情形在乳癌、大腸直腸癌、不抽菸的肺癌等等的病患中是並非罕見的現象。

◎ 菸是第一級的致癌物

戒菸的重要性

　　醫院雖然是政府明文規定的禁菸場所，但還是經常看到有病患忍不住菸癮，在戶外、中庭、甚至樓梯間偷偷抽菸。看到這種情形，其實醫療團隊和家屬都很擔心和焦急，勸說這些病人戒掉菸癮並不是一件容易的工作。

　　青少年時期不知不覺中，或糊裡糊塗，或禁不起慫恿誘惑，菸就這樣一天一天地抽起來，並且成為生活的一部分。抽菸的人一口一口吞雲吐霧，不勝其樂，興奮又爽快，很不願去想像，每天抽菸的來勁和享受，和我們的健康有任何瓜葛。馬克吐溫說過：「戒菸是很容易的事，我一年戒過好幾十次。」林語堂先生在其短文《我的戒菸》中，描述戒菸像是斷絕靈魂的清福，那段期間猶如靈魂的戰鬥，很生動地描繪自己戒菸後短期內戒斷的生理和心理的昏迷與難熬，字句間道盡戒菸的困難。

　　菸草原產於中南美洲，哥倫布由新大陸帶回去給歐洲的禮物，融入民眾的生活，成為社會文化的一部分，再由歐洲推遍全世界，明朝時在中國也風靡朝野。抽菸對於人類健康的影響的議題，在十九世紀就有些研究指出抽菸危害健康，直到二十世紀中期發現抽菸負面影響我們的健康，尤其是罹患肺癌很重要的成因，已是不爭的事實。

抽菸需付出 10 年的壽命代價

　　牛津大學著名公共衛生學者杜爾博士以英國 34,000 位男性醫師為特定對象，長期追蹤研究抽菸與壽命和健康的關係。本來只是 5 年的研究計劃，結果持續達 50 年。比起沒有抽菸的醫師，有抽菸的醫師要付出 10 年光陰的壽命代價，這其中戒菸者依其戒菸時的年齡，愈早戒菸的醫師，能追回較多的壽命。抽菸會增加 24 種疾病的死亡風險，除了巴金森氏症的風險下降以外，其他慢性呼吸病患，心血管病患，腦血管病患，消化性潰瘍、肝硬化、

自殺等風險都增加，在癌病的部分，與口腔癌、咽喉癌、食道癌、肺癌、胰臟癌、膀胱癌、胃癌、白血病、直腸癌的死亡風險有關。

　　日本國立癌症研究中心的研究，針對九萬位 40-69 歲的民眾，追蹤 8 年發現，抽菸者肺癌的發生率是無抽菸者的 5 倍，其他的癌症如胃癌等約為 1.5-1.6 倍，戒菸能降低抽菸者肺癌的發生率，不過得要戒菸 20 年以上者，得到肺癌的風險才約略降至與無抽菸者相近。而甚至 60 歲才戒菸的民眾也較無戒菸能多活幾年。日本的研究也發現，抽菸會增加腦中風、心肌梗塞、糖尿病的風險，而戒菸後對於癌症發生率降低需要較長的時間，但是對於循環系統的疾病和糖尿病，戒菸後馬上就有效果。

　　生活習慣的改變、調整，當然是愈早愈好，但永遠都不會太晚，30 歲以前如果戒掉抽菸的習慣，一生罹癌的風險能降低九成。有抽菸的習慣，罹患了抽菸相關的疾病，並不因此減少得到其他抽菸對健康的危害，例如得了肺癌，再患其他癌症的風險及呼吸系統、心臟血管系統等健康的破壞仍在持續進行。

二手菸的危害

　　未抽菸者得到肺癌有 10-15％來自二手菸，自己抽菸是生活習慣的問題，自己不抽菸，因為家人抽菸或辦公室內同事抽菸，導致自己被動吸二手菸，則是環境的問題。二手菸與肺癌、心臟病的關係，乃至於兒童的氣喘、支氣管炎、肺炎，甚至孕婦接觸二手菸，影響胎兒成長的危險性，都很清楚說明二手菸對他人健康的危害。先生每天抽菸 20 支以上的配偶，得到肺癌的風險是先生不抽菸的配偶的兩倍，尤其是好發於肺部末梢的肺腺癌，且乳癌、白血病和淋巴腫瘤的發生率也會增加。

　　針對全球每年約有 120 萬民眾因為家庭和職場的二手菸而導致死亡，於 2007 年世界禁菸日（5 月 31 日），世界衛生組織呼籲各國制定法律，規範室內職場、公共交通工具、公共建築物內應全面禁菸。禁菸運動已經是世界潮

251

第五章……攔截癌症來敲門，從生活細節做起

流，但當時也有不少人擔心此舉會招致家庭內抽菸增加的反效果。不過隨後幾個研究，針對學童和志願者採樣血液、尿和唾液測量其中尼古丁代謝物可丁寧的濃度，發現都有降一半，而且也觀察到非抽菸者因呼吸系統和心血管功能改善，住院率減少，這可說是脫離菸草社會的成功起步。

菸是第一級的致癌物，造成社會的癌症負擔

2018 年，世界上抽菸人口約 13.37 億，每年超過 800 萬人的死亡是抽菸所導致，全球約 15％的死亡與抽菸有關。近年來全球抽菸人口明顯下降，尤其在先進國家抽菸人口下滑較早、較顯著，在這些地區的肺癌罹患率和死亡也有降低的趨勢，令人擔憂的是抽菸對於開發中國家造成的癌症負擔。

世界上癌症的死亡有 22％以上是抽菸引起的，IARC 將菸定位為第一級的致癌物，菸草含有超過 7,000 種化學物質，超過 250 種有害物質，其中至少 69 種致癌物，充分的科學證據證實能導致口腔癌、口咽癌、下咽癌、鼻腔癌、鼻竇癌、鼻咽癌、食道癌、胃癌、大腸直腸癌、肝癌、胰臟癌、喉癌、肺癌、子宮頸癌、卵巢癌、腎臟癌、輸尿管癌、膀胱癌、攝護腺癌、乳癌、骨髓性白血病等癌症的發生，被證實與香菸有關的癌症也逐年增加中。在肺癌的部份，抽菸對所有組織型態的肺癌的發生率都有增加的效果，尤其是在肺入口處肺部中間的鱗狀細胞癌和小細胞癌更為顯著。

得到癌症，更應該努力戒掉抽菸的習慣

在難熬孤獨的抗癌治療過程，戒菸、戒酒、戒檳榔的課業中，戒菸似乎是最困難的，癌症體驗者約有一半不能完全戒掉，約有 9-18％的癌症體驗者仍然在抽菸，但是持續抽菸卻對健康極為不利。罹患癌症，戒菸永遠不會太遲，以早期肺癌為例，診斷後戒菸的病人，死亡的風險能夠降低一半，除了戒菸對於心臟血管系統和呼吸系統的益處，很重要的是戒菸可以減少復發、改善早期肺癌的痊癒率。另外得了癌症並不能獲得不會再得到另一個新癌症

的免疫力，反而得到新癌症的機會較高，若是加上持續抽菸，更會增加得到另一個新癌症——二次原發性癌症——的風險。對於接受化學治療或放射治療等抗癌治療的病人，治療中如果還持續抽菸，會降低治療的成效，而且會增加治療的併發症。戒菸不僅對預防癌症、提升治療療效有益處，且確實可以改善癌症病人的預後。

已上癮的菸癮族群常需要全方位的介入，包括衛教、藥物治療、認知和行為治療、團體治療和社區的輔導。對已經菸不離手的人而言，戒菸自然是考驗決心和意志力的工程，最關鍵的改變動機還是您對自己和家庭的責任感，下定決心做出選擇，並且付諸行動貫徹到底，堅持除三害（香、檳、酒）。菸害防治很重要的目標對象是對於青少年的預防工作，青少年未來的人生還很長、充滿美好，是國家社會的支柱與希望，避免染上菸癮，有健康的體魄，對個人、對家庭、對社會都是很大的助益。

急性的疾病如食物中毒、流行性感冒病毒的感染，病因和疾病的因果關係明確，避免接觸能預防疾病的發生觀念就容易理解和接受。與生活習慣相關的慢性疾病，疾病的形成乃至於症狀的浮現，常要經年的累積，一般生活上很難想像某些型態的生活習慣與好幾年甚至幾十年後的疾病聯想在一起，尤其是青少年、青年的階段，因為與慢性疾病還離得很遠，很難體會這種生活惡習是步向慢性病的捷徑。生活習慣和慢性疾病的關係，好比健康的儲蓄和消費，嚼檳榔、喝酒、飲食沒有節制，和抽菸一樣，都是對健康的奢侈消費。

電子菸

電子菸於 2003 年由中國大陸發明，被視為戒菸過渡期的替代品，各國的使用人口出現爆炸性的成長。依據美國臨床腫瘤醫學會（ASCO）2019 年所做民眾對癌症相關議題的調查中發現，美國有二成的年輕成人使用電子菸，25％的民眾認為電子菸無害、也不會使人上癮。電子菸有許多添加物，

不久後發現電子菸使用者出現一般抽菸者身上很少發生的急性肺臟傷害，美國疾病管制局（CDC）也於 2020 年 2 月 6 日揭露：電子菸在美國引起 2807 位民眾出現嚴重肺部傷害，且造成 68 位民眾死亡，電子菸有害心臟和肺臟，而且也會導致上癮，並不是安全的戒菸工具。至於電子菸是否有致癌的風險？由於問世時間尚短，長期使用的健康風險尚無法確定。

　　癌症病人若是因為疾病嚴重、身體已進入末期狀況，接受安寧療護時，如果抽菸、喝酒能帶來舒適和喜悅，自然不會禁止病人抽菸、喝酒，不過那時候病人常是食慾不佳，想抽菸、喝酒的念頭也下降許多。

◎ 飲酒

飲酒的風險高

　　流行病學的研究顯示適量飲酒的人可能減少罹患心臟血管疾病，我個人倒以為，適量飲酒的民眾是因其在日常的生活習慣可能就有益於心臟，而未必真是適量飲酒對心臟有益。有趣的是，飲酒有益心血管健康的報導，正好給嗜好杯中物者多一個飲酒的藉口，不過絕對不能忽略的基本前提是，喝酒要適量、有節制。

　　2017 年劍橋大學發表一個大型觀察飲酒與心臟血管健康的流行病學研究報告，針對 193 萬名英國民眾，於 1997～2010 年觀察這群受試者的就醫紀錄，研究發現適量飲酒者比起不喝酒者，較不會因為狹心症、心肌梗塞、心衰竭、缺血性腦中風去就醫，但並不是每個人都會有好處。而過量飲酒的民眾，發生心衰竭、心跳停止、缺血性腦中風的風險升高。

　　適量飲酒如果真的對心血管有好處，其好處被認為與酒精增加血中高密度膽固醇濃度和降低血小板凝集有關。然而飲酒對於心臟血管也有不良的影響，像是增加高血壓、糖尿病、心肌病變、不整脈的發生機率。

　　「喝酒傷肝，不喝傷心！」是愛酒者常掛在嘴邊的名言，喝酒解愁、藉

酒紓壓、小酌鬆心的人還真是不少，也有許多民眾習慣睡前來一小杯補藥酒、葡萄酒、威士忌，酒入腹中後覺得身體熱熱溫溫的，好像真有能助眠益身之感，但其實只是一種變相的助眠藥。

　　大家都清楚抽菸有礙健康，是生活中致癌的頭號殺手，但對喝酒卻存在有益心血管健康的迷思，民眾對喝酒會致癌的健康常識似乎很陌生。2017 年美國臨床腫瘤醫學會（ASCO），針對一般美國民眾對癌症相關議題的問卷中，發現有七成的美國民眾不曉得喝酒是致癌的危險因子。2019 年英國的一份針對 2100 名成年人的調查研究也發現，只有 13％的民眾知道飲酒在健康上有致癌風險的可能。

　　不少學者認為飲酒並無保護健康的效益，縱使僅是少量飲酒也沒有健康上的好處。英國明智的飲酒指引中聲明：沒有哪個酒精量是完全安全的！最安全的酒精量就是完全不喝酒！在癌症的預防上，喝酒沒有所謂的安全劑量。

　　飲酒在癌症罹患和癌症死亡的佔比依國家地區而異。全球癌症罹患率有 5.5％、癌症死亡率有 5.8％是來自飲酒，而西太平洋區域包括中國、日本、韓國等地的男性，飲酒佔癌症罹患率 9.1％、佔癌症死亡率則有 9.6％，反觀中東穆斯林國家在這二方面都少於 1％。至於酒精貢獻度最高的癌症別，男性是食道癌、女性則是乳癌。

飲酒與癌症

　　許多國家中飲酒幾乎是社交、應酬文化中的必需，習以為常會讓我們忽略酒精其實是一種會影響心理、精神狀態的娛樂性藥物，且有成癮的風險，還有大約 200 種的傷害和疾病正是與飲酒有關。

　　以 15 歲以上的人口計算，全世界飲酒的盛行率超過三分之一。經濟狀況好的國家比經濟狀況差的國家，飲酒的人口比較多，盛行率分別為 70％與 18％。

2007 年 IARC 認證飲酒會導致口腔癌、喉癌、咽癌、食道癌、肝癌、大腸直腸癌、乳癌。巴尼亞爾迪（Bagnardi）針對 572 個研究報告、超過 48 萬名癌症個案的統合分析發現，無論是輕度飲酒（每天啤酒≦250 毫升、或紅白酒≦100 毫升）、中度飲酒（每天啤酒≦1000 毫升、或紅白酒≦400 毫升）、或重度飲酒（每天啤酒＞1000 毫升、或紅白酒＞400 毫升），都會增加罹患口腔癌、喉癌、和食道鱗狀細胞癌的風險；重度飲酒者罹患這些癌症的風險是沒有喝酒者的五倍。

2019 年底，東京大學與哈佛大學報告他們合作的一個在日本的調查：日本人喝酒與癌症罹患的相關性。研究團隊調閱 2005～2016 年間日本 38 家醫院、63,232 名癌症病人、以及相同人數沒有癌症的對照組病人的臨床資料，發現飲酒與罹癌有明顯的線性關係，會增加罹患風險的癌症囊括五種常見的癌症，包括大腸直腸癌、胃癌、乳癌、攝護腺癌和食道癌；所有對象中罹患癌症風險最低的是完全沒有飲酒的族群，縱使是輕度或中度飲酒，還是會增加罹癌的風險。

飲酒確實會增加口腔癌、咽癌、喉癌、食道癌、乳癌、肝癌和大腸直腸癌的風險，關鍵原因不在酒的種類，而在酒精量的累積。戒酒之後，罹癌的風險也會隨之降低，顯示其致癌影響力的可回復性，但是要回到沒有喝酒時的低風險程度，可能需耗時 20～30 年。

有關飲酒會增加癌症罹患的風險，絕大多數的民眾認知不足或相當薄弱。強化民眾認知酒精與致癌的觀念、提醒民眾禁酒或節制飲酒對身體健康的益處，也是癌症防治很重要的一環。

◎ 檳榔

王先生 42 歲罹患右側口頰癌第二期，接受手術治療和術後輔助性放射線治療，在門診追蹤。王先生本來就有抽菸、嚼檳榔的習慣，雖然已經罹患

口頰癌，但他仍然戒不掉菸和檳榔的老習慣。口腔癌病人治療後戒不掉菸的人不少，但沒有戒掉檳榔的還不多見。問王先生為何戒不掉菸和檳榔？他說他的口腔癌與菸和檳榔無關，再追問他為何會罹患口腔癌？王先生竟然回答是口腔白斑引起的，不是菸和檳榔所導致的。乍聞之下，還真讓我驚訝得一時不知對他從何說起！或許有些人與王先生有類似的認知，不清楚口腔白斑正是香、檳、酒的傑作。

WHO 底下的 IARC 出版的＜世界癌症報告（World Cancer Report）2014版專刊＞中載述，IARC 於 2003 年就將檳榔歸類為第一類致癌物，它會增加人類罹患口腔癌及食道癌的風險，也與咽癌、甚至肝癌有關聯。檳榔是否會增加罹患鼻咽癌的風險尚無定論，然而嚼檳榔及抽菸族群相較無檳榔、無菸的族群，鼻咽癌的死亡風險較高，尤其是嚼檳榔又抽菸的鼻咽癌病人，死於鼻咽癌的風險為只有抽菸但不嚼檳榔的 3 倍之多。東南亞諸國嚼檳榔的人口都已明顯降低，比率較高之處都在鄉村及經濟貧困的地區。而印度及台灣是檳榔盛行率仍然偏高的唯二，台灣檳榔西施在路邊販賣香菸和檳榔的狀況也被納入 IARC 2014 年的專論裡。其實台灣在檳榔防治的成績斐然，但未被注意到，男性成年人嚼檳榔人口在 2007 年為 17%，2016 年已經下降至 8%。期望未來在 IARC 新版的世界癌症報告中，能對台灣在癌症防治上努力的成果記上一筆。

嚼檳榔對於口腔的衛生確實是很大的危害，常見牙齒磨損、牙床動搖、牙齦萎縮、牙周病、口腔黏膜下纖維化（導致口腔張開不易）、口腔黏膜白斑症（口腔癌的前身、口腔癌的癌前病變）、和口腔癌等。嚼檳榔者也影響精神、神經系統、和心血管系統的健康。

無論是只有嚼檳榔、或檳榔加上抽菸，都比一般人更易罹患口腔癌。在台灣，嚼檳榔者罹患口腔癌的風險是一般民眾的 10-28 倍，印度則是 2.4倍；嚼檳榔又抽菸者，罹患口腔癌的風險是一般民眾的 89 倍，印度則是 8.47倍；而香、檳、酒三者皆有者，罹患口腔癌的風險則是一般民眾的 123 倍。

其間差異的原因是值得探究的課題。

　　台灣口腔癌病人中有嚼檳榔者約佔八成，是公共衛生健康上的威脅。自 2010 年開始，政府針對有嚼檳榔或抽菸的民眾做口腔癌篩檢（口腔黏膜檢查），並將之納入預防保健服務的重要項目，看似領先世界的創舉，背後原因則是，少有國家有如此高的口腔癌罹患率。嚼檳榔製造出這麼多口腔癌民眾，政府提出對策來解決問題，肯定是得積極設法、無法懈怠的。

表 5-2　生活型態致癌四大天王

生活惡習	易罹患的癌症
抽菸	肺癌、口腔癌、鼻腔及鼻竇癌、鼻咽癌、口咽癌、下咽癌、喉癌、食道癌、胃癌、大腸直腸癌、胰臟癌、肝癌、腎臟癌、輸尿管癌、膀胱癌、攝護腺癌、乳癌、子宮頸癌、卵巢癌、急性骨髓性白血病
飲酒	口腔癌、口咽癌、下咽癌、喉癌、食道癌、肝癌、大腸直腸癌、乳癌
嚼檳榔	口腔癌、食道癌、口咽癌、下咽癌、肝癌
肥胖	食道腺癌、胃噴門癌、大腸直腸癌、胰臟癌、乳癌（停經後）、子宮內膜癌、腎臟癌、甲狀腺癌、肝癌、膽囊癌、腦膜瘤、多發性骨髓瘤

◎ 環境中的致癌因素

　　環繞著我們的外在致癌因素，最典型的是因為職業的關係，長時期暴露於某些特定的物質而導致癌症的發生。

　　長期暴露在接觸而吸入石棉的環境下工作，容易罹患中皮癌（mesothelioma）及肺癌，而罹患喉癌、卵巢癌的風險也比較高。一般而言，暴露於石棉的環境導致肺癌的產生約需 15 年的時間，中皮癌可能要更久。有抽菸的人又長期暴露於石棉的環境中，對導致肺癌的發生有加乘效應。

　　與石棉同被 IARC 列為人類一級致癌物的甲苯（benzene）化學物質，若是長期暴露在高濃度的甲苯環境中，易導致急性骨髓性白血病及其他的血液

癌症，如急性淋巴性白血病、慢性淋巴性白血病、多發性骨髓瘤、及淋巴腫瘤。

　　一般來說，罹患膽管癌的病人通常在 50 歲以上，然而 2012 年日本大阪市某家印刷工廠，有多名工作者罹患膽管癌，但他們的年紀多為 30 至 40 歲，在檢驗結果中也發現，這群工作者罹患的膽管癌基因的突變也比較多。印刷工廠的有機溶劑二氯甲烷（dichloromethane）和 1,2-二氯丙烷（1,2-dichloropropane）被認為是導致這群工作者罹患膽管癌的兇手，並在 2013 年被厚生勞動省認定為職業傷害。在北歐四國職業別疾病登錄資料的分析報告也發現，男性印刷業工作者的膽管癌罹患率為其他職業的二倍左右。這個事件，在日本的癌症研究上被視為很重要的課題，並且安排特定專屬的臨床試驗來提供最先端的治療。自此，職業上長期暴露於化學物質環境的威脅也被勞動安全衛生單位積極正視。

染髮會致癌嗎？

　　很多癌症病人結束治療後，重新長出頭髮，常常會問到一個很實際的問題，是否可以染髮？有的人可能會聯想到十九世紀末期染料工廠的工作和膀胱癌的關係，因此擔心染髮劑的化學物質是否會藉由頭皮進入人體的血液循環，而對人體的健康造成危害。

　　曾被提及可能與染髮劑有關的癌症包括膀胱癌、血液性癌症（淋巴腫瘤、慢性淋巴性白血病）以及乳癌。美國藥品食品管理局（FDA）和美國癌症協會（ACS）在 1994 年針對 57 萬 3 千位婦女所做的研究調查指出，使用持久性的染髮劑染髮，並不會增加膀胱癌的死亡率。2005 年西班牙學者針對 79 篇研究所做的統合分析，也斷言並沒有強而有力的證據顯示染髮劑會增加癌症的風險。其實接觸致癌的化學物質，甚至是職業性的長期暴露，也常要 10-20 年以上的時間才會看到癌症的形成。再由成分方面來看，染髮劑的成分自 1980 年以來也已排除不少可能致癌的化學物質。

不過，WHO 下屬的 IARC 於 2008 年報告指出，美髮師、理髮師由於職業性長期且頻繁接觸染髮劑，可能會增加罹癌的風險，建議這群工作者在執行工作時要戴手套隔離染劑，以減少接觸、暴露；至於一般性偶爾使用染髮劑的民眾並不用過於擔心。（IARC 將染髮劑歸為第三類，美髮師、理髮師這個職業歸為第二 A 類致癌物）。

雖然染髮和致癌的關連，並沒有一致性的結論，但一些有相關性的研究報導，證據都很薄弱，縱使有關係，增加的風險也微不足道。民眾在使用上，若是自己染髮，全程要戴手套操作，染完後多用水沖洗，那幾天多喝開水，不要太頻繁使用，如此原則，也就能安心染髮。

手機

手機自從 80 年代早期進入人類的生活以來，在世界各地快速普及，目前已經是很多人生活不可或缺的物品，尤其是年輕人每天利用手機通話 1 小時以上，是很普遍的現象。

很難想像沒有手機的生活。1993 年佛羅里達居民大衛雷納德（David Reynard）在美國有線電視新聞網（CNN）賴瑞金（Larry King）主持的現場節目裡吐露自己對手機的情仇，認為手機導致他太太罹患腦瘤，因而病逝。幾乎人手至少一機、用戶急遽增加的年代，手機使用對於人體健康的影響，乃至於致癌可能性的相關研究也如雨後春筍，在全球各地進行。

有些專家團體在 90 年代中期以後，調查低劑量的射頻電磁場（Radiofrequency Electromagnetic Fields）暴露對人體健康的影響時，注意到有必要去研究手機的使用是否對人體的健康造成危害。

於是由 21 位科學家組成的手機國際研究團體（The Interphone International Study Group）自從 2000 年起，在 13 個國家針對 2,708 位腦部膠質細胞瘤（Glioma）及 2,409 位腦膜瘤（Meningioma）的病人，以及超過 5,634 位的對照組，分析研究腦部腫瘤和手機使用的關係。

2010 年 5 月發表的 Interphone 研究結果顯示，一般而言，手機的使用並不會增加罹患膠質細胞瘤和腦膜瘤的風險，比較要注意的是只有使用量最高的族群，累積長達 1,640 小時以上者（每天使用半小時以上，長達 10 年以上者），膠質細胞瘤的發生率會增加四成，而且好發的位置多在靠近耳朵的顳葉（Temporal lobe），也較常發生在手機習慣使用的同側頭部。靠近手機使用處的聽神經和腮腺部位的腫瘤與手機使用的關連性，將是下一波研究觀察的重點之一。

手機國際研究團體的研究是目前費時最久、規模最大的有關手機與罹癌風險的研究，然而結論的共識和撰寫也拖延了 4 年之久才發表，當時這般謹慎的做法讓大家更信服其研究結果，相信手機長時間使用者會增加四成罹患腦部膠質細胞瘤風險的真實性。不過，雖然腦癌在全身的腫瘤中是屬於不常見的疾病，縱使和手機的使用有因果關係，增加四成後所佔的比例也還是很低，但是因為全球使用手機的人口相當多，手機對於身體健康的影響，自然要受到更多的關注。

在手機國際研究團體的報告發表後，IARC 於 2011 年 5 月將手機使用歸類為第二 B 類的可能致癌物，即對人類致癌證據有限、在動物實驗的致癌證據不充分。手機使用雖不是確定的致癌行為，不過不排除致癌的可能。

然而也有不少學者批判 Interphone 研究計劃的偏差，WHO 也旋即在同年（2011）6 月的事實單張（Fact Sheet）上載述過去 20 年很多評量手機使用是否有健康風險的研究，結果皆顯示手機使用對健康上並無不良的影響。同年 10 月發表的丹麥針對 36 萬名手機使用者的大型研究，也發現長期使用並無增加腦瘤的風險。

2018 年有兩個著名的機構先後發表「電磁波對鼠類全身照射的動物實驗的研究成果」。一是美國衛生與公共服務部之下的美國國家毒理學計劃（National Toxicology Program），其研究是將電磁波全身照射小鼠（mouse）和大鼠（rat），每天照射 18 小時 20 分鐘，持續兩年。該研究結果顯示：電

磁波對於小鼠、雌大鼠並無提升致癌的風險，不過，有 6%的雄大鼠心臟長出神經鞘腫（Schwannoma）、2～3%的雄大鼠腦部長了膠質瘤，同時發現電磁波也導致 DNA 的傷害（一般認為電磁波是屬於低頻非游離性放射線，對 DNA 沒有傷害），但是，暴露在電磁波照射的大鼠卻都活得比較長壽。而義大利 Ramazzini 研究機構則針對 2,448 隻大鼠照射電磁波，也發現較多雄大鼠的心臟長了神經鞘腫、雌大鼠腦部長膠質瘤，以及不分雌雄，許多大鼠的心臟都發現神經鞘細胞增生（schwann cell hyperplasia）。

　　二個大型動物實驗的研究發現電磁波導致雷同的致癌現象，研究結果具再現性（reproducible）。難怪有聲音希望 IARC 對手機使用的致癌性重新做評估，建議考慮將分類從第二 B 類調升至第二 A 類。不過，至今幾個主要的機構，如美國 FDA、英國癌症研究機構，都認為最近的科學證據顯示：手機使用不會有健康的問題和致癌的風險，但也建議必須要持續監測科學的研究和公衛的資料。

　　IARC 前所長克里斯多・弗爾德（Christopher Wild）認為手機使用並不確定會增加罹癌的風險，但建議在觀察性研究指出的高使用量以及長時間使用的風險，對於學童及青少年健康的影響，是值得進一步研究的議題。

　　進入 5G 的年代，有關使用手機的致癌性、對健康的不良影響，這些議題肯定會延燒好一陣子，有待更令人信服的科學實證出現，才能為此議題下定論。倒是孩童及孕婦似乎應避免過長時間的接觸 3C 產品，好把時間留在關注母嬰、兒童的身心健康發展，以及良好生活習慣的養成上。此外，在開車、騎車、上下樓梯、走路時更要留意不使用手機，避免衍生意外。

游離性放射線

　　電磁波有其特有的波長、頻率或能量，電磁波圖譜由最高能量（高頻）電磁放射線的 X 光和 γ 放射線，它們具有足夠的光子能量，照射作用在生物系統，能產生分子的游離效應，破壞化學鍵，是屬於游離性放

射線（Ionizing radiation）；若電磁波的光子能量太低，不足以產生生物分子的游離效應，謂之非游離性電磁波（Non-Ionizing radiation）。以光子能量高低將電磁波分類，由高至低依序包括紫外線、可見光、紅外線、微波（Microwaves）、射頻（Radiofrequencies）、超低頻（Extremely low frequencies）。一般常用的二氧化碳雷射屬於紅外線範圍，手機屬於微波範圍，廣播屬於射頻範圍，核磁共振（MRI）檢查屬於超低頻範圍。具有游離性的放射線，除了電磁波中的 α 光和伽碼 γ 放射線外，尚有些粒子（Particles），如中子（Neutron, N）、電子（electrons，β particles）和氦原子核（α particles），這些粒子來自宇宙線（Cosmic rays）以及具放射線性的原子。

游離性放射線在醫療用途上，不只是影像檢查需要它，放射線的癌症治療更脫離不了它，然而游離性放射線猶如刀之二刃，對於人類的健康也有不良的影響，其致癌的特性更是令人心生畏懼。

1895 年威廉‧康拉德‧倫琴（Wilhelm Conrad Röntgen）發現 X 射線後不久，1902 年就有第一例因為放射線所引發皮膚癌的報告，放射線致癌的可能性也迅速受到關注。當時受到發現 X 射線的重大影響，居禮夫人（Madame Curie）開創放射線理論，進一步發明分離放射性同位素的技術，是史上第一次將放射性同位素用於治療腫瘤的先驅者，也推動放射線日後在醫療領域的應用。居禮夫人一生偉大成就至今仍為世人傳誦，她於 66 歲時因白血病辭世，其同樣專長於放射線研究的長女伊倫‧紐里奧‧居禮，59 歲時也死於與放射線致癌有密切關聯的白血病。

由第二次世界大戰期間廣島、長崎原子彈爆炸（1945 年）的倖存者、接受放射線治療後的病患、以及職業性放射線曝露工作人員的研究顯示，游離性放射線會增加罹患白血病、乳癌、甲狀腺癌、肺癌、多發性骨髓癌等多種癌症的風險。1986 年 4 月 26 日發生在烏克蘭北部車諾比（Chernobyl）核電廠的災難，對人類健康、自然環境，影響深遠，尤其是歐洲，該事件引起放射線曝露對人類健康長期最主要的影響是癌症的發生，

至 2006 年在歐洲該次意外後估計，災難當時小於 18 歲的民眾，有 6,848 位罹患甲狀腺癌（1991-2005 年），2019 年報告則上修至有 2 萬位民眾罹患甲狀腺癌（1991-2015 年）。IARC 也將游離性放射線列為第一類致癌物（Group I carcinogen）。

國際放射線保護委員會（The International Commission for Radiological Protection, ICRP）建議一般大眾每年的放射線曝露量上限為 1 毫西弗（mSv），相關職場的工作人員，5 年累積上限 100 毫西弗（mSv）。

至於長期暴露於低輻射線劑量的環境對人體的危害，甚至致癌的風險上，其實人類的經驗所知有限。2011 年 3 月 11 日，日本福島第一核電廠因地震引起設備損毀、輻射外洩，引發低劑量輻射線對人體健康影響的激烈討論，弄得災區民眾人人自危，人心惶惶。

隨著癌症存活者人數的邊增，癌症治療所帶來致癌的風險也愈受到關注。放射線治療和一部分的化學治療藥劑，都有可能誘發另一個新的癌症。我有位病人，46 歲的劉老師，5 年前因右耳耳鳴症狀，確診為早期鼻咽癌，接受放射線治療，治療後身體情況一直都很穩定，直到一個多月前開始出現頭痛症狀，頭頸部接受核磁共振檢查發現鼻咽的腫瘤，原本以為可能是鼻咽癌的局部復發，進一步的腫瘤組織切片病理檢查，才確定是骨癌，是另一個新的完全與原本的鼻咽癌不相關的二次原發性癌症，臨床上強烈懷疑可能與原本鼻咽癌的放射線治療的致癌性有密切的關連。

隨著多專科整合治療在癌症治療上愈來愈被重視，更多的病人會同時或依序接受化學與放射線治療，療效提升的同時，誘發另一個癌症的風險也相對地因加乘的作用而增加。罹患何杰金氏淋巴腫瘤的兒癌病患，接受化學治療再加上放射線治療者，比起只接受化學治療的兒童，成年後罹患癌症的機率也比較高。一般而言，兒癌接受放射線治療，誘發另一個癌症的標準化發生率為 5.2 - 6.38%，接受化學治療合併放射線治療，發生二次癌症的機率為 7 - 12%。放射線治療誘發的二次原發性癌症，依放射線照射的位置、劑量、

病患的性別、年紀有別，常見的甲狀腺癌、乳癌、腦腫瘤、骨癌、惡性軟組織肉瘤等，二次性癌症是癌症治療晚期後遺症中嚴重的問題。

　　放射線治療是癌症治療中很重要的利器，是很多的癌症治療中不可或缺的治療模式，但是放射線的致癌性又讓大家聽到放射線就心生恐懼，病人或民眾對醫院內的電腦斷層、核子醫學掃描或正子掃描等需暴露於放射線中的各種檢查，望之卻步，但是有必要的檢查還是不能因噎廢食。

　　經由人類遭遇原子彈爆炸、核電廠災難的事件，確實都可觀察到放射線致癌性的可怕，居禮夫人及其女兒也分別因血癌而過世，雖然不知其罹癌是否與他們從事輻射線相關工作有關，然而居禮家的這二位女性在放射線的致癌性上，是常被提及職業性癌症的實例。

■ 台灣地區十大癌症的危險因子及癌前病變 ■

表 5-3　台灣地區十大癌症的危險因子及癌前病變

肺癌的危險因子
抽菸；環境因素（二手菸、石棉、氡、廚房油煙、廢氣、金屬類（砷、鉻、鎳、鎘、鈹）、游離性輻射線、多環芳香烴、PM2.5 等空氣汙染）；家族病史；停經後荷爾蒙替代治療（雌激素和黃體素）；肺部纖維化；放射治療的病史；慢性阻塞性肺疾病
肺癌的癌前病變
肺腺癌：非典型肺腺性增生（Atypical Alveolar Hyperplasia） 肺鱗狀細胞癌：支氣管上皮異型增生

肝癌的危險因子
B 型肝炎病毒感染、C 型肝炎病毒感染；飲酒；抽菸、肥胖、嚼檳榔 代謝症候群、脂肪肝；受到黃麴毒素污染的玉米、花生、穀類； 其他原因之慢性肝炎、肝硬化
肝癌的癌前病變
肝臟腺瘤性增生（Adenomatous Hyperplasia）或異生性結節（Dysplastic Nodules）、非典型增生（Atypical Hyperplasia）

大腸直腸癌的危險因子
飲食（高脂、高熱量、低食物纖維、紅肉、加工肉製品；以及飲食生活歐美化，如常吃西式的速食品）；家族病史；身體缺少活動；肥胖；飲酒；抽菸；大腸發炎性疾病，如潰瘍性大腸炎
大腸直腸癌的癌前病變
大腸直腸腺腫性瘜肉

乳癌的危險因子
外在性雌激素使用（避孕使用、停經後荷爾蒙替代治療）；內在性雌激素暴露（未曾生育、早初經、晚停經、高齡產婦、未哺育母乳）；家族病史；年紀；飲酒；身體缺少活動；肥胖；抽菸；良性乳房疾病（Hyperplasia, Atypical Papilloma）；放射線治療
乳癌的癌前病變
零期乳癌（Ductal Carcinoma in situ, DCIS; Lobular Carcinoma in situ, LCIS）

胃癌的危險因子
幽門桿菌感染；抽菸；飲食（高鹽飲食、醃製食物、加工肉製品）；肥胖；胃部切除手術的病史
胃癌的癌前病變
萎縮性胃炎（Atrophic Gastritis）、小腸性化生（Intestinal Metaplasia）、異型病變（Dysplasia）、胃腺腫瘜肉（Gastric Adenomatous Polyps）
口腔癌的危險因子
抽菸；嚼檳榔；飲酒；人類乳突狀病毒感染（尤其是扁桃腺和舌底部的口咽癌）；慢性發炎；咬合問題（如牙齒常去咬到口腔黏膜）
口腔癌的癌前病變
口腔黏膜的白斑（Leukoplakia）、紅斑（Erythroplakia）、異型性病變（Dysplasia）

攝護腺癌的危險因子
年紀；飲食（高動物性脂肪、紅肉、乳製品、少蔬果）；抽菸；缺少身體活動；種族；地域；家族病史

攝護腺癌的癌前病變
攝護腺上皮內腫瘤（Prostate Intraepithelial Neoplasia）

子宮頸癌的危險因子	子宮內膜癌的危險因子
高危險性人類乳突狀病毒感染；初次性行為年紀輕；第一胎懷孕年紀輕；多位性對象；性病病史；抽菸；免疫抑制（HIV 感染、器官移植）	使用雌激素；使用 Tamoxifen（治療或預防乳癌）；肥胖；未曾生育；初經早、停經晚
子宮頸癌的癌前病變	子宮內膜癌的癌前病變
子宮頸上皮內腫瘤（Cervical Intraepithelial Neoplasia, CIN）	子宮內膜上皮內腫瘤（Endometrial Intraepithelial Neoplasia, EIN）、非典型內膜增生（Atypical Endometrial Hyperplasia）
食道癌（鱗狀細胞癌）的危險因子：	食道癌（腺癌）的危險因子
飲酒；抽菸；嚼檳榔；習慣高溫、熱燙飲食；多醃製食物，少新鮮水果；食道疾病，如原發性食道擴張症（Achalasia）	慢性食道逆流症；巴瑞特氏（Barrett's）食道炎；肥胖；飲酒；抽菸
食道癌（鱗狀細胞癌）的癌前病變	食道癌（腺癌）的癌前病變
食道上皮高度異型病毒（Esophageal High Grade Dysplasia）	巴瑞特氏（Barrett's）食道炎

胰臟癌的危險因子
抽菸；肥胖；缺少身體活動；飲食（紅肉、加工肉製品）；糖尿病；慢性胰臟炎；家族病史
胰臟癌的癌前病變
胰臟上皮內腫瘤（Pancreatic Intraepithelial Neoplasia）

◎ 您身邊有哪些致癌危險因子嗎？

　　癌症的危險因子造成危害，但導致癌症的形成並非一夕之間，通常是

一點一滴、終年累月逐漸成形，也因此讓我們有時間去導正、降低癌症的形成，在要形成之前去破壞它、或剛形成不久時就去摧毀它。

您身邊有哪些致癌的危險因子呢？可以矯正嗎？矯正這些因子能夠降低罹癌的風險嗎？

您身邊那些致癌的危險因子，除了矯正之外，要如何提防這些危險因子造成危害呢？

您有微生物駐紮在身體裡嗎？像是 B 型肝炎病毒帶原？B 型肝炎病毒慢性肝炎？C 型肝炎病毒感染？愛滋病毒感染？胃有幽門桿菌嗎？子宮頸有高風險的人類乳突病毒持續感染嗎？

您口腔內的舌頭或頰黏膜時常和牙齒有摩擦或被咬傷嗎？

您過著每天抽菸、飲酒、嚼檳榔的生活嗎？二手菸是您每天的威脅嗎？

您常喝很燙的湯或飲料嗎？

您常吃重鹹、醃漬食物、加工食物嗎？

您常吃紅肉、加工肉品（香腸、火腿、培根、肉鬆、肉乾）、速食嗎？

您常吃精緻食物、甜食、常喝加糖飲料嗎？

您的工作常是久坐、少動的嗎？

您每天的身體活動量足夠嗎？

您有例行的運動嗎？

您的體重多重？BMI 值有過重、或是肥胖嗎？

您有糖尿病嗎？

您的職場工作會時常接觸哪些物質呢？

您的家人、父母親的親戚、或祖父母親的親戚當中，有人罹患癌症嗎？是哪一種癌症呢？

■ 改變生活習慣攔截癌症上身 ■

◎ 攔截癌症，從生活細節做起

　　我們的選擇，決定我們一生的境遇；我們對生活型態、生活方式的選擇更影響著我們的健康。世界衛生組織（WHO）宣稱，21世紀對人類健康威脅最大的是包括高血壓、糖尿病、心臟血管疾病、癌症等的慢性疾病，皆與生活細節有關。

　　慢性疾病與我們的生活方式、生活型態有密不可分的關係，這個關係並非如微生物感染導致疾病般的直接和急性，而常常是經年累月累積後的影響。例如抽菸的人，也許從青少年時就開始抽菸，當時很難預見，那個拿起香菸的時刻，竟然會就此養成習慣，成為生活中擺脫不掉的一部分，抽菸導致的肺部疾病，賠上自己的健康，甚至於生命，雖然悔不當初，常為時已晚。酒癮以及經常咀嚼檳榔都是一樣的情形，我們對生活方式的選擇，乃至養成生活的習慣，和慢性疾病有極大的關聯。年輕時若讓菸、酒、檳榔成為我們的莫逆之交，等到20-30年後可能反遭逆襲，而危害我們的健康。千萬別為了享受當下的愉悅，而付出長期下來的健康消耗。

　　飲食習慣的養成也是一樣的道理，習慣要吃很多才會飽，才有飽足感的滿足和享受，一旦吃得不夠多，吃不飽，就會很難受，若養成習慣，成為生活舒適區（Comfort Zone）要改變就不是那麼簡單，尤其又加上上癮的因素，如香菸中的尼古丁和酒精，要一下改掉、戒掉長時間的生活型態，肯定不會是容易的事情。其實每天中午少吃半碗飯，一段時間後，讓自己晚上也不要吃得太飽，如此循序漸進，減少進食的分量，一、二週之後，胃就逐漸習慣不撐飽著肚子，慢慢變成一種健康習性。很重要的一點是，每當您要把食物拿起、塞進嘴巴之前，用一些腦筋，吃或不吃，選擇權都在您的腦袋裡。

　　培養優良的生活型態，包括習慣於避免有害身體的惡習，其實是非常簡

單、易行，且符合經濟效益的日常之舉。

◎ 決定、選擇要調整生活習性，操之在您，操之在我

　　換上布鞋、繫好鞋帶，開始動動，出去走走，不必跑得很快，動得很激烈，或是馬拉松般的勞累，逐步增加運動量、運動時間，很重要的是培養成習，讓運動成為生活的一部分，動得愈多，對身體的健康就愈有好處。運動也不是非得上體育館、健身房，在附近的學校、公園走走、跑跑、做做體操，也就達到運動效果，又能享受大自然的滋養帶來的身心舒暢感。

　　您可以選擇開車或騎摩托車，也可以選擇騎腳踏車或走路，您可以坐電梯，您也可以選擇走樓梯，節省能源又健身，一箭雙鵰，何樂而不為？缺的可能是恆心與毅力、及克服懶惰的習性吧！

◎ 飲食與癌症

　　進食是動物生命運作的本能，當然每個人的偏好選擇不同。進食除了維持身體的基本運作，「人如其食」、「病從口入」、「食藥同源」這幾句話便道出，我們的進食決定我們的身體、也影響我們的樣態和健康，同時也點出食物對身體的影響猶如兩面刃。

　　30 多年來有關飲食與癌症的研究，比起心臟血管疾病、糖尿病等其他生活息息相關的慢性疾病的研究，是少得多又來得慢。

　　現代人越來越著重「吃」，要如何吃出健康，要多吃什麼東西才能防止癌症及其他疾病，什麼食物容易致癌等等，都是社會大眾非常關注的話題。但是要研究某一種食物或營養對人體健康或是疾病的影響是非常困難的。原因是雜食性的人類，在飲食上有太多的干擾因素，且每個人的營養背景也有差異性，因此，在歐美的飲食、營養、生活型態和健康、疾病相關研究，著重在比較不同食物型態的效應差別：例如富含蔬菜、水果、魚類、植物油，少肉類、少動物性脂肪的地中海型飲食型態奉行者，通常也是較少抽菸、身

體活動多、肥胖少、生活型態較健康的族群，他們的心臟血管疾病和癌症的發生風險以及死亡風險都顯著減少。以下就幾種和一般人息息相關的食物種類與癌症預防的關係做介紹。

◎ 紅肉和加工肉製品

紅肉指的是牛肉、豬肉、羊肉等哺乳動物的肉，而加工肉製品包括：培根、火腿、熱狗、香腸、臘肉、肉乾、罐裝肉品、肉鬆等。

很多流行病學的研究指出，常常食用紅肉和加工肉製品，會增加罹患大腸直腸癌和胰臟癌的風險，男性較女性更明顯，而常常食用加工肉製品也會增加胃癌的罹患。

紅肉在高溫處理下，會產生異環胺（heterocyclic amines）和多環芳香烴（polycyclic aromatic hydrocarbons），二者都是會破壞 DNA 的致癌物，與大腸直腸癌和胰臟癌的致癌有關；另外，紅肉裡的脂肪，會刺激膽汁酸的過量產生，在大腸、直腸裡能引起細胞的增生，和大腸直腸癌的致癌有關。

添加亞硝酸鹽（nitrite）的肉製品含有亞硝基化合物（N-nitroso compounds），會導致罹患大腸直腸癌、胃癌、和胰臟癌的風險。在大腸直腸裡，亞硝酸鹽的鹼性會促進 DNA 的破壞；在胃裡，亞硝酸鹽和胃酸交互作用，產生致癌的亞硝基化合物，且加工肉製品一般含鹽量高，屬於高鹽食物，會更惡化幽門桿菌引起胃癌的致癌性。

IARC 將紅肉歸為第二 A 類致癌物質，而加工肉製品的致癌風險更高，為第一類致癌物質。

◎ 糖分攝取與癌症

現代人注重養生的人口越來越多，如何維護身體的健康，低糖飲食、低碳水化合物、乃至於無糖飲食是很常被提及的議題，在減重的族群裡幾乎是基本的信念。糖類與癌症的相關性也是相當熱門的話題，常聽到糖能致癌、

糖會讓癌細胞長得比較快，因此擔心罹患癌症、擔心癌症復發、焦慮癌症惡化的病人，採取限制飲食方法如：低糖、無糖飲食、或間歇性斷食，似乎是癌症病人中常聽到、耳熟能詳的日常保健做法。但是癌症病人接受治療期間，有足夠均衡的營養將有助於身體的康復，若在飲食做限制、減少碳水化合物的攝取，相對的身體必要的維生素和優質纖維就會隨之減少，加上治療期間可能導致病人體重減輕、營養補充不足、對身體添增壓力，此時若過度限制飲食、營養不均衡，也會不利於身體的復原。

從體外癌細胞株的研究發現，癌細胞消耗糖的能力為正常細胞的好幾倍，癌細胞需要高量的糖類來驅動細胞快速成長，然而並沒有足夠的證據說明糖類能直接增加罹癌的風險，也沒有證據說明低碳水化合物、低糖或無糖飲食會降低罹癌的風險、增加癌症病人的存活。

糖與癌症的關係，一般認為是間接的效果。高卡路里的飲食、過量糖類，會造成體重上升、過重、肥胖，增加罹癌及其他慢性疾病的風險。糖類能增加血液中胰島素類的荷爾蒙，脂肪細胞也會分泌多量的雌激素，他們能刺激某些癌症的生長。肥胖猶如身體處於慢性發炎的狀態，脂肪細胞會分泌發炎蛋白 Adipokines，它會破壞細胞中的 DNA，是滋養癌症的有利環境。肥胖在世界上不少國家已被認為是僅次於抽菸之後，第二大的致癌原因。

升糖指數（Glycemic Index, GI）是指吃進去的食物，短時間內（食後 2 小時）造成血糖上升的速度。高 GI 的食物，吃了後血糖上升較快，GI≧70 是屬於高 GI 的食物，介於 56～69 之間屬於中等 GI 食物，≦55 則屬於低 GI 食物。而升糖負荷（Glycemic Load, GL）是指吃進食物短時間內血糖上升的負荷量。GL 的算法是食物的升糖指數乘以該食物中糖類的份量。GL≧20 是為高 GL、介於 11～19 之間屬於中等 GL、≦10 則屬於低 GL 食物。

最新有關 GI/GL 與癌症風險的相關性統合分析指出，高 GI 食物相較於低 GI 食物會有稍微提升罹患大腸直腸癌、腎臟癌及膀胱癌的風險，而高 GL 食物會增加罹患子宮內膜癌的風險。

以研究飲食營養、身體活動及體重與癌症關係著稱的美國癌症研究協會（AICR），於 2013 年發表高 GL 食物會增加罹患子宮內膜癌的風險，該機構於 2018 年的發表（每十年修訂一次）中，也再次強調高 GL 食物增加罹患子宮內膜癌的風險。從罹癌的病人，確實也已觀察到飲食對於癌症復發的影響。以大腸癌來說，是西式飲食為主，即主食是脂肪、紅肉、碳水化合物及高糖甜點類的病人，比起非西式飲食的病人復發率和死亡率較高。而對於過重、肥胖的大腸癌病人，高 GL 的飲食會提升癌症復發的風險。

均衡的飲食、控制適當的體重、調整生活型態，主要是融入日常習慣的養成和維持，但並不是禁止到什麼都不能吃，以糖類而言，不要養成每天吃或常常吃高 GI、高 GL 食物的習慣，若是偶爾嘴饞小解、或留給特別的節日才吃，如此兼顧生活情趣、偶爾為之的吃法並無不可。

◎ 素食

素食者（Vegetarians）是指每月肉類攝取少於一次的人，其中全素者（vegans）不食用動物性食物，半素者（semi vegetarians）對肉類每月攝取一次以上，每週少於一次；海鮮素者（Pesci vegetarians）只吃魚、海鮮，每月攝取一次以上，但不食用肉類；非素食者（non- vegetarians），每週食用肉類一次以上。

有關素食與癌症關係的研究發現，素食者和全素者的癌症罹患率較非素食者低，尤其是全素者更為明顯。而另一個統合分析的研究顯示，在女性的乳癌和男性的攝護腺癌上面，半素食者和海鮮素者與非素食民眾的罹患率相似，而大腸直腸癌的罹患率卻較非素食者明顯降低。這些研究結果告訴我們，降低肉類的攝取可以減少罹患癌症的風險。

◎ 大豆與癌症

營養均衡的飲食富含蔬菜、水果、全穀類、豆類，這樣的飲食搭配是一

般民眾和癌症體驗者有益健康的選擇。然而大豆及其製品如豆腐、豆漿、味噌，癌症患者到底能不能吃？眾說紛紜、見人見智。有不少癌症病人，尤其是乳癌病友圈廣為流傳，豆類製品絕對碰不得，也有部分病人認為吃了也無妨。大豆及其製品一直都是東方飲食重要的部分，與我們的生活息息相關，豆類製品因為富含異黃酮，因此大豆對於癌症病人有害？有益？一直是癌症病人，特別是乳癌病人很關注的議題。

有關大豆在癌症病人尤其是乳癌病人，或是在癌症病人要少吃或禁食的傳言，主要是來自鼠類動物實驗的研究。餵食高劑量的異黃酮（Isoflavones）化合物（一種植物性雌激素），會增加鼠類罹患乳癌的風險，且能刺激鼠類荷爾蒙接受體陽性乳癌的生長。而大豆是植物中異黃酮含量偏高的植物，因此會有這類的聯想。

人類處理代謝異黃酮有別於鼠類，而在人類的研究上，食用較多大豆製品的婦女罹患乳癌的風險較低，尤其是亞洲婦女；截至目前也無證據指出使用大豆類製品會增加乳癌病人復發的危險；而且乳癌的病人在定期服用抗荷爾蒙藥物治療同時食用大豆類製品，並無任何有害的交互作用。此外，對於荷爾蒙關係密切的攝護腺癌病人，食用大豆類製品也沒有證據指出有害處。醫學常常不是推論說了算，還是要有真實的證據才能告訴我們事實。

至於異黃酮化合物，美國癌症協會的營養學專家馬克・麥卡洛（Mark McCullough）則提出不同看法，他認為除非有更多的研究證實異黃酮化合物補充品對於癌症病人的安全性，否則他不贊成癌症病人服用這類化合物補充品。

大豆富含優質的蛋白，是全蛋白，提供所有必要的氨基酸、又容易消化，而且富含纖維、多元不飽和脂肪酸，大豆食物是健康、安全的，一般的民眾、癌症病人、乳癌病人皆可安心食用。

◎ 維他命 D 與癌症

　　維他命 D 是脂溶性維生素，身體中維他命 D 的主要來源是陽光中的紫外線 β 輻射線照射皮膚所產生，一部分來自食物的攝取（主要是魚類），維他命 D 經肝臟和腎臟的代謝，轉化成具生理活性的維他命 D，其傳統的生理功能主要是維持鈣、磷代謝的平衡，以及骨骼的健康。雖然身體許多細胞系統都有維他命 D 的接受體，不過維他命 D 在非骨骼系統的真正生理角色和重要性尚未完全釐清，有很多研究持續投入探討維他命 D 在預防心臟血管疾病、糖尿病、老人失智症、癌症等疾病的可能性。

　　在體外細胞株和動物實驗的研究發現，維他命 D 具有抗細胞增殖、抗血管增生、促進細胞凋零、抗發炎及免疫調節的效果。而流行病學的研究也顯示血中維他命 D 濃度較高的民眾，罹患大腸直腸癌、乳癌及攝護腺癌的風險較低。流行病學的研究結果通常只說明其關聯性，並不意味著其間存在著因果關係。血中維他命 D 濃度較高的民眾，有可能身體活動量高、體重適中的比例較高，或其他因素讓他們較不易罹患上述癌症，而非是維他命 D 的關係。

　　由觀察性的研究發現，血中維他命 D 濃度低的人比濃度高的人較容易罹患癌症，這不表示維他命 D 太低會致癌，也不表示補充維他命 D 可以預防癌症。

　　我們的生活環境和生活形態會影響我們血中維他命 D 的濃度。有些人的生活環境和生活型態讓他們比較不會罹癌，或許也讓他們維他命 D 濃度偏高，不過，較不容易罹癌的人，常常是受到優質生活環境和健康生活型態的影響，而與維他命 D 無關。不少人以為從營養補充品攝取維他命 D 可以提升血中維他命 D 的濃度，然而這種人工的做法，與從陽光、飲食中自然地吸收攝取而提高血中維他命 D 濃度，是完全不一樣的效果。

　　雖然在一些觀察性的研究中發現血中維他命 D 的量與癌症病人的預後有關，而且在細胞分子上的研究也建議維他命 D 可能有抗癌的作用。然而

要了解維他命 D 在癌症預防和治療上，是否具有其角色，需要透過大型、中立、公正的臨床試驗才能引領我們探究事情的真相。

日本曾針對 417 位接受手術治療後的消化道癌症病人，進行一場臨床試驗中，將病人隨機分配為實驗組（每天服用 2000 IU 的維他命 D3）與對照組（服用安慰劑）進行存活時間的比較，發現無論是整體存活時間、或是癌症無復發的存活時間，服用維他命 D3 的病人和服用安慰劑的病人之間並無統計上的差異。另一篇同時發表在 JAMA, April 9, 2019 的美國研究報告，針對 137 位正在接受化學治療的轉移性大腸癌病人進行分組，一組服用高劑量維他命 D（每天 4000 IU）、另一組服用標準劑量（每天 400 IU），結果發現二組在癌症無惡化的存活時間以及整體存活時間並無統計上的差異。

這兩篇發表在美國醫學會雜誌（JAMA, 2019）的研究指出，維他命 D 對於癌症病人並無明確的益處，無論在預防復發或併用緩解性化學治療上的助益，都未受證實。

VITAL（Vitamin D and Omega-3 Trial）臨床試驗是美國國家衛生研究院（NIH）贊助的針對中年及老年人進行的大型研究，結果指出：維他命 D3 營養補充品並不能降低罹患癌症以及心臟血管疾病的風險（新英格蘭醫學雜誌，2019）。美國臨床腫瘤醫學會（ASCO）公布 2020 年臨床癌症進步（Clinical Cancer Advances, 2020）的年度報告，就將這篇「維他命 D3 不能降低罹癌風險」的研究發表納入該年報中，雖然該研究結果是否定維他命 D3 的角色，但仍被 ASCO 視之為癌症預防的進步。截至目前為止維他命 D 在癌症的預防與癌症的治療上，並沒有強而有力的證據顯示其有效性。

◎ 咖啡

喝咖啡已經是很多民眾生活的一部分，經常飲用咖啡對健康的影響也是大家關心的議題。對於喝咖啡上癮的人，白天來一杯咖啡，就像是插頭插上電，精神抖擻。沒有了咖啡好像少了什麼，腦袋無法思考。不少研究也指

出咖啡能降低罹患糖尿病、中風、巴金森氏病、老年失智的風險，改善憂鬱症、氣喘病的症狀。

IARC 在 1991 年將咖啡歸在可能的致癌物第二 B 類（Group ⅡB），主要是早期一些流行病學研究發現咖啡和罹患膀胱癌有正相關。然而新的證據顯示：咖啡和膀胱癌的關聯性是受到其他風險因子，如：抽菸的影響，而且咖啡不會增加罹患乳癌、攝護腺癌的風險，反而喝咖啡的人在肝癌、子宮內膜癌的風險降低。IARC 在 2016 年將咖啡的致癌性降到第三類（Group 3），亦即致癌性無法分類，表示依現有的科學資料不能為咖啡是否致癌下結論。

咖啡與癌症發生的關聯方面，日本厚生勞動省為期十年的追蹤調查研究顯示，有喝咖啡的民眾，肝癌的發生率較低，但是同樣具有咖啡因成分的綠茶就沒有這種關聯性。除了肝癌之外，罹患子宮內膜癌的風險也較低，女性的乳癌和大腸癌與男性的攝護腺癌和胰臟癌風險也有下降的傾向。

而世界癌症研究基金會/美國癌症研究協會（WCRF/AICR）認為極可能的證據顯示喝咖啡能降低罹患肝癌、子宮內膜癌的風險，且不管有無咖啡因，都同樣有效。倒是最近有關咖啡會增加罹患肺癌風險的觀察性研究報告（而且對不抽煙的族群也有雷同的風險），是值得繼續關注的議題。

◎ 超過 65 ℃的高溫熱飲

2016 年 IARC 將超過 65 ℃的熱飲歸類為第二 A 類（Group ⅡA）極可能致癌物，指出高溫度的熱飲與某些地區的食道癌有密切的關聯。大部分國家的民眾喝茶、喝咖啡，飲料溫度少有高溫，中亞、南美、東非有部分地區的民眾則習於高溫熱飲，像是伊朗人喝茶、南美地區民眾喝瑪黛茶（Mate tee），溫度常在 70 ℃以上，太高溫的熱飲會引起食道黏膜的溫度傷害而導致癌症生成。瑪黛茶如果是冷喝就被歸屬致癌第三類：無法分類。茶本身並非致癌物，是喝下去的溫度太高惹的禍。

◎ 蔬菜和水果

多吃蔬菜水果，常保健康，這是現代人崇尚的飲食觀念。談到蔬果與癌症預防的關係，30多年來許多學者投入有關蔬菜水果的攝取與降低罹患癌症風險的相關研究，在口腔癌、咽喉癌、食道癌、肺癌、胃癌、大腸直腸癌，蔬果的攝取能較明確的避免罹癌的風險。健康的飲食應包括適量的蔬菜水果，幾乎所有癌症團體也都大聲疾呼多攝取蔬菜水果以避免癌症上身。

很多研究也證實地中海型飲食型態（注重較多量的蔬菜、水果、豆類、豆莢類、全穀類、單元不飽和脂肪酸、魚類，以及較少量的乳製品、紅肉、加工肉類製品）比起其他飲食型態，在乳癌、大腸直腸癌、胃癌、肝癌、子宮內膜癌和攝護腺癌的罹患比率都有很顯著的下降，但是如果把個別的食物分開來看，就沒能觀察到降低風險的效果。可見地中海飲食型態的癌症預防效果，應是由於其中各種食物加總食用的整體加乘效果。

每一種蔬菜、水果裡的成分肯定有不少抑制癌細胞形成、抑制癌細胞成長的效果，但是在人體的臨床研究上很難得到印證。蔬菜、水果、全穀類在降低癌症風險上比較清楚的機轉是：增加蔬菜、水果、全穀類攝取的同時，也能增加飲食裡的水分和纖維，而飲食裡的水分和纖維增加會促進飽足感，飽足感增加就可能減少過量的熱量攝取、節制其它不良食物的食用，此外，高纖維飲食能縮短食物在大腸內逗留的時間，減少大腸和排泄物內可能致癌物的接觸，經過這一連串的效應而降低大腸直腸癌的風險。

然而對於有體重過重、肥胖、糖尿病、高血脂症（triglyceride，三酸甘油脂，中性脂肪）的民眾，要留意限制澱粉類蔬菜、高甜度與高 GI 水果的攝取。

◎ 身體活動面面觀

運動應該列為整體癌症照護中必要的一環，它可以協助病患克服無力、倦怠、噁心，恢復肌力、體能和生活品質，減少治療的副作用，而且精神上

也較能改善病人的負面情緒，協助回復病人的自尊和自信。

運動對於乳癌和大腸癌的病人，也應被視為做完所有應該做的抗癌治療過程必須要做的輔助性功課，對於抑制癌症的復發也有預防的效果。比較溫和的身體活動如散步、太極、瑜珈等也能幫助我們在治療中和治療後減輕倦怠感，改善睡眠的品質和整體的生活品質，真正能放鬆自己肉體和精神，對於很多癌症和治療癌症所引發的症狀有緩和的效果。

研究也指出，從事有氧運動如快走、慢跑、騎腳踏車、打網球、游泳等活動，每周至少 3 小時，有助於降低攝護腺癌病人的死亡率。

對於罹患低風險攝護腺癌，只接受積極的監測追蹤但並未接受治療的病人，身體活動似乎會影響攝護腺癌細胞動力循環途徑，及 DNA 修復途徑的基因表現，此可能與運動能預防攝護腺癌的惡化有關。

有規律的身體活動，包括運動，是維持健康、促進健康很重要的生活習慣，它可以降低心臟血管疾病、腦中風、高血壓、糖尿病、高血脂、代謝症候群、肥胖、骨質疏鬆、憂鬱症的風險。

對癌症的預防而言，養成規律的身體活動，可以有助於控制體重、降低肥胖，減少與體重過重、肥胖相關的癌症，包括食道腺癌、胃癌、大腸直腸癌、乳癌、子宮內膜癌、腎臟癌、膀胱癌。而增加身體的活動量，能刺激胃腸排空、減少便秘，降低大腸直腸癌的風險，且對體內荷爾蒙發生影響，可減少罹患乳癌的風險。

生病情緒低迷時，走向戶外，接觸陽光和大自然，不只是讓心情愉快，陽光刺激腦內神經傳導物質血清素的分泌，也有助心情開朗、放鬆腦部和身體的緊張、降低焦慮和憂鬱的氣氛。常常曬曬太陽也能協助體內生理時鐘的調整，對睡眠也有幫助。而陽光賜予的維他命 D 能活化骨骼的代謝、預防筋骨的衰退。

癌症體驗者在治療當中或治療後，規律的身體活動有助於體力的恢復、維護肌肉骨骼的健康、減緩焦慮和憂鬱的症狀、改善健康相關的生活品質。

藉由維持適當的體重，調整體內荷爾蒙、降低慢性發炎，且能減少腫瘤的血管增生，被證實能減少或延緩乳癌、大腸直腸癌及攝護腺癌的復發和死亡。

癌症病人在積極接受抗癌治療期間，有兩個看不見的副作用，即睡眠障礙與休息也沒辦法消解的疲憊，對病人造成身心上很大的困擾，對於生活品質的影響更是不在話下。睡眠障礙和疲憊可能來自於對疾病的擔心，也可能是疾病和治療引起的不適症狀，當然疾病和治療本身也可能直接導致。然而隨著治療結束，有不少癌症體驗者仍然為睡眠問題和揮之不去的疲憊所苦。睡眠障礙和疲憊對於癌症病人會引起嚴重的問題，如生活品質低下、憂鬱、沒辦法做好每天例行的工作。有這樣困擾的朋友，不妨試著透過規律的身體活動，看看能否改善睡眠品質、減緩睡眠障礙以及惱人的疲憊。

依美國運動協會的建議，至少每天有 1 小時的中等強度（如快走）的身體活動。日本厚生勞動省於 2013 年提出促進健康的身體活動標準：18 至 64 歲，每天走路 1 小時，加上每週有 1 個小時流汗或有點喘的身體活動；65 歲以上者，每天至少有 40 分鐘的身體活動。當然這些建議都是針對身體狀況正常的人，癌症體驗者則依自己體能狀況適度的調整。

如果平常就是運動不足、或者從事身體活動量少的坐立工作者，請開始穿上您的運動鞋，每天從至少 10 分鐘的身體活動做起，再漸進酌量增加、養成規律身體活動的習慣。對於罹患癌症的體驗者，增加身體活動量、養成有規律的身體活動或運動，是醫師一定要開立的處方籤。

◎ 肥胖與癌症

減重是社會上極受關注的議題，歷久不衰，流行的減重方法推陳出新，常引起一陣旋風。減重熱衷者絕大多數著眼於美觀，希望能有更窈窕、更漂亮的身形。當然其中不乏完全沒有肥胖，甚至連過重都談不上的人。也有不少人只是感覺身體某個部位似乎多了塊肥肉，欲去之而後快而已。然而肥胖與身體健康的關聯，大家反而沒那麼在意。

您是屬於體重過重、或肥胖的族群嗎？最簡單評量是否過重或肥胖的方法是，計算您的 BMI（Body mass index，身體質量指數）。計算公式很簡單，體重（公斤）除以身高（公尺）、再除以一次身高（公尺），得出來的數值就是您的 BMI。依國際標準，BMI 如果落在 25-29.9（公斤/公尺^2）之間，表示您是屬於體重過重的族群；如果 BMI≧30，表示您已入列肥胖之流。BMI 在 30-34.9 之間，屬於一級肥胖；在 35-39.9 之間，屬於二級肥胖；BMI≧40 者，為三級肥胖，已屬於過度肥胖或病態性肥胖，引起疾病的風險當然就更高。而亞太地區民眾在較低體重時，比起西方人似乎就容易有血糖和血脂肪異常的風險，因此亞太地區體重過重和肥胖的定義就有別於國際標準。在台灣，BMI 介於 24-26.9 之間為體重過重；27-29.9 之間為輕度肥胖；30-34.9 之間為中度肥胖；35-39.9 之間為重度肥胖；BMI 如果 ≧ 40，則屬於病態性肥胖。

腹部脂肪組織被認為是內臟脂肪組織的代表，通常是測量腰圍、或腰圍與臀圍比，縱使體重及 BMI 在正常範圍內，腰圍的粗細也與罹患糖尿病和心臟血管疾病的風險有關。

體重過重和肥胖的盛行情況，區域別差異很大，2016 年美國高達 65%，台灣約 45%，而鄰近同屬亞太地區的日本只有 24.7%（肥胖 4.3%）左右，是世界最瘦的國家之一。在已開發國家肥胖有逐漸攀升的趨勢。以美國為例，1960 年早期成年肥胖比例，男性是 11%、女性 16%；而 2016 年，男性竄升到 38%，女性則達 41%。由於過重和肥胖對民眾健康帶來極大的威脅，如何調整生活型態、降低肥胖盛行率，是不少國家公共衛生政策上很重要的課題。

體重過重和肥胖對健康的危害、添增疾病的風險，民眾或多或少有些概念，但絕大多數的人並不是很在意。與肥胖相關的疾病還真不少，主要包括：心臟血管疾病（如高血壓、冠狀動脈疾病）、內分泌系統異常（如糖尿病、血脂異常、代謝症候群、多囊性卵巢症候群）、消化系統異常（如食道

逆流、非酒精性脂肪肝、膽結石）、退化性骨關節炎、尿酸過高、痛風、睡眠呼吸中止症、腦中風、憂鬱症等。

體重過重和肥胖會增加罹癌的風險，是一般民眾相對上比較陌生的觀念。諸多流行病學的研究都提供強而有力的證據，顯示肥胖會增加食道癌（腺癌）、大腸癌、胰臟癌、停經後婦女的乳癌、子宮內膜癌、腎臟癌、膽囊癌、黑色素瘤、卵巢癌、甲狀腺癌、惡性淋巴腫瘤、多發性骨髓癌、及白血病等 13 種癌症的風險。在美國，癌症的成因中有 8% 與肥胖有關；癌症死亡的原因上，肥胖占 7%；近年上升顯著的年輕族群大腸直腸癌罹患率，也被認為是年輕族群肥胖率的攀升所造成的。

肥胖在癌症中扮演的角色，在飲食控制的介入及減重手術的研究得到佐證。減重手術後，癌症罹患率有顯著的下降，尤其是荷爾蒙相關的癌症，像是乳癌、子宮內膜癌和攝護腺癌，罹患率下降更為顯著。北歐五國肥胖手術群組長期的調查研究也發現，確實減重手術能降低心臟血管疾病、糖尿病、及癌症的死亡率，但是要留意的是自殺率卻有顯著的增加。

為何肥胖會與癌症扯上關係呢？

常被提及的可能原因包括：

一、脂肪組織會產生如雌激素、胰島素等刺激癌細胞生長的荷爾蒙。

二、肥胖猶如慢性發炎，有利於癌細胞的形成。在一項老鼠的實驗中發現，在「老又肥」的老鼠身上，腫瘤長的最大、最凶惡；在「老又瘦」的老鼠身上，則較不易長成腫瘤。

三、脂肪組織分泌 Leptin，除了讓我們有飽足感，它也能增加腫瘤的幹細胞、促進腫瘤的生長和擴散，也被認為是導致乳癌對化學治療出現抗藥性的幫兇。

四、癌症所有特徵（Hallmarks）都受肥胖影響。

五、肥胖改變身體的微生物群（microbiome）影響致癌物的代謝和發炎

反應。

　　過重和肥胖在癌症成因上的份量，男與女有別，依 2012 年 GLOBCAN 計劃的估算，在美國過重和肥胖佔癌症份量的比例，男性約 3.5%、女性則為 9.5%；在癌症分類別上也有很大的差異，與過重和肥胖比較密切的是，男性為食道腺癌（44%）、女性為膽囊癌（54%）。

　　肥胖對於已罹癌病人的衝擊，比較清楚的是，肥胖會影響乳癌病人的預後，而且減重、維持適當的體重能有效降低乳癌的復發。過重或肥胖的影響，於乳癌體驗者併發淋巴水腫比例較高，在男性攝護腺癌術後的尿失禁狀況也較多；第二、三期的直腸癌，過重或肥胖者局部復發的比例較高；多發性骨髓瘤病人最胖的族群較體重正常者，死於疾病的比例增加五成。

　　肥胖與癌症絕大部分的研究是針對乳癌、大腸直腸癌和攝護腺癌的體驗者。體重過重或肥胖對於癌症體驗者會影響他們的生活品質、癌症的復發、癌症的進展和癌症病人的預後。對於癌症體驗者，維持在適當的體重是很重要的任務。

　　肥胖是一種慢性疾病，一種生活形態的疾病。撇開美的觀點不談，治療肥胖的目標，在醫學上是改善與肥胖相關共病的狀況，以及減少將來併發共病的風險。當然不能只單獨依循 BMI 的數值，以為超過標準就要治療，只看 BMI 並不能區別體脂肪率（Fat body mass）和淨體重（Lean body mass，是指去除脂肪重量後的體重，又稱去脂體重或瘦體組織）。有些人雖然看似肥胖，但是體脂肪率低、或淨體重（Lean body mass）高，在身體代謝上是健康的，這類的肥胖矛盾（或稱肥胖悖論，Obesity paradox）是常被提及的例子。

　　當然如果病人已併發共病，或在減重介入上能得到對健康的益處，採取積極的治療手段就無庸置疑。肥胖的臨床治療要從了解病人生活形態、病史、身體檢查和檢驗檢查的結果，以及病人的期待、偏好、和是否準備好改變生活形態的意願著手，進一步達成具醫病共識、可行的治療計劃。

肥胖的治療一般都是透過生活型態的調整（包括飲食治療、身體活動治療），臨床上常見的方式還有藥物治療、減重手術、胃內置入可充氣的氣球、服用後會在胃裡形成水凝膠的藥物，可依 BMI 風險的層級和病人的偏好來選擇適當、可行的治療方式。設定減重目標首重務實、能達成，通常是建議 6 個月內減掉 8-10% 的體重。此外，肥胖治療的副作用、安全性、及可持久性，都是擬訂治療計畫時的重要考慮。

　　調整生活形態、改變生活習慣、跨出舒適圈，並不是一件容易的事。一旦下定決心要做出改變，接下來的生活便進入一場意志與毅力的考驗賽。我的建議是，以前看見食物、聞到食物香，馬上反射性就要動口入胃的習慣，此刻起，見到食物第一時間就得切換為「封口、棄食」模式，接著思考現在是否是用餐時間？我要吃多少份量？進食時最好能專心，避免因分心而過量多食。起先的幾個星期必然辛苦、心腦時常拉鋸，待新習慣逐漸養成，也就成功踏穩減重最困難的第一步了。當然，減重的人都知道飲食定時、少量、讓身體多活動是基本原則。除了網路上豐富的資訊可供參考，必要時上醫院掛家醫科或減重特別門診做諮詢也是愈來愈普遍的作法。

■ 癌症不會遺傳，但易罹患癌症的基因異常會遺傳 ■

　　癌症依發生的情形可分成三種類別：偶發性癌症（sporadic cancers）、家族性癌症（familial cancers）、和遺傳性癌症（hereditary cancers）。癌症中偶發性癌症最常見，佔八成以上，家族性癌症約 15%，而遺傳性癌症佔癌症中 5-10% 左右。

◎ 家族性癌症並非一定來自遺傳──曝露在相同的致癌環境

　　有位病患小萍，她的媽媽因 B 型肝炎病毒帶原引發肝癌過世，大哥也因同樣的病離開人世。同樣有 B 型肝炎病毒帶原的小萍相當緊張，每隔半年就

到醫院接受一次腹部超音波檢查。在某一次的檢查中，小萍發現肝臟有個 1 公分的腫瘤，半年後再去檢查，已經長成 2 公分，由於媽媽和哥哥因肝癌相繼離世，讓她有一種「原罪」感，認為自己的病不可能會好起來，乾脆不要治療，這其實是錯誤的觀念。

從這個案例來看，很明顯的家族病史，會讓我們聯想到遺傳的可能，但事實不然，罹患肝癌的家族史是因為這幾位家庭成員都是 B 型肝炎病毒帶原（生產時發生垂直感染），之後才引發肝癌的產生，並非肝癌直接由母體遺傳至下一代。

另外，也有不少患者本身有口腔癌，一問之下，發現他們的爸爸、叔叔也都罹患口腔癌，患者誤認為這是遺傳的癌症，事實上整個家族的人都有吃檳榔、抽菸、喝酒的習慣，等於曝露在相同的致癌環境中，才是關鍵原因。即使治癒，日後繼續維持這些壞習慣，第二個口腔癌、咽喉癌或食道癌仍然會再找上門！

在台灣，早年自來水尚未普及的年代，地下水是民眾的主要飲水來源，有些地區，尤其是西南沿海，飲用的地下水中砷（Arsenic, As）濃度較高（飲水中的砷是 IARC 列為第一類致癌物，會導致人類皮膚癌、膀胱癌和肺癌），被認為是末梢血管疾病烏腳病的主要成因。在烏腳病流行區，癌症的盛行率也高，尤其是皮膚癌、膀胱癌、肺癌等，飲用同樣水源的居民和家庭成員，都暴露在同樣的致癌物中，發生家庭群聚的癌症就可想見。隨著生活環境的改善，在台灣，飲水中砷汙染致癌的流行已走入歷史。

◎ 癌症遺傳來自基因突變

在歐洲的瑞典、荷蘭和丹麥三個國家，曾針對 44,788 對雙胞胎進行有關癌症遺傳的研究，研究發現，其中有 10,801 位被診斷癌症，這些癌症類別包括何杰金氏病、淋巴腫瘤、唇癌、口腔癌、咽癌、甲狀腺癌、腎癌、骨癌、軟組織惡性肉瘤等九種癌症疾病，同卵雙胞胎間並未罹患一樣的癌症；而在乳

癌、大腸直腸癌和攝護腺癌項目中，75 歲前發生同樣癌症的機率，異卵雙胞胎或一般的兄弟姊妹為 3%-9%，而同卵雙胞胎為 11-18%。由歐洲三國雙胞胎的調查研究發現有些癌症如乳癌、大腸癌、攝護腺癌等，或許有某種程度的比率與遺傳有關。

雖然癌症不會經由遺傳產生，但會經由「生殖細胞基因的突變」遺傳給下一代，讓後代罹患癌症的機率遠較一般人高。

1994 年，Mary Claire King 發現了乳癌抑癌基因 BRCA1 及 BRCA2，顯示如果基因發生突變，罹患乳癌或卵巢癌的機率就大幅增高。根據統計，倘若家族中有人得到乳癌，一等親中的女性如果有 BRCA1 的突變，80 歲前得到乳癌的機率高達 72%、得到卵巢癌高達 44%；而帶有 BRCA2 突變者，80 歲前得到乳癌的機率為 69%，卵巢癌則約 17%。

蘇·弗里德曼（Sue Friedman）是位獸醫師，她在 33 歲（1996 年）時確診乳癌，有個一歲的孩子，正準備要有另一個孩子。她沒有家族癌症史，上下二代的家屬中只有她罹患乳癌，當時並沒有做遺傳癌症基因檢測（美國 BRCA 1、BRCA 2 遺傳基因突變檢測於 1996 年開始）。

1998 年她乳癌復發，遺傳諮商師告訴她有遺傳基因 BRCA2 突變，是來自父親的遺傳。在化學治療結束後，她毅然決定割除剩下的乳房和兩側健康的卵巢。除了焦慮癌症的復發，也苦於外科性停經（摘除兩側卵巢）後的不適感，常在工作和陪伴小孩時感到疲累。

1999 年弗里德曼創立 FORCE 基金會，致力於改善遺傳性癌症的病人和他們家人的生活，基金會成立四年後，她放下獸醫工作，成為基金會全職的執行長，基金會也從只服務 BRCA 1、BRCA 2 突變的遺傳性乳癌及卵巢癌症候群（Hereditary breast and ovarian cancer syndrome）的病人，擴展至胰臟癌、攝護腺癌、大腸直腸癌、子宮內膜癌等具有癌症遺傳性基因突變的病人。基金會的宗旨是「沒有一個人得要孤獨承受遺傳性癌症」。

遺傳性癌症基因檢測確定遺傳性癌症症候群的診斷，它改變了癌症的篩檢、預防和治療，病人因此得以接受個人化的醫療照顧。

◎ 易罹患癌症的基因異常會遺傳

癌症本身不會遺傳，但是比較容易罹患癌症的基因異常會遺傳，是先天的，來自父親或母親，在受精卵時就已存在，身體所有的細胞都傳承這個異常，而有這種基因異常的人，比較容易得到癌症，稱之為遺傳性易罹患癌症症候群的人。目前因為基因異常的遺傳導致的癌症，一般不是很常見，約占癌症中的 5-10％。帶有這個遺傳基因異常的家人，罹患癌症的機率就高於平常人，遺傳性癌症基因檢測，往往可以發現病人或其他家庭成員中，哪些人是具有遺傳性癌症的基因異常，並可試圖透過預防措施來改善，以避免癌症的嚴重後果。帶有遺傳性癌症基因異常的人，一生中得到癌症的機率比一般人高出許多，這群人稱為「帶有遺傳基因突變而尚未罹癌的人」（Previvors），我則習慣簡稱之「癌症預備者」。

遺傳性癌症和家族性癌症的差別在於，遺傳性癌症有明確遺傳性基因的缺陷，具有遺傳性癌症基因異常的家族成員被稱為 Previvors，是癌症的預備者（已經罹患癌症者稱為 Cancer survivors，癌症體驗者），一生罹患癌症的機率較一般民眾高出很多，因此在癌症的預防上，接受第二級預防的癌症篩檢時，起始的年齡、篩檢的工具和頻率都要有別於一般民眾的考量，通常是比政策規定的篩檢年紀更輕時就要接受篩檢，使用的工具要更敏銳，頻率也要更密集。

隨著次世代基因序基因組檢查（NGS）的普及，約一成的癌症病人附帶發現具有癌症遺傳性基因的異常。基因檢測的價格如果更合理些，肯定會有更多的家屬想檢驗看看，是否與罹癌的家人帶有同樣的遺傳性基因異常（亦即是否為遺傳性易罹患癌症症候群的人）。

安潔莉娜‧裘莉（Angelina Jolie）1975 年出生，電影界的國際超級巨星，祖母 40 歲時死於卵巢癌，媽媽 56 歲時因卵巢癌過世，阿姨也在 61 歲時死於乳癌，很明顯的遺傳性乳癌及卵巢癌症候群（Hereditary breast and ovarian cancer syndrome），2013 年基因檢測確定她是帶有 BRCA1 遺傳基因突變的 Previvor（帶有遺傳基因突變而尚未罹癌的人／癌症預備者）。

裘莉在紐約時報撰文＜My medical choice＞（我的醫療選擇）向公眾表白自己的決定，毅然切除兩側乳房，試圖將 87％罹患乳癌的風險降到 5％以下。二年後（2015 年）她又接受兩側輸卵管、卵巢切除手術，以降低罹患卵巢癌（BRCA1 遺傳基因突變者一生的罹患機率為 50％）的風險，也服用荷爾蒙藥劑緩解提早停經的不適。

裘莉勇敢地公開自己健康的隱私，主要是因為很多婦女不清楚自己就生活在癌症的陰影中，裘莉拿自己當例子，呼籲婦女們做癌症的遺傳基因檢測，如果發現是高危險群，也讓這群婦女們知道可做出像她一樣的醫療選擇。

◎ 外科手術在癌症預防上的角色

在癌症預防上也少不了外科的角色，尤其是某些單一基因異常所引起的遺傳性癌症家族中，遺傳上具有此單一基因異常的成員，一生中罹患某些特定癌症的比例相對高出許多，是屬於高危險群，其中尚未得到癌症的人，同樣被稱為 Previvors（與得到癌症的病患，Cancer survivors 相對照）。如 RET 致癌基因突變的遺傳有極高的比例會罹患甲狀腺髓質癌及多發性內分泌腫瘤第二型，而甲狀腺髓質癌的病況有三分之一會比較嚴重。因此滿六歲後的兒童如有遺傳性 RET 致癌基因突變者，會透過手術將甲狀腺切除以避免癌症的發生。又如家族性腺瘤性瘜肉症（FAP, Familial Adenomatous Polyposis）患者，得到大腸直腸癌比例相當高，若將大腸全切除可以避免大腸癌的罹患。而遺傳性乳癌或卵巢癌症候群的基因異常，如 BRCA1 或 BRCA2 抑癌基因突

變而未罹患癌症者，會被建議接受兩側乳房割除手術或兩側輸卵管、卵巢割除手術來預防乳癌或卵巢癌。

這些帶著遺傳性基因異常、具罹癌高風險的 Previvors，是否接受預防性手術處置，是遺傳諮詢主要的課題之一。隨著這些遺傳基因異常在台灣檢測的普及，遺傳諮詢在這個領域的延伸是可預見的。而 Previvors 癌前族群在工作、保險和法律方面的權益保障，也必須受到政府的重視，納入衛生政策做出規劃和準備。

癌症預防依個別情況，下段會提到的化學預防法是一種選擇，而更積極的預防措施便是外科手術的預防。前文提到帶有 BRCA1 基因缺陷的巨星安潔莉娜·裘莉就選擇將兩側乳房及兩側卵巢、輸卵管都切除的手術，來預防癌症的發生、降低罹患癌症的風險，裘莉的故事讓大家明白外科手術也可以是第一級預防——防範未然的選項之一。

目前外科手術預防癌症的對象，幾乎都是遺傳性癌症症候群（hereditary cancer syndrome）的病人，或具有同樣基因異常（hereditary cancer-predisposing syndrome，遺傳性易罹患癌症症候群）的家人。當然從醫學的觀點，有價值的手術預防必須符合下述的情況：施行對象是帶有該遺傳基因異常、有非常高的罹癌風險（very high penetrance）者，而外科手術後必須是很少很少併發症、零死亡率，且失去的器官功能有適當的替代方法。

表 5-4　外科手術的癌症預防

遺傳性基因突變	疾病	預防性外科手術
PET 基因	甲狀腺髓樣癌 多發性內分泌腫瘤-第 II 型	甲狀腺全切術
APC 基因	家族性大腸瘜肉症	大腸全切術 大腸直腸全切術

BRCA1 或 BRCA2 基因	家族性乳癌及卵巢癌症候群	乳房切除術 兩側輸卵管及卵巢切除術
CDH1 基因	遺傳性瀰漫性胃癌	胃全切除手術

◎ 癌症的化學預防（chemoprevention）

　　化學預防法是使用化學物質制止癌症的發展，也是屬於第一級的癌症預防——防範未然的做法，一般用於未罹癌的民眾，尤其是罹癌風險高的民眾，也適用於癌症體驗者防止另一個新癌症的發生。

　　荷爾蒙接受體陽性的乳癌病人，無論是轉移性乳癌的治療、或乳癌術後的輔助性治療，抗荷爾蒙藥物是很重要的治療。泰莫西芬（Tamoxifen）是雌激素接受體調節劑，在乳房能拮抗雌激素的作用，適用於停經前和停經後的乳癌病人。芳香酶抑制劑，包括諾曼癌素（Exemestane, Aromasin）、復乳納（Letrozole, Femara）、和安美達（Anastrozole, Arimidex），能降低身體雌激素濃度，適用於停經後的乳癌病人。

　　抗荷爾蒙治療在乳癌術後的輔助性治療有效降低乳癌的復發、延後乳癌的復發，也能預防發生另一個新的乳癌。對於尚未罹患乳癌的高危險群民眾，臨床研究也顯示這兩類藥物能預防乳癌的發生。其中另一個雌激素接受體調節劑鈣穩（Raloxifene, Evista）適用停經後婦女骨質疏鬆症的預防和治療，雖然沒有治療乳癌的適應症，也被證實和泰莫西芬一樣，有預防乳癌的效果。

　　美國 USPSTF 針對罹患乳癌的高危險群且使用藥物風險低的民眾，推薦上述五種抗荷爾蒙藥物用於乳癌的預防，推薦的等級是「B」級。USPSTF 在癌症的藥物性預防上推薦的另一個項目是服用低劑量的阿斯匹林（Aspirin），用於大腸直腸癌的預防，也是屬於「B」級的推薦。

　　癌症的化學預防需長期服用藥物，而藥物也並非沒有副作用，因此民眾的接受意願不高。對於罹癌風險很高的民眾，如考慮使用藥物預防癌症，必

須與醫師討論並充分理解預防治療的利弊。

■ 癌症篩檢雖非完美，卻是癌症防治的利器 ■

　　近年大腸癌及乳癌零期或第一期的早期癌症病患比率變多了，病人接受的治療也相對簡單，較少副作用，告知診斷的同時，有的醫師還為此而心情輕鬆的跟病人及家屬道恭喜，恭賀他能早期發現癌症，早期治療。這是國民健康署全面推展四癌篩檢（口腔癌、乳癌、大腸直腸癌及子宮頸癌）以來，臨床診療上時可見到令人振奮的情景。

　　篩檢是針對健康、沒有疾病症狀的人，檢查是否有疾病的早期徵候，而癌症篩檢主要目的就是期待對於沒有症狀的民眾，在癌症形成後、產生狀況前，能儘早發覺癌症的存在，藉由早期治療達到成功治癒癌症，而終極的目標便是降低癌症所導致的死亡率。

　　台灣目前推展的四種癌症篩檢中，子宮頸癌篩檢已行之多年，確實能達到降低子宮頸癌死亡率和子宮頸癌罹患率的效果。在歐美諸多有關大腸癌、乳癌篩檢的臨床試驗結果，也顯示此兩種篩檢能有效減低該個別癌症死亡率的實證。世界衛生組織建議各國政府應積極推動該等有效的癌症篩檢業務，以落實癌症防治。另外，世界衛生組織也鼓勵口腔癌好發的國家地區，如孟加拉、印度、巴基斯坦、斯里蘭卡和東南亞地區，將口腔癌的篩檢列入該地區癌症防治的重點工作之一。

　　癌症篩檢的類別選定是依據該癌症在當地（當國）的重要性而定，台灣雖然推行世界衛生組織建議的四種癌症的篩檢，但若將此舉視為世界第一，未免太沉重了些，畢竟口腔癌在已開發國家中的罹患率、盛行率沒那麼高，當然就不會被列入癌症篩檢的重點工作，就好比沒有國家會浪費資源去全面篩檢極少數的男性乳癌一樣的道理。

　　癌症篩檢意圖能早期診斷癌症，目的非為預防癌症的發生，然而篩檢也

能篩出癌前病變或原位癌，在此階段，進行診療處置能避免其進展成侵犯性癌症，也說明癌症篩檢其實也兼具防範未然、預防癌症發生的潛在功能。

　　台灣在癌症篩檢上，已建構極為優質的組織型篩檢系統，在衛生行政單位和各醫療院所從業人員的努力下，提高受檢率、提升篩檢陽性者的確診率，並讓民眾主動持續例行做癌症篩檢，以達到成功的癌症篩檢目標應是可預期的。

　　完全沒有症狀、健康的您進入癌症篩檢之門，可能遇見幾種情境，最大的可能是：檢查結果並無異常（陰性反應），絕大多都是真的沒有問題；少數的情況是因為檢查方法的限制，有問題但沒能檢測出來（假陰性）；或是人為的疏誤，有問題而判斷失漏（漏誤癌）；或是真的沒有問題，但卻在下次例行篩檢前確診為癌症，即二次篩檢之間發現的癌症，稱之間隔癌（interval cancer）。因此篩檢結果縱使正常，對於身體出現的任何症狀或不適等警訊，也不能掉以輕心。

　　接受篩檢後，如果被通知結果有異常（陽性反應）需回醫院做進一步確診的檢查，也不用太驚恐，因為篩檢只是從一般民眾中找出罹癌風險高一些的民眾，陽性反應並非就是癌症，而是有癌症的可能。此時最常見的狀況是：確診結果令人鬆了一口氣，並無特殊異常（假陽性）；另一種情境是，確診的切片病理報告是讓您心驚膽跳的癌前病變、原位癌或癌症。這些癌前病變、原位癌或癌症中，大部分都是會逐步惡化、危及健康的病變，只有一部分是終其一生都不會對您造成任何困擾、也不影響健康的過度診斷。

　　過度診斷也是癌症的診斷，但目前在臨床和病理上，都還未見有效的方法將過度診斷的癌症與真正會惡化進展的癌症做區別，因此，面對確定診斷後的癌症，自然都會被建議做進一步的治療。於此看來，對於原本不影響身體狀況的過度診斷的病患所施行的治療，當然也就成為過度治療，造成身體不必要的負擔。

　　癌症的篩檢並非黑白判明、十全十美，上述的缺點和限制會讓一小部分

的受診民眾在篩檢和確診過程，承擔檢查與處置所帶來身心的負荷和副作用，但是篩檢對於能降低該癌症受診族群的死亡率、以及降低受診者個人死於該癌症風險的效益是無庸置疑的。癌症篩檢雖非完美，卻是癌症防治的利器。

有些篩檢為何要有年齡上的限制呢？以大腸癌篩檢為例，如果初步的糞便潛血檢測為陽性，則需進一步做大腸內視鏡檢查，而大腸內視鏡檢查是有風險的檢查，隨著年紀愈大風險愈高，縱使確診大腸癌，後續的治療肯定要承擔更大的風險代價。

癌症篩檢政策上路後，相關的文宣、活動充斥在媒體、公共場所以及醫療機構內，鼓勵民眾參與意味濃厚，或能提醒民眾對癌症的認識以及癌症篩檢在癌症防治上的重要性。然而絕大部分癌症篩檢的衛教、宣傳都只有強調篩檢的好處，甚至讓確診為早期癌症、及早接受治療的病患現身說法，呼籲癌症篩檢的重要性，但對於篩檢可能要付出的代價、可能帶來的負面弊害都甚少提及。

臨床診療上，充分告知溝通，病人知情同意是基本的醫病倫理，對於沒有症狀的健康民眾要勸導做癌症篩檢的檢查，須讓民眾清楚篩檢的目的、好處、流程及後續可能的處置，以及處置所可能帶來的利弊後才接受篩檢，是公共衛生及醫療從業人員不可輕忽的責任，資訊的提供應透明客觀已然是現今文明社會的基本要求。

◎ 癌症篩檢的名人效應

潔德‧古蒂（Jade Goody）為英國真人實境秀電視紅星，個性爽直高調、快人快語，是爭議性頗高的一位公眾人物。

2008 年 8 月古蒂被診斷罹患局部嚴重的子宮頸癌，雖然她接受手術及術後的放射線治療和化學治療，但在隔年初就發生轉移性復發，已是末期子宮頸癌，她也進一步接受緩和性化學治療，於 2009 年 3 月，27 歲辭世。古蒂

藉由電視台的播放將自己罹癌、疾病接受治療、到臨終的情景公諸於世，當時英國首相戈登・布朗讚許她於生、於死都是一位勇敢的女士。

2008 年中到 2009 年中，英國子宮頸抹片篩檢由好一陣子的低迷，在這一年中暴增約 50 萬名婦女接受檢查，其中有 370 位婦女確診子宮頸癌，有不少婦女因診斷時是早期疾病而在網路上感念古蒂的提醒。這段時間，古蒂效應對子宮頸癌篩檢的影響，也被整理成正式的論文，發表在 2012 年 6 月的醫學篩檢雜誌（Journal of Medical Screening）上。

◎ 癌症篩檢正常，過陣子卻診斷罹患癌症—間隔癌（Interval Cancer）

57 歲的張先生接受大腸癌篩檢，醫院寄來糞便潛血陰性反應（無潛血反應）通知，並提醒每兩年要定期做糞便潛血檢查，沒想到一年後張先生竟確診罹患第二期大腸癌。

47 歲的吳女士 2020 年 2 月接受全身健康檢查，同時做乳癌篩檢，當時乳房攝影檢查結果並無異常，但 5 月洗澡時偶然摸到右側乳房似有腫塊，經乳房超音波及粗針切片檢查確診乳癌。

癌症篩檢以及出現可疑症狀或徵候便及早就醫，是早期診斷癌症的不二法門。然而，篩檢的檢查通知結果並無異常，過一陣子卻被診斷出癌症的案例也偶爾可見，原因是臨床上的檢查少有萬無一失，常見難以黑白判明的狀況，況且檢查工具的敏感度也會影響出現偽陰性的狀況。此外，判讀人員的專業素養及經驗也會影響判讀結果的準確性。

上述案例中，病人在下一次例行篩檢前，卻先被診斷出癌篩部位的癌症，若排除前次篩檢誤判的可能，或當時惡性的跡象甚微、不易辨明的情況，這類在兩次癌症篩檢期間診斷的癌症稱為間隔癌（interval cancer）。發生間隔癌的可能原因包括：前次篩檢檢查呈現偽陰性（假陰性），或在癌篩後的這段期間，癌症進展至臨床檢查可偵測出來的程度。

癌症篩檢通常採用安全、簡單、便利、符合經濟效益、民眾接受度高的

檢查方式，且有一定程度的準確性，但並非完美無缺，就如「偽陰性」的狀況，明明身體已有問題，卻無法經篩檢抓出異常。據研究統計，防治子宮頸癌成效有目共睹的子宮頸抹片檢查有一、兩成的偽陰性；乳房攝影檢查出現偽陰性的比例也近兩成；糞便潛血檢查有高達三成的偽陰性，甚至大腸內視鏡檢查的偽陰性率也有 5％。

雖然對於間隔癌的癌症特性及預後眾說紛紜，並無定論，不過一般認為間隔癌與非經篩檢確診的癌症，兩者預後並無顯著的差異。間隔癌發生的頻率與該癌症在該地區的罹患率、篩檢時檢查工具的敏感度，以及篩檢的頻率、期間都有關係。例如大腸直腸癌篩檢中，使用糞便潛血檢查的方法比起大腸內視鏡篩檢後兩年內，鐵定有更多間隔癌發生；每年一次的乳房攝影檢查比起每三年一次的頻率，當然間隔癌的機率更少。

絕大多數人是因身體不適或有異樣，就醫後才診斷出癌症，當然其中不少人只是虛驚一場，然民眾切不可因為做過例行篩檢而忽視身體的異樣，一旦健康出現警訊，儘早就醫仍是安全之道。

還有一種少見卻嚴重的狀況是，癌症篩檢已發現有異常，卻因人為疏失，未告知當事人而造成延誤就醫的傷害。

維琪·菲蘭（Vicky Phelan）2011 年子宮頸抹片結果被告知無異常，但在 2014 年診斷嚴重子宮頸癌，於 2017 年才被告知前次的抹片檢查結果有誤（其實內部審閱早已知道原先結果是不正確的）。愛爾蘭子宮頸檢查計劃（CervicalCheck）將子宮頸抹片的檢查委外美國德州奧斯汀一家病理實驗室（Clinical Pathology Laboratory, Austin, Texas），菲蘭控告這家公司對她造成的傷害，雖然達成巨額賠償的和解，她堅持不簽署保密協定，並公開這件醜聞。

後來對參與愛爾蘭子宮頸檢查計劃者進一步調查結果，竟有 206 位婦女抹片檢查結果被誤診，並在爾後確診子宮頸癌，其中有 162 位和菲蘭一樣

的遭遇，實驗室在確定抹片檢查結果的錯誤後並未通知當事人。這件醜聞於2018 年被揭露，導致多名愛爾蘭衛生官員下台，也引發民眾對於癌症篩檢的不信任。

反觀台灣子宮頸抹片檢查，絕大多數為醫院自行執行，品質管控相當嚴格，且定期進行專家查核，可信度相當高。聽聞這個案例，真的讓人瞠目結舌！

根據研究指出，子宮頸抹片篩檢可降低 60-90％的子宮頸侵襲癌發生率及死亡率；婦女乳房攝影篩檢，可降低 20-30％的乳癌死亡率；糞便潛血檢查約可降低 15-33％的結直腸癌死亡率；口腔癌篩檢可降低 43％的口腔癌死亡率。癌症篩檢的功效實不可小覷，而這些篩檢都是由政府補助，年齡到達的民眾可以免費享用的國家級健康照顧措施，建議大家儘量多加使用。

表 5- 5　台灣政府推行的四種癌症篩檢

癌症篩檢	對象
乳癌篩檢	45～69 歲婦女，以及 40～44 歲且其二等血親內曾患有乳癌之婦女，每 2 年 1 次乳房 X 光攝影檢查。
子宮頸癌篩檢	30 歲以上婦女，建議每 3 年 1 次子宮頸抹片檢查。
口腔癌篩檢	30 歲以上有嚼檳榔（含已戒檳榔）或吸菸者、18 歲以上有嚼檳榔（含已戒檳榔）原住民，每 2 年 1 次口腔黏膜檢查。
大腸癌篩檢	50～74 歲民眾每 2 年 1 次糞便潛血檢查。

癌症篩檢的目的是希望在沒有症狀之前，找出如果未經治療會有擴散風險高的癌症，在擴散之前，及早發現、及早治療。乳癌、子宮頸癌、大腸癌的篩檢已有實證能降低該癌症的死亡率，是先進國家基本的防癌策略。癌症篩檢策略依國家區域別的流行病狀態和需求，國際間略有差別。美國就針對高危險群民眾，增加肺癌的篩檢；日本針對一般民眾納入肺癌和胃癌的篩

檢；韓國則增添胃癌、肝癌和肺癌的篩檢。台灣也針對高危險群民眾增加口腔癌的篩檢。

平常琅琅上口的早期診斷、早期治療，並非適用在所有的癌症。由於癌症的特性、篩檢的工具和方法、以及後續確定診斷和治療手段、還有區域流行病學的狀況，現階段，能夠證實有效提升癌症存活率、且益處遠高於弊害的癌症篩檢項目，還真是很有限。

◎ USPSTF 針對預防保健醫療措施的分級

美國疾病預防服務工作組（USPSTF, US Preventive Services Task Force）是預防醫學和初級保健的專家小組，由初級保健醫師和流行病學專家所組成，系統化地審查預防醫學是否有效的證據，並為臨床預防醫療提出建議。其所提建議擲地有聲，受全世界矚目，影響預防醫療甚巨。

USPSTF 針對預防保健醫療的各項措施，提出 A、B、C、D、I 五個等級的推薦，並針對每個等級提出作業的建議。A 級是指推薦，整體的實質益處是高度確定；B 級也是推薦，整體的中等度益處是高度確定、或實質或中等度益處是中等度確定；C 級指不推薦，針對某些特定的病人可行，但對絕大多數沒有症狀或徵候的病人，可能只有很少的益處；D 級指反對，中度或高度確定該措施沒有整體的好處、或弊害大於益處。I 級指證據不足，依目前的資料不足以評量其利弊。

表 5-6　USPSTF 針對預防保健醫療措施的分級

等級	推薦程度	整體實質益處
A	推薦	高度確定
B	推薦	中等度確定
C	不推薦	——
D	反對	——
I	證據不足	證據不足

USPSTF 針對癌症篩檢的推薦，子宮頸癌和大腸直腸癌的篩檢屬於 A 級的推薦；乳癌和肺癌篩檢屬於 B 級的推薦；D 級指出反對一般民眾篩檢的癌症是甲狀腺癌、胰臟癌、卵巢癌。

攝護腺癌篩檢是一個較特殊、複雜的情況，原本 2012 年攝護腺癌篩檢被 USPSTF 納列為 D 級，反對篩檢，但 2018 年針對 55～69 歲男性的攝護腺癌篩檢，改列為 C 級，意指不推薦，但鼓勵病人和醫師討論以抽血檢測 PSA（攝護腺癌特異抗原）篩檢攝護腺癌的益處和弊害，並做出是否篩檢的決定。如果一般民眾大於或等於 70 歲，USPSTF 的推薦是 D 級，反對以血液 PSA 篩檢攝護腺癌。

USPSTF 也反對美國 40～49 歲的婦女使用乳房攝影檢查做乳癌篩檢，列為 D 級的反對。亞洲國家由於乳癌流行病學上的特性與美國略有差別，有年輕化趨勢，故日本和韓國的乳癌篩檢都從 40 歲開始，但台灣的乳癌篩檢年齡則訂為 45 到 69 歲。

 曹院長的癌症小學堂

USPSTF 反對美國一般無症狀、無徵候的民眾做以下篩檢（D 級的反對）：

@甲狀腺癌、胰臟癌、卵巢癌的篩檢

@40-49 歲的乳癌篩檢

@≧70 歲的攝護腺癌篩檢

◎ 癌症篩檢後的過度診斷、過度治療

一般而言，絕大多數病人是因為發生局部性、區域性的侵犯或遠端部位轉移而出現身體不適、症狀後，揭開癌症確診、治療序幕，診治過程也暴露出癌症有持續惡化、危及病患身體健康和生命安危的特質。

然而從多年癌症防治相關資料分析，我們發現，癌症並非只有這條逐步惡化的軌跡，不同的癌症，甚至同一種癌症在不同病人身上，其惡化度、侵襲性、轉移性、惡化的進展都可能截然迴異。

隨著癌症篩檢、健康檢查普及，早期癌症、或癌症前身病變被確診的比例越來越高，而這些病人原來並無任何身體上的異樣感或症狀。

1975 年至 2009 年的 35 年間，美國的甲狀腺癌診斷增加三倍；而在南韓 1991 年至 2011 年的 20 年間，甲狀腺癌的罹患率更暴增十五倍之多。然而死於甲狀腺癌的人數並無明顯變動，顯然，徒增的甲狀腺癌診斷並未對病人的生命安危造成威脅。

人死後屍體解剖的研究報告能告訴我們更多事實。發表於 2013 年美國國家癌症中心雜誌的一篇研究，收集 2008-2011 年間 220 位莫斯科高加索人、及 100 位在東京日本人的死體解剖結果，令人驚訝的是，兩個不同族群的死體解剖中發現攝護腺癌存在的比率竟然差不多：高加索人為 37.3%、日本人為 35%。整體而言，解剖發現六十歲以上男性超過四成、八十歲以上男性六成有攝護腺癌，意味著這些人雖然體內有攝護腺癌，但終其一生却不自知、也未受其苦，移民天國並非肇因於攝護腺癌，而是挾帶攝護腺癌入關。

過度診斷是這幾年癌症預防篩檢領域中最夯的關鍵語。幾年前台灣某大報曾做過大篇幅專題報導，標題雖為過度診斷，包括專家評論，其內容所談主要著墨在癌症篩檢的偽陽性，然而偽陽性和過度診斷實為完全不同的兩種狀況。

簡言之，偽陽性是指篩檢結果異常、讓人初步誤以為可能有癌症，但其異常卻是與篩檢的標的癌症實則無關聯的狀況，但是過度診斷並不是偽陽性、也不是診斷錯誤，而是指癌症診斷無誤、癌症確實存在，然而癌症的惡化進展極為緩慢，終其一生都沒有引起病人的不適或任何症狀，也不會對病人的存活造成影響，這種不需進一步處置而又被診斷出來的癌症稱之為過度診斷。既被確診癌症，又是早期，便常被套上早期發現、早期積極做介入性

治療的準則進行診治,然而治療並沒有為病人帶來臨床上的好處或延長病人的壽命,這種治療就稱為過度治療。

臨床醫學上的過度診斷並非癌症獨有,隨著預防醫學的潮流高漲,預防勝於治療是公認的圭臬,檢查技術的發展和應用的普及、診斷疾病的門檻低設,都是導致過度診斷的主因,過度診斷的疾病或危險因子如高血壓、高血脂症、骨質疏鬆症、老年失智症、自閉症、憂鬱症等比比皆是。

癌症的範疇中,甲狀腺癌和攝護腺癌是最為常見被過度診斷的癌症。甲狀腺癌的過度診斷肇因於頸部超音波檢查的普遍使用,而攝護腺癌的過度診斷則與血中 PSA 值的頻繁檢測有關。此外,乳癌和肺癌的篩檢是這幾年有關癌症過度診斷議題上備受矚目的焦點。

乳癌篩檢能發現很早期、長得很慢,甚至是零期的乳癌,放著不理終其一生也不會引起任何問題,這意味著若非接受篩檢根本不會發現有乳癌。但是目前臨床上醫師並無法辨識哪些早期的乳癌屬於過度診斷、不會引起任何症狀或問題,哪些零期乳癌不會進展成侵犯性乳癌。篩檢、健檢的普及自是免不了過度診斷存在,既然確診了,又礙於無法辨識是否為過度診斷,因此不敢縱放的診治心態下出現過度治療的情形似就難以避免。

乳癌篩檢在乳癌防治上的利弊,於歐美專家之間一直存在極大爭議。而這幾年國際癌症相關學會和著名醫學雜誌中,過度診斷的相關報告也接連登場,可見過度診斷、過度治療的議題已備受腫瘤醫學專業人士的關注。絕大部分的專家除了肯定乳房攝影篩檢在防治乳癌的正面效益,同時也承認過度診斷是篩檢所附帶產生的一個嚴重問題。

英國癌症研究機構的網頁就舉例說明過度診斷、過度治療的狀況。1000 位婦女例行接受乳房攝影檢查,20 年後,75 位確診乳癌且接受治療,期間有 16 位死於乳癌、59 位治療成功;另一個族群,1000 位婦女未曾接受例行篩檢,爾後因症狀確診乳癌者 58 位,也接受治療,其中 21 位死於乳癌、37 位乳癌患者治療成功。這個例子間接指出,為了挽救 5 位(21 位-16 位)乳

癌患者的死亡，伴隨有 17 位的婦女（75 位-58 位）可能要接受過度的診斷和過度的治療。亦即藉由篩檢降低一位乳癌患者的死亡，可能必需付出 3-4 位的過度診斷。

過度診斷是相對的，如果病人年歲已大、或身罹重病，餘命極為有限，縱使確診癌症也無體力承受後續處置，決定不再治療，癌症的確診也就被視為多此一舉。這也是癌症篩檢設定年齡上限的考量之一。

一般所談過度診斷的癌症是指癌症中有一群不事成長、惡化進展極為緩慢、侵襲性和轉移性極低的怠惰腫瘤（IDLE tumors）。由於診斷時，不能確切地辨認其無害性，仍被當成有害的腫瘤般地過度治療。

有關癌症過度診斷、過度治療的存在，死體解剖的研究雖提供實際盛行率的佐證，然診斷癌症時難以確知其在篩檢確診癌症中的比重，癌症過度診斷的比率多以統計學的方法估算。

目前例行的癌症篩檢中，大腸直腸癌和子宮頸癌篩檢較無過度診斷、過度治療的顧慮。而以乳房攝影檢查篩檢乳癌，或針對菸槍族群以低劑量胸部電腦斷層篩檢肺癌，其中造成過度診斷、過度治療的比率，粗估約佔所有篩檢診斷為癌症（包括零期癌症）的兩成，是近年在癌症篩檢上爭議的焦點。

如何降低過度診斷的比重？可由現行的癌症篩檢政策做些微調整，將針對一般民眾的普遍性篩檢，修正成罹癌高風險族群的個別化篩檢，篩檢的對象也要顧及當事人的預期餘命及是否有合併其他疾病，是否適宜接受篩檢確診癌症後的進一步治療。此外篩檢間隔的延長，以及篩檢異常時的某些狀況以追蹤觀察取代立即的處置，如此一來不但可減少醫療資源的花費，對於削減過度診斷、過度治療也有助益。

診斷之時，如何確知是否為過度診斷？如何定位何者惡化的進展是屬於超低風險者？以及如何適當地處理這些超低風險的癌症？是癌症臨床研究上極為重要的待解課題。

以攝護腺癌為例，過度診斷的比率可能極高，而這些病人接受的過度治

療可能反而帶來如性功能障礙、尿失禁等副作用。因此在處置選項中，對於血中 PSA 數值及病理惡性度，或攝護腺癌症組織的基因組表現屬於低風險族群的病患，可考慮不立即積極治療，而採行「靜觀其變」或「積極密切的監測」等策略，做為極可能為過度診斷者避免過度治療的處置模式，以減輕過度治療帶給病患的弊害。然而，對於確診後不能辨識其是否為極低風險，標準的治療模式常仍是不得不為的選擇。

以事後論的觀點來看，過度診斷和過度治療對患者多是多餘、無益的。早期發現、早期診斷、早期治療一直被視為醫療、健康照護的至理準則，只是這個準則並沒有帶來絕對的益處，有關癌症防治的各種樣態需要被大眾更廣泛認識。

癌症篩檢已是防治癌症很重要的一環，其目標當然是找到要命的腫瘤，尤其是不及早處置便可能危及健康和生命安危的癌症，然而承受過度診斷、過度治療以及偽陽性、偽陰性、間隔癌等狀況，都是篩檢要付出的代價，如何降低這些負面的效果，是癌症篩檢發展的方向之一，民眾也應健康、理性地認識篩檢的利弊，做出合理的選擇。

◎ 腫瘤指標（Tumor Markers）與癌症篩檢

有些人因為家人罹癌，自己或其他家屬也去抽血檢驗各種的腫瘤指標，希望藉此篩檢自身有無癌症，若是腫瘤指標都在正常範圍內，就慶幸自己沒有罹患癌症，這是對腫瘤指標在癌症醫療角色功能上的大誤解。第三章中也談及腫瘤指標在癌症診治上的角色，在此章節就更進一步從癌症篩檢的立場來澄清民眾對腫瘤指標的迷思。

其實有很多癌症縱使已經嚴重到病入膏肓，對應的腫瘤指標值可能都還在正常範圍，腫瘤指標不是診斷癌症的工具，更不是診斷早期癌症的方法。

臨床上腫瘤指標常是在癌症確定診斷後，尋求是否有可以監測疾病變化的腫瘤指標，如果有可以當成監測癌症改善或惡化的指標，再搭配影像的檢

查就能藉此追蹤監測癌症的變動。例如開刀前腫瘤指標高，手術治療後回到正常範圍，追蹤經過一段時間，原本治療前偏高的指標又再度爬升，而且持續上升，此時是否癌症復發就是很重要的考慮。

以大腸直腸癌最常用的腫瘤指標血中 CEA（癌胚抗原）值來說，有不少大腸直腸癌的病人縱使已至第四期，CEA 值也不上升。第一期的大腸直腸癌病人血中 CEA 升高只有 8%，而且血中 CEA 值上升並非大腸直腸癌專屬，甚至有不少良性的狀況也會造成血中 CEA 值偏高。

腫瘤指標中，血中胎兒球蛋白（α-Fetoprotein，AFP）值，是目前少數常被用來追蹤肝癌高危險群的工具。韓國就率先將肝癌篩檢納入國家癌症篩檢政策中，針對 B 型肝炎病毒陽性、C 型肝炎病毒陽性或肝硬化的民眾，施行每六個月一次的血中胎兒球蛋白篩檢檢測和腹部超音波檢查。

血中 CA 125 值是追蹤監測卵巢瘤常用的腫瘤指標，但是在卵巢癌篩檢上，USPSTF 列為 D 級，意即反對使用血中 CA125 來篩檢卵巢癌。

血中 PSA 值是追蹤檢測攝護腺癌常用的腫瘤指標，然而在攝護腺癌篩檢上的角色，是高度爭議的議題。

幾乎常用的這些腫瘤指標都存在很高的偽陽性，數據雖高，但根本沒有癌症的問題。一般而言，腫瘤指標不適合當癌症篩檢的工具。

液態活體檢測（Liquid biopsy）進入癌症醫療以來，這些新型的生物標記（Biomarkers）也被期待能否發展出癌症篩檢的利器，這個熱門的議題就有待更多的研究來回答。

透過 CEA（癌胚抗原）檢測，能診斷出大腸癌嗎？

李先生，56 歲，三年前第一次接受糞便潛血檢查並無潛血反應，去年第二次檢查後收到醫院通知，建議回醫院進一步做詳細檢查——大腸（內視）鏡檢查。李先生自認身體狀況並無任何異樣，也害怕大腸鏡檢查的痛苦和難受，更擔心萬一檢查出大腸癌，自己要如何面對？過了幾天逃避又心神不寧

的日子，李先生聽從友人建議再去做了一套糞便潛血檢查，同時抽血檢測腫瘤指標 CEA 檢測，結果顯示並無異常，李先生頓時大感輕鬆，先前被通知潛血反應陽性之事也就沒放心上。8 個月後，李先生因腹痛、排便習慣改變，被診斷是因為大腸癌導致腸阻塞。

臨床上發現，大於 1 公分的大腸腺腫性瘜肉或大腸癌，未必會有出血或只有間斷性出血情形，因此接受糞便潛血檢查者有近一半呈陰性反應，然而陰性反應並不意味身體完全沒有問題。同樣的道理，糞便潛血呈陽性反應，也不一定有問題，經過進一步的大腸鏡檢查發現是偽陽性的情形並不少。

由於大腸癌篩檢的糞便潛血檢查呈偽陰性比率不低，而追緝大腸癌的過程，潛血檢查呈現陽性反應是一個很重要的徵候，因此，為了揪出偽陰性的狀況，有一些國家如鄰近的日本，大腸癌篩檢便採行二日制的糞便潛血檢查，兩次檢查只要有一次呈現陽性反應，縱使另一次為陰性，也視同陽性並建議做進一步大腸鏡的詳細檢查；若第一次潛血檢查已呈陽性反應者，則建議直接接受進一步檢查。拿案例中的李先生來說，檢查呈現陽性反應後又做一次潛血的複檢，此舉被視為危險又不恰當的建議。

臨床上，血中 CEA 值檢測主要用在大腸癌治療上，其角色有二，一是用做追蹤、監控手術後有否大腸癌復發的狀況，二是針對轉移性大腸癌且 CEA 值偏高病人監測其治療成效。由於第零期、第一期的大腸癌病人約有 9 成血清 CEA 值不會升高、第二期的病人也約有 7 成在正常範圍，換句話說，早期大腸癌絕大多數不會有 CEA 值上升的情形。況且，血清 CEA 值上升並非大腸癌的專利，不少其他癌症的病人，血中 CEA 值也會升高，甚至正常人或很多良性疾病也可見 CEA 值上升，因此以 CEA 檢測來協助診斷早期大腸癌或其他癌症是不智也無效的選擇。

◎ 正子掃描檢查是篩檢癌症的最佳選擇嗎？

癌細胞需要較多的熱量，比起正常細胞，一般而言，癌細胞攝入 3～8 倍葡萄糖的特性，正子掃描利用癌細胞的這種特性，注射與葡萄糖成分類似的 18F-FDG（18F-氟代去氧葡萄糖），再以伽碼線照射，攝入較高量 18F-FDG 的癌細胞對伽碼線有反應，癌細胞聚集處相較於正常細胞就會呈現亮點顯影，讓人容易發現腫瘤處。18 F-氟代去氧葡萄糖正子掃描（FDG-PET）是目前在癌症醫療上使用最普遍的正子掃描。

正子掃描檢查（PET）合併電腦斷層（PET-CT，正子掃描電腦斷層檢查）、或核磁共振（PET-MRI，正子掃描核磁共振檢查），定位 PET 捕抓到的病灶，在癌症嚴重度的評估（分期）、原發不明轉移性癌症原發部位的偵查、癌症復發部位的偵測、治療期中和治療後效果的評估，都已經是臨床上不可或缺的利器。

已經有一段時間，PET-CT 被包裝在一般民眾自費健康檢查項目中，做癌症篩檢的工具。

高雄榮民總醫院核子醫學部於 2020 年在 In Vivo 醫學雜誌上發表一份研究報告，分析 2006 年至 2013 年間，3700 位一般民眾在無症狀下接受正子掃描電腦斷層檢查（PET-CT）的結果，其中有 42 位（1.1%）因正子掃描電腦斷層檢查發現異常，爾後確診癌症，主要癌別包括肺癌（9 例）、大腸直腸癌（9 例）、乳癌（7 例）、甲狀腺癌（4 例）等。

一般民眾使用正子掃描電腦斷層檢查發現癌症的比例約 0.7～2%，常見偽陽性的異常（正子掃描檢查有顯影，但並非癌症），包括發炎反應、良性腫瘤；偽陰性（正子掃描檢查並無顯影），包括腫瘤太小、癌細胞攝入的去氧葡萄糖量（FDG）低、或腫瘤所在位置背景的正常細胞生理上涉入 FDG 量高。也因此有些早期的腦瘤、胃癌、肝癌、腎臟癌、攝護腺癌就不容易偵測出來。

撇開放射線暴露風險和金錢消耗的代價，利用正子掃描電腦斷層檢查

（PET-CT）做為篩檢工具的弊處還有：發現癌症的比例不高，發現早期癌症的效果尚無科學的實證，可能落掉某些一般篩檢就能發現的病灶，偵查發現的癌症可能是過度診斷而導致過度治療，此外，如果檢查發現沒有異常，受檢者反而因有安全的錯覺而忽略來自身體症狀的警訊。

因此美國預防醫學學院、美國家庭醫學科醫學會、核子醫學和分子影像醫學會等，都在明智抉擇的活動上明確表達，反對沒有症狀的民眾使用正子掃描電腦斷層檢查（PET-CT）做癌症的篩檢。

◎ 癌症高危險群更不容忽視

「生命最後一個月的花嫁」是多年前根據真人實事改編的日本電影，故事中的女主角長島千惠在 23 歲時確診轉移性乳癌（肝臟和骨骼轉移），男友赤須大郎為了完成女友心願，毅然在千惠病重時與她結為夫妻，兩人一起以真情摯愛譜下生命中這段艱難的章節。

千惠於 2007 年（24 歲）過世，電影於 2009 年播放，在日本引起廣大民眾感動和震撼。日本 TBS 電視台接著開啟「千惠號」乳癌檢診車進行全國巡迴篩檢的活動，前來接受乳房攝影檢診者幾乎都是 20-30 歲的女性居多，招致乳癌專家和乳癌病友團體嚴厲的批評，因為乳房攝影檢查在對該年輕族群的準確性低，並非適當、必要的篩檢工具。

癌症的篩檢為了達到更高的經濟效益，基本上對於何人該接受篩檢就已經有某些程度的規範，例如一般乳癌篩檢就規定為女性 45 至 69 歲的族群，口腔癌就針對有抽菸、嚼檳榔的民眾；美國和南韓的肺癌篩檢是針對 55 至 80 歲（韓國是 54 至 74 歲）、至少 30 包年（每天一包、抽菸 30 年；或每天二包，抽菸 15 年以上者）的老菸槍（現在仍在抽菸或 15 年內戒斷的民眾），建議每二年接受一次低劑量胸部電腦斷層檢查。這些篩檢基本上都鎖定在適當的高危險族群，才能更有效地達成篩檢、降低癌症死亡率的目的。

罹患某些特定癌症的高風險族群的篩檢更是不能忽略

郭先生 55 歲，因 C 型肝炎病毒慢性肝炎，五年前接受瑞比達（Ribavirin）和干擾素治療，C 型肝癌病毒完全消跡。治療前，他每半年接受一次肝機能和腹部超音波檢查，C 型肝癌病毒感染治好後，也定期追蹤一年，後來心想都追蹤一年了，應該沒問題，就自己決定不必再例行定期追蹤了，沒料到三年後，因右上腹痛來急診，竟已是相當嚴重的肝癌。

B 型肝炎病毒帶原者或慢性肝炎者，以及 C 型肝炎病毒慢性肝炎的病人，都是肝癌最主要的癌症預備者（Previvors）。C 型肝炎病毒感染已是治癒率極高的疾病，而 B 型肝炎病毒的治療也能將病毒量降低到難以偵測的程度。B 型肝炎病毒和 C 型肝炎病毒感染的治療確實能大幅降低肝癌的罹患率，但依然有發生肝癌的風險，因此治療中或治癒的病人仍需定期接受肝癌相關的篩檢。

子宮頸抹片檢查加入人類乳突病毒檢測，如果發現人類乳突病毒持續感染的民眾，就需定期更密集的婦科追蹤。

對於有很明顯家族癌症史的民眾、或癌症遺傳基因檢測已經確定帶遺傳基因異常的民眾，針對相關癌症的篩檢，在篩檢的年齡、頻率和工具都要做適當的調整。

癌症篩檢只做一次或久久才做一次，很難達到預期的成效，無論是一般民眾的普及式篩檢或是特殊高危險群民眾的篩檢，都要定期持續的追蹤篩檢。隨著對癌症罹患高危險群的解明，甚至同一種癌症不同亞型的差別，有不同的高危險族群和致病的機轉，採取風險導向的癌症預防（risk-oriented cancer prevention）已是必然的趨勢。

頭頸部腫瘤病人常有的性格特質

有的病人可能性格使然，不太在意自身健康；或是不知道如何面對疾病，以致做出不適當的選擇。

例如頭頸部腫瘤（像舌癌、口咽癌、口腔癌、下咽癌、咽喉癌，這類腫瘤幾乎都是鱗狀細胞癌，與抽菸、喝酒、嚼檳榔很有關係）的病人很多都是40-50歲，正在打拚事業，經濟壓力很大，相對上健康識能比較薄弱，常常不接受篩檢，縱使篩檢出有狀況，不少病人還是能忍就忍、能拖就拖，經常把腫瘤養得很大，到了已經生活不下去才來就醫，這是這類病人常有的性格特質。

很多時候，癌症是不治療會死、治療會好的病，而且是治好的可能性很高的病；如果做了不恰當的選擇，當然就嗚呼哀哉。

◎ 篩檢的誤解

翁女士 66 歲，C 型肝炎病毒感染，定期在門診追蹤肝功能檢測和腹部超音波檢查。有一天因上腹部疼痛去急診，身體出現黃疸、肝臟腫大，腹部超音波檢查發現肝臟有好多顆腫瘤，同時胸部 X 光檢查也呈現兩側肺臟有很多病灶，住院後確診大腸癌併肝臟及肺臟嚴重的轉移，身體狀況快速惡化，很難負荷正式的抗癌治療，確診後半年內就辭世。

先生在整理遺物時，在她的桌子抽屜內發現一張半年前醫院寄來的大腸癌大便潛血篩檢結果的報告通知單，篩檢結果呈陽性反應，囑咐須回醫院進一步檢查，但翁女士卻從未向家屬提及，先生發現通知單的當下自然百感交集、搥胸痛哭。

癌症篩檢在預防癌症的角色愈來愈受到重視，參與的民眾逐年攀升，然而仍有不少民眾對癌症篩檢存有錯誤的觀念、或對篩檢裹足不前、或沒能在篩檢中得到應有的助益。

癌症篩檢是一項保護我們自己身體的福利政策，承受一些些麻煩和很小的負擔就可以換來對身體健康的掌握，切不要讓保護我們身體的福利平白失去了。

接到癌症篩檢結果異常的通知，必須做進一步的詳細檢查時，不少病人會要求再做一次篩檢，這種現象在大腸癌篩檢的糞便潛血檢查中最常見，有一些醫療人員也因此幫病人安排再做一次糞便檢查。其實，這是錯誤的做法。篩檢並非確診，只是篩檢出風險高的民眾。每次篩檢結果都有可能出現偽陰性，再做一次即便沒有異常，也等同忽略第一次檢查所帶來的警訊。警訊是壞消息嗎？或許它是讓我們發現可以處理的早期疾病的好消息，忽視它可能就讓自己陷入危險。

被告知篩檢有問題要進一步做詳細的檢查，擔心詳細檢查的痛苦、危險、或是擔心萬一診斷出惡性的疾病…等等因素，而選擇不去做詳細的檢查，就如同翁女士的狀況，都是危險的不明智選擇。有些做了詳細的檢查，確診為癌症，但是病人自覺沒有任何症狀或不適、或因此自認不可能是癌症，而選擇沒有進行下一步的治療，那就更是讓自己走向趨兇避吉的路了。

■ 症狀～來自身體的提醒 ■

◎ 不要忽略來自身體的聲音，症狀常是身體發出的警訊

癌症防治工作的戰線已從治療有症狀的病人，擴展至沒有症狀的民眾，試圖早期發現、早期治療，甚至防堵癌症的發生。世界衛生組織將癌症篩檢及有症狀要迅速求醫，尤其是局部的症狀，列為早期診斷癌症的兩大利器。在台灣四癌篩檢（口腔癌、乳癌、大腸直腸癌及子宮頸癌）如火如荼展開的氛圍下，大家常忽略由症狀的線索起始，早期發現可疑病灶、早期確診癌症的重要性。

癌症的確診，多數是因主觀上感到有不適症狀，或出現客觀、明顯異樣的徵候，就醫進一步檢查才診斷罹癌；目前有愈來愈多民眾則是因為身體檢查或癌症篩檢而發現罹癌；也有少數民眾是因為其他問題就醫，竟意外發現癌症存在。

出現症狀或徵候後確診為癌症者，有不少已是難以治癒的晚期，如肝癌、胰臟癌等，病人及家屬難免錯愕驚慌；也有不少民眾，因為沒有家人罹癌、身體無明顯異樣，自認癌症不會上身，有症狀並未在意，也未意識症狀可能是身體的求救警訊，等到症狀再度出現，癌症也更為進展，令人十分扼腕；也有人因為害怕被診斷出癌症、擔心不知如何面對，乾脆抱著「沒看沒病」的逃避心態，直到拖到症狀或徵候已嚴重影響生活作息，才不得不就醫。面對自己健康出現警訊，害怕、逃避反而讓人錯失早期診斷的機會。

身體出現症狀多數情況並不是嚴重的問題所致，未必與癌症有關，不要太過恐慌，但如果持續一段時間如兩、三週以上或不斷惡化就要提高警覺，縱使剛做完篩檢或身體健康檢查，被告知並無任何異常，也不要忽略症狀和徵候可能是身體發出求救的訊息。雖然症狀和疾病的嚴重程度不必然相關，然而對於癌症這種會持續惡化，不斷擴張的疾病，若拖到症狀已是忍無可忍時才就醫，疾病的進展、惡化狀況恐也相對影響疾病的治療和預後。

◎ 延遲診斷的原因

診間裡常聽到病人、家屬懊悔當初對症狀沒有警覺，一拖再拖的心態反而害慘自己，碰上一個會持續惡化的疾病，以為不看就沒病，到頭來為難的還是自己的健康。

癌症延遲診斷，常導致未能早期發現，待確診時不僅癌症已擴散、轉移的比率增加，且治療的困難度也相對提高。英國癌症防治的成績落在西歐國家之後，延遲診斷被認為是主要的原因之一。

歸咎延遲診斷的原因，不外乎對癌症徵候的警覺性不足

由於病人對癌症症狀和徵候認知不足，以及面對自己出現身體不適或異樣時逃避、拖延的態度，反而使病人在資訊不足、不願正視、蹉跎之間，小病拖成大病，平白錯失早期發現的良機。再者，「年紀輕輕的不太可能會罹

癌」的認知，也可能讓我們對健康的警覺心大打折扣。

雖然年齡增長是罹患癌症最主要的危險因子，但罹癌並非老年人的專利品，任何年齡都不能倖免。然而年輕的病人在出現徵候或就醫初期，癌症的臆測很容易因為病人年紀輕而被自己、甚或醫療人員排除、忽略，新聞媒體上偶有聽聞因身體出現症狀就醫，卻因為延誤多時，確診癌症時已病入膏肓的悲劇報導，其中有不少就是發生在年輕病人身上的案例。

2010 年英國一個半官方的調查報告指出，第一線接觸病人的醫師面對各種可疑症狀，有 73％的狀況能即時警覺、做出適當的處置，使病人適時得到癌症的確診。換句話說，超過四分之一的狀況無法被醫師敏銳察覺、即時處理。這項調查結果也道出，醫師在癌症症狀的辨認、反應上尚有改善的空間。英國國家病人安全局（National Patient Safety Agency）在其《癌症延遲診斷》的報告書就建議，如果病人連續三次（three strikes）以同樣的症狀來就診，未得到改善且沒有確切的診斷，就應進一步做詳細的檢查或轉診。

「知識就是力量！」如何能在早期時診斷癌症，避免診斷延遲所造成的危險，首要還是民眾能了解與認識癌症早期診斷的重要性、重視來自身體的聲音、對癌症相關症狀和徵候有所警覺，且積極接受定期的癌症篩檢，只有自身有正確的知識，才能發揮自我保護的力量。篩檢結果通知如有異常是很重要的警訊，絕不能等閒視之，一封不到十塊錢的檢測結果通知信，有時反而是一道無價的救命符，因為做篩檢而揪出癌症的病人，驚嚇的同時想必也暗自慶幸：「還好發現得早！」

■ 世界癌症研究基金會／美國癌症研究協會（WCRF／AICR）2018 年的十項忠告：預防癌症及避免癌症復發 ■

根據世界癌症研究基金會（WCRF）和其附屬的美國癌症研究協會（AICR）的一份最新報告指出，有 30～50％的成人常見癌症是可以預防的。

在癌症的預防上，最重要的仍是維持全面性的健康生活。2018 年，世界癌症研究基金會和美國癌症研究的專家也針對癌症預防提出了十項忠告，這是針對一般民眾的生活型態所做的建議，也適用於罹患癌症的癌症體驗者來預防新癌症的發生。

近年來愈來愈多的研究顯示，生活型態的調整如維持適當的體重、增加身體活動、健康均衡的飲食、禁戒煙酒檳榔，不但能預防癌症的發生，對於癌症體驗者除了可以降低第二個新癌症的發生機率，也能減少癌症復發的風險，是避免癌症復發簡單、重要而不可忽略的習慣調整。

1. 在正常體重範圍內儘可能瘦。

2. 每天進行 30 分鐘到 60 分鐘適當強度的身體活動。

3. 避免喝含糖飲料，限制攝取高熱量食物。

4. 母親對嬰兒至少進行 6 個月母乳。

5. 每週食用紅肉不得超過 0.5 公斤，避免食用加工的肉製品。

6. 男性每天飲酒的酒精含量不超過 30 克，女性不超過 15 克。

7. 多吃各種蔬菜和水果。

8. 每天鹽的攝取量不超過 6 克，少吃醃漬食品。

9. 避免食用營養補充品，懷孕期間可服用葉酸。

10. 癌症患者治療後要嚴格遵循專家提出的營養建議，多運動，並保持適當的體重。

◎ 確實有效的實證：生活習慣與癌症的關聯

生活習慣與罹患癌症有關也是無庸置疑的事實，難怪癌症被定位為生活形態的慢性疾病。日本國立癌症研究中心預防研究團隊將生活習慣中致癌風險因子、以及防癌效果，依可信強度分為『確實』、『大致確實』、『有可能』、『資料不足』等四個等級。抽菸、飲酒與癌症的關聯是屬於確實；肥胖與肝癌和大腸癌的關聯歸屬為大致確實，戒斷這些習慣、或減少攝取量的

方法就是一種癌症預防；增加蔬菜、水果的攝取與降低食道癌的關聯性被歸屬於大致確實，積極的納入健康的飲食習慣也是一種癌症預防。該團隊制定禁菸、節酒、飲食生活、身體活動、維持適當體重五種健康習慣的生活指引（為什麼沒有禁檳榔呢？因為那不是日本人的生活習慣），試圖以具體的方法預防日本人的癌症。

不少民眾看了一定很驚訝，防癌就那麼簡單嗎？真的可以藉由改變生活型態來防癌嗎？其實簡單也不簡單，而我們能盡力去做的、確實可以降低罹癌風險的，就是如此簡單扼要又明確的行動罷了。

日本國立癌症研究中心為了回答這個簡單的問題：實踐這五項健康習慣能降低多少罹癌風險呢？針對 40 到 69 歲、140,420 位民眾追蹤調查生活習慣和癌症的罹患，結果顯示實踐五項習慣的民眾，比起五項都沒有實踐、或只有實踐一項的民眾，癌症罹患率上男性減少 43%、女性減少 37%。

來自瑞典一個針對 55,800 位民眾追蹤 15.4 年的調查研究，被發表在 2020 年 3 月份英國癌症雜誌，期間共有 12,693 位罹患癌症。評估這些對象在生活上遵從 2018 年 WCRF／AICR 公布的癌症預防建議的程度與罹患癌症的關聯，結果顯示遵從程度愈高，確實能有效減少罹癌的風險。WCRF／AICR 的建議看似容易，能完全遵從者卻不多，九成以上的民眾未能完全符合遵從多食用植物性食物、限制紅肉、加工肉、速食、加工食物的建議；近一半的民眾未能符合維持體重及身體活動的建議。

或許對某些民眾而言，要轉換生活形態並不是那麼容易，這些具體的研究結果，應該可以強化我們對調整生活習慣，有助防癌的認知和動機。

■ 癌症的預防 ■

◎ 癌症的預防有四個層級

第一級、第二級的預防是針對一般民眾和罹癌的癌症體驗者，第三級、

第四級是只有針對罹癌的癌症體驗者。

第一級的癌症預防是防範未然，藉由斷除致癌的危險因子、積極養成良好的生活習慣，降低罹患癌症的風險。常見的一級癌症預防作為如下：

致癌的微生物感染中，**可以避免的感染**包括：B 型肝炎病毒疫苗注射、避免 B 型肝炎病毒感染，可大幅降低 B 型肝炎病毒相關的慢性肝炎、肝硬化和肝癌；人類乳突病毒疫苗注射、避免高危險群人類乳突病毒的持續感染，可降低罹患子宮頸癌、及其他人類乳突病毒相關的癌症。生活上更要小心避免 C 型肝炎病毒感染、和愛滋病毒感染。

致癌的微生物感染中，**可以治療的感染**包括：有 B 型肝炎病毒帶原者或慢性肝炎者，積極治療 B 型肝炎病毒感染，C 型肝炎病毒感染者更是有極高的治癒率，B、C 肝炎者好好接受治療都能間接降低肝硬化和肝癌的罹患。幽門桿菌的除菌治療能降低胃癌和幽門桿菌的相關胃淋巴腫瘤的罹患。

在生活形態的部分當然首要的第一級預防工作是禁菸、節酒和禁檳榔。不要輕忽而縱容二手菸對您和家人的健康危害。飲食的部分，要有節制地攝取紅肉、加工肉類製品、加工食品、醃漬食物、鹽分太高的食物、精緻食物、加糖飲料、太燙的湯飲等食物，並不是完全不能吃，而是不要養成常吃的習慣。請多攝取非澱粉類蔬菜、水果（如果有糖尿病、血中中性脂肪值過高、體重過重、或肥胖，熱量高的水果就要節制）、全穀類、豆類，飲食要均衡、多樣。還要養成增加身體活動量和運動的習慣，尤其是久坐的職場工作者，下班後絕對忌諱坐在電視前啃食零食或又轉戰電腦螢幕前。用腦、用心注意飲食和養成身體活動與運動的習慣，將體重、BMI 控制在適當的範圍內。

不要忽略癌症是糖尿病的併發症之一，將血糖和糖化血色素值控制在適當的範圍內。

口腔如果有牙齒咬合的問題，常磨傷或咬傷同一部位的舌頭或口頰，要儘早請牙科醫師矯治。

此外，如果生育，最好採用母乳哺育，能降低母親罹患乳癌和卵巢癌的風險。還有，絕對絕對不要用營養補充品、健康食品預防癌症，因為到目前為止，絕大部分的這類食品都未被證實對防癌有實質效益，花上大把銀子買來一堆保健品，也不過是保安心，對防癌沒有助益。

第二級的癌症預防是早期診斷、發現癌前病變或早期癌症，經由及早治療、斷絕癌症於萌芽之初。

選擇一個特別、容易記憶的日子，例如您的生日那天，做一件助人的善事，像是去捐血，然後做件保護自己、對身體有益處的事，像是去做大腸癌、子宮頸癌、乳癌、口腔癌等癌症篩檢，就是關愛自己、體貼家人的行動表現。

如果您是 B 型肝炎病毒帶原者或慢性肝炎，或 C 型肝炎病毒感染，縱使已在治療中或已治癒，都要定期檢查血中胎兒球蛋白值和腹部超音波檢查。

如果子宮頸抹片檢查確認您有致癌高風險的人類乳突病毒持續存在，請與婦科醫師討論後續追蹤檢查和子宮頸抹片篩檢頻率的調整。

如果您有很明顯的家族癌症病史、或經癌症遺傳基因檢查確定您帶有癌症遺傳基因突變（遺傳性易罹患癌症症候群的人），請與腫瘤內科（血液腫瘤科）醫師或癌症遺傳諮詢師討論癌症篩檢的項目、工具、起始年齡和頻率。

不要忽略來自身體最原始、自然的聲音，如果已經持續一段時間，身體有主觀的症狀、不適或客觀的徵候，縱使您剛做過篩檢、或其他的檢查如電腦斷層檢查、核磁共振檢查、正子掃描電腦斷層檢查等等，而且被告知並無異常，還是請您謹慎些，及早去醫院尋求進一步檢診。

第三級的癌症預防是對罹患癌症的體驗者在接受標準抗癌治療期間，為其積極地預防和處置抗癌治療所帶來的併發症，讓病人能順利完成治療。

第四級的癌症預防是針對罹患癌症的體驗者，積極地預防和治療慢性副作用、後遺症，讓病人能順利回歸職場、回歸社會，重建且回復正常的生活。

　　屬於第三級、和第四級癌症預防的癌症體驗者，除了自己罹患癌症的追蹤照護之外，也需積極參與一般民眾的第一級和第二級的癌症預防，以降低癌症復發，也要儘量避免發生第二個（與第一個癌症不同）癌症。

　　癌症預防的第一級、第二級預防除了預防癌症的發生，對於其他生活型態相關的慢性疾病，如心臟血管疾病、腦血管疾病、高血壓、糖尿病等疾病，都有預防的效果，癌症體驗者也請不要忽視其他慢性疾病的診療，多一分自我保護、關愛，就能多一些好好享受健康、如常生活的幸福時光。

第六章
健康的癌症體驗者

■ 癌症體驗者 ■

　　本節釐清說明中文名稱的「癌症病人」、「癌症倖存者」、「癌症體驗者」三個名詞。

　　Survivors（倖存者），意指大難不死、劫後餘生，而（cancer survivors）一詞的出現，正是將罹患癌症及接受癌症治療視為猶如經歷一場磨難、受苦的過程。過去對癌症倖存者（cancer survivors）的認定較為狹義，多指已完成癌症治療後，並進入康復階段的對象，與剛確定診斷或正在接受治療的癌症病人（cancer patients）相對應。由癌症病人至癌症倖存者，呈現癌病過程的不同階段，在醫療處置、精神心理及社會生活層面的照顧，各擁其特有、相異的需求。

　　近年來，醫界對癌症倖存者的認定普遍傾向為，只要是已確定癌症診斷的人，即自動晉身為 cancer survivors。日本常用的名稱「癌症體驗者」與當前的定義相符，也是我個人認為較中性，偏好使用的譯詞。罹癌病人的家人、照顧者，面對病情與身體狀況的起伏，心緒在希望與不確定性間擺盪，其精神心理上的煎熬和難受，絕對不亞於病人本身，因此，也被廣列為癌症體驗者的範圍，或被納入體驗者照顧計劃關注的對象。

相對於傳統慣以癌症病人相稱，癌症體驗者（cancer survivors）一詞的用意及觀點，我認為，對於醫療團隊在擬定照護計畫時，有更全面、長遠、又能顧及病人重要他人的提醒。

美國癌症協會（ACS）與美國國家癌症研究院（NCI）於 2019 年 6 月合作的一份報告（每三年一次），美國癌症體驗者已近 1700 萬人，佔總人口的 5%，其中癌症診斷超過五年者約佔 68%，診斷已超過 20 年以上者約佔 18%，預估 2030 年將超過 2200 萬人，癌症體驗者有連年增加的趨勢，主要是歸因於更好的治療讓病人活得更久、癌症篩檢的普及、癌症早期診斷的進步、以及老化人口的成長。該報告發現 64%（約 2/3）的體驗者 ≥ 65 歲、49%（約一半）的體驗者 ≥ 70 歲，有 56 %（超過一半）是近 10 年診斷的病人。以乳癌為例，第一期乳癌病人的五年存活是 100%，第四期病人五年存活只有 26%。在美國乳癌初診斷時，第一期者占 44%，而第四期的病人還有 5%。

由於治療的進步，兒童癌症（≤14 歲）的五年存活，這 30 年來有很長足的進步。1975-1979 年診斷的兒癌病人五年存活為 58%，2008-2014 年診斷的兒癌病人五年存活為 84%。青少年癌症病人目前五年存活為 85%，與兒癌病人雷同。

近 30 年來，癌症診療的進步（60 年代初期美國癌症病人五年存活率，白人是 39 %、黑人是 27 %；2019 年的五年存活率，白人是 70 %、黑人是 63 %。而台灣 2012～2016 年新診斷十大癌症病人的五年存活率為 56.7 %，其中男性 49.76 %、女性 65.3 %），已讓無數癌症體驗者享有無癌的正常生活，癌症不再是不可治癒，得到癌症的診斷，並不形同被判死刑，然而因著癌症存活率的提升，癌症體驗者未來可能面臨長期或晚期副作用對生活層面的影響，也將是醫療專業人員必須為病人審慎評估、關注的課題。

◎ 治療方法的選擇要顧及日後生活、職業的考量

連續七年贏得環法自行車賽冠軍的蘭斯‧阿姆斯壯，是舉世知名的自行車賽職業選手，也是大家耳熟能詳的抗癌英雄。1996 年 10 月，那年 25 歲的蘭斯‧阿姆斯壯被診斷罹患睪丸癌，且癌細胞已轉移至腦部和肺部。接受右睪丸切除手術、腦部轉移切除手術，以及無數次的化學治療後，阿姆斯壯以無比毅力重返競技場，並自 1999 年開始於環法自行車賽七連冠，創下該賽事中的歷史紀錄。

當時治療轉移性睪丸癌的標準化學治療處方為 BEP（bleomycin, etoposide 和 cisplatin），由於蘭斯‧阿姆斯壯是一位自行車賽選手，主治醫師考量 bleomycin 可能造成的慢性肺部毒性，會損及阿姆斯壯肺部的機能，影響往後賽場上的表現，因此選用對肺部影響較小的 ifosfamide 取代 bleomycin；並為當年甚為年輕的他，進行化學治療前冷凍保存精子，讓他後來順利生下一位男孩及一對雙胞胎女兒，而他竟也倖免於化學治療對生殖功能的傷害，在治療結束多年後，與現任女友自然受孕又生了兩位小孩。阿姆斯壯罹癌後的生命力和勇氣，感動、激勵了無數癌症病人，他陸續成立蘭斯‧阿姆斯壯基金會及 LiveStrong 非營利組織，致力協助癌症研究、癌症防治及支援癌症體驗者，幫助他們及家屬渡過罹癌後的人生低潮、危機。2013 年和美國名主持人歐普拉（Oprah Winfrey）的訪談中，坦承使用禁藥紅血球生成素（EPO），這段不堪的事蹟肯定對阿姆斯壯有莫大的衝擊，但不影響他在癌症上的努力和貢獻。

正要接受或正在接受治療，會擔心治療的副作用難以忍受，但這些急性副作用、毒性，並不是每一個人都會發生。支持性治療的進步，化解很多治療所帶來的副作用、毒性，況且絕大部分的急性副作用都是過渡性、暫時的現象，人類自身有療癒、康復的力量，不要為尚未發生的急性副作用煩惱、裹足不前，而因小失大。在選擇、決定治療之前，除了對治療期間或治療後短期間會發生的急性副作用、毒性和風險有所瞭解外，也要知道可能衍生的

長期的後遺症和晚期的副作用，在治療十年後，甚至二十年後的身體狀況和生活品質將會是如何，不過有些醫療人員則擔心病人曉得那麼多，可能嚇得不敢接受治療。

有不少癌症體驗者身體已經沒有癌症（cancer free），但仍然要面對癌症及其治療所帶來長期或晚期的副作用（not free from cancer effects）。如果治療的方式可以有所選擇，這些都是選擇、做出決定前要列入考慮的要項。如同蘭斯・阿姆斯壯的例子，醫師的治療計畫為其納入職業生涯、生育後代的考量，為病人顧及治療對生活、職業的影響，讓治療結束後的癌症體驗者能享受如常的生活。因此，癌症的治療計劃應為「量身訂做」，需由有經驗的主治醫師為之。

美國國家醫學研究院（The Institute of Medicine, IOM）是醫療界知名的學術機構，很早就提出「人都會犯錯」（To Err is Human）的觀念，影響美國開始重視病人的安全，後來拓展到全世界，成為現代醫院重視的議題。在癌症這個部分，美國國家醫學研究院注意到接受治療的癌症病人和治療結束後的癌症體驗者（survivor）之間沒有完善的轉型承接，於 2006 年提出震撼癌症醫界的議題：從罹癌病人到復原存活的接軌斷層（From cancer patients to cancer survivor：Lost in transition）。例如，在電子病歷醫療資訊還未發達的年代，一個人在青少年時罹患癌症，完成治療後離家到外地求學、就業，此時身體出現了另一個問題，但是以前的病歷紀錄並未帶在身上，也不記得做過什麼治療，沒有完備的資料提供後續處置的參考。

美國國家醫學研究院指明了這個現象，因此美國許多學會和機構著手倡導對做過積極抗癌治療結束後的癌症體驗者開一張處方（Survivorship prescription）、或擬訂癌症體驗者照顧計畫（Survivorship care plan），上面載明是什麼病、第幾期、做過什麼治療（開刀手術、全身性治療、放射線治療）、目前狀況如何、後續要注意哪些事情，例如要做哪些定期的追蹤檢查、疫苗注射、長期後遺症的防治、復發的監測、二次性癌症的預防、以及

如何保持健康等議題，讓病人帶在身邊。2008 年時，美國國家醫學研究院也關注到癌症體驗者心理、全人照顧的議題，認為美國很多醫院在這個部分還有待加強、改善。

◎ 癌症體驗者的照顧、復原、回歸正常生活

罹患癌症要常到醫院報到，緊接著一連串的檢驗、檢查和治療，還要面對多位不同專業的醫療人員，這當中與您最密切接觸的當屬主治醫師和個案管理師，他們絕對是您的夥伴，也是帶著您走這段癌症旅程的導航員（Navigator），在您接受治療之前、治療中、甚至治療後，幫您做好準備，在您需要時伸出援手，讓您在這段旅程得到更適切的照顧，能安全、舒適地盡可能享有如常的生活。

癌症體驗者由於癌症種類的不同，治療的差別性，可能面臨身體每個部位各式各樣的狀況和問題，為了要將癌症體驗者照顧好，有周全的醫療專業人員和專業團隊，才能做好全方位照顧，您的主治醫師和個案管理師會在您最需要時，善用各方面資源協助您。

依癌症體驗者的需求、以及治療對後續生活影響的專業評估，主治醫師和個案管理師同時扮演導航員的角色，在治療前、治療中、及治療後，連結且善用不同領域的專家一起來協助，讓治療的整體效果達到最大化、副作用與後遺症降低到最少化、以及讓癌症體驗者儘快重返正常生活，並於健康和生活品質都得有更好的恢復與維持，為了達成這個目標，有許多照顧上的任務須進行，這當中因應成立的各相關功能照護團隊或專業人員包括：疼痛照護、心肺功能照護、營養照護、淋巴水腫照護、人工血管照護、傷口及造口照護、吞嚥功能照護、癌症病人急症的加護照顧、排尿排便障礙照護、生育準備及性功能障礙照護、協助香檳酒戒除、睡眠障礙照護、精準醫療及免疫治療照護、遺傳性癌症諮詢等。

曹院長的癌症小學堂

免於痛苦和不舒服的症狀是病人的人權；及時解除病人的痛苦，是治療癌症的醫療人員必修的學分。

◎ 癌症體驗者的社會福利資源──仲介給的啟發

我為蔡先生看診快 10 年了，有天他來看病，身旁陪著一位我從未見過的親屬，說是蔡先生的遠親，希望我開診斷書，要替蔡先生申請補助，後來才知道假借遠親之名的這位女士其實是仲介（民眾口中的勞保黃牛）。這件事給我帶來衝擊：哎呀，這位病人我看了那麼久，怎麼會忽略了他可以申請社會資源？這些資源的取得是病人的權利，我為什麼忘了為他爭取應享有的福利？

之所以會有仲介的存在，是因為大部分的病人都不知道自己有何福利權益，常常認為社會福利資源是看得到吃不到，一方面不清楚如何申請，一方面誤以為仲介有方法、有門道能夠幫他們申請到福利，因此就算被抽成，也總比甚麼都申請不到來得好，仲介就這麼立足在病人未知、脆弱之處。蔡先生的事和仲介的存在讓我得到一個啟發：醫院能不能主動幫助這些病人，不必讓仲介來做？病人診斷後，醫院能有專人主動提醒他們可以申請哪些資源（例如申請農保殘障、給付或私人保險）、去哪裡申請、必須準備哪些資料等等？在這個部分，醫務社工師著實發揮了很大的功能，提供各項社會福利的諮詢，也提醒病人可以申請哪些資源，有了醫務社工師的提醒，病人不用再把自己應有的福利白白送給仲介。這是我從那位仲介身上學到的功課。

■ 治療後的追蹤：提早發掘、提早處置對病人有助益的問題 ■

　　癌症病人完成手術治療、化學治療、標靶治療、免疫治療或放射線治療，有些人如乳癌病人或許還得服用 5-10 年的抗荷爾蒙輔助性治療，不必常回醫院接受檢查、治療，必然有種解脫的輕鬆感，不過不再常常看到醫療團隊人員，家人也都回到原本的生活軌道，心頭或許反而會有些失落的感覺。

　　後續上醫院的次數雖然變少，但固定回診追蹤絕對是必要的。追蹤的重點主要包括：

1. 監測是否有癌症局部區域性的復發或轉移性的復發；
2. 二次性癌症的篩檢；
3. 前階段的治療所引起身體、心理、社會方面的長期副作用或後遺症的評量和處置；
4. 禁菸、節酒、戒檳榔、飲食營養、增加身體活動、維持適當體重等健康促進的功課。

　　因為治療過程常要借助抽血檢驗、影像檢查來確認疾病改善的狀況，不少病人期待在追蹤階段也能如此。當然追蹤的目的是及早發現、及早處置對病人有助益的問題，例如有些癌症若能及早發現其轉移性復發，因為及早介入，疾病仍有治癒的可能，如果延遲發覺，則錯失治癒的機會，針對這類及早發現異常會對病人有治療益處的檢查，就需密集追蹤、定期檢查。然而有不少癌症經由做檢查意外發現問題與有症狀之後才去查找問題，兩者後續的預後並沒有差別，這類的檢查對於病人多是不必要的負擔。動不動就想要做檢查以讓自己安心，對於沒有症狀的病人是不必要的，反而讓病人暴露在更多輻射線的傷害中。而且檢查結果常不是非黑即白的明確診斷，而是落在模棱兩可的灰色地帶，有時得再做持續追蹤檢查，更多輻射線的暴露外，心理上的擔心、煎熬更是傷人，過多、過度的檢查，也就不免有不適當的判斷，

隨之而來過度的、不必要的治療恐也難避免，反而對病人帶來傷害。

◎ 不同癌症，追蹤檢查也迥異

以乳癌為例，NCCN 2020 版的乳癌追蹤指引建議：前五年，每年回診一至四次，進行基本的問診和身體理學檢查；五年後，每年回診一次；每年做一次乳房攝影檢查。服用泰莫西芬的病人，每年做一次婦科的檢查；服用芳香酶抑制劑（Aromatase inhibitors）或以前的治療引起卵巢失能的病人，要定期做骨質密度檢查。如果沒有臨床的症狀和徵候懷疑復發，沒有必要做血液的實驗室檢查（血液檢查、生化檢查、腫瘤指標檢查）和影像檢查（X 光檢查、骨骼掃描檢查、電腦斷層檢查、核磁共振檢查、正子掃描電腦斷層檢查）。

再以大腸癌為例，NCCN 2020 年版的大腸癌追蹤指引建議：第一期的病人於手術治療一年後要做大腸內視鏡檢查，如果沒有發現進階性腺瘤（Advanced adenoma），於手術三年後再做一次大腸內視鏡檢查，之後就變成每五年做一次大腸內視鏡檢查。若是第二期、第三期的病人，於抗癌療程結束以後的頭二年，每三至六個月回診一次，接受問診和身體理學檢查；抗癌療程結束後的第三年開始，改成每六個月回診一次，持續五年；至於血中腫瘤指標 CEA 檢測，診斷以後的前二年，每三至六個月做一次，第三年開始改成每六個月做一次，持續五年；胸部/腹部/骨盆腔的電腦斷層檢查，每半年至一年做一次，持續五年；大腸內視鏡檢查，術後一年再做檢查，如果沒有進階性腺瘤，術後第三年再做一次，然後每五年一次。不必做正子掃描電腦斷層檢查。第四期完成轉移性病灶治療的病人，追蹤的內容與第二、三期雷同，胸部/腹部/骨盆腔的電腦斷層檢查的頻率稍高，前二年，每三至六個月一次，然後每半年至一年一次，持續五年。大腸癌體驗者於抗癌治療結束五年後，就不建議例行血液 CEA 檢驗和電腦斷層檢查。

以上所舉是 NCCN 2020 年版的乳癌和大腸癌的追蹤指引，其他癌症相

關團體，如美國癌症協會（ACS）、美國臨床腫瘤醫學會、歐洲腫瘤內科醫學會的追蹤指引也都大同小異。

　　乳癌和大腸癌治療後的追蹤，截然迥異。大腸癌的追蹤指引與台灣目前臨床上實際情形較接近。比起大腸癌，乳癌的追蹤檢查就簡單許多，台灣乳癌體驗者看過指引後一定認為不太可能，必定納悶、驚訝，為什麼沒有定期做胸部 X 光、抽血檢驗、檢測腫瘤指標呢？為什麼連骨骼掃描檢查、腹部超音波檢查看看骨骼或肝臟是否有轉移都不要呢？集世界級乳癌專家制定的追蹤指引竟然如此陽春，這樣是對的嗎？多數癌症體驗者認為醫師安排了很多、很密集的檢查，是很謹慎、細心的好醫師，殊不知您口中的好醫師正在做著不必要、增加身體負擔的檢查，這是癌症體驗者要正視、導正的觀念。

◎ 追蹤檢查做得愈多、愈詳細，不一定是好事

　　三五病友聚在一起或電話聯絡，相互關心彼此的檢查數據、比較各自做過哪些檢查，已是病友間的日常，你一言、我一語中，沒做的那些檢查，回頭成了自己日後寢食難安的近憂，因而尋求醫師加開檢查「做安心」的病人不在少數；也有些病人因為過於擔心，往返在兩位或以上的同專科醫師門診定期追蹤、檢查。所謂「貨問三家不吃虧」的心態，也使得有些民眾跑醫院（hospital shopping）如同跑商店。不僅浪費醫療資源，也會使病人本身惶惶終日、焦慮不安！

　　病人在心理上常覺得檢查做得愈多、愈詳細，對疾病狀況的掌握就愈能滴水不漏、萬無一失，甚或以此評定醫師是不是一位細心、關心病人的好醫師。

　　30 年前的台灣癌症醫療，診療上應做而未做，或做得不足是常見的現象。但曾幾何時，隨著癌症診療指引的普及，再加上醫療的競爭，取而代之的反而是過度檢驗、檢查和過度治療的充斥，連帶造成醫療資源的浪費。

　　當然這些追蹤指引並不適用於已有轉移問題的病人，或因有症狀或徵候

須懷疑身體有狀況的病人。如果在追蹤階段，身體出現主觀的症狀、不適或客觀的徵候，就得隨時再去拜訪幫您追蹤的醫師。

◎ 追蹤檢查也需要「明智的抉擇」（choosing wisely）

美國的醫療保健支出開銷是世界之冠，然而卻未能帶來與之匹配的醫療保健績效。2010 年德州大學家庭醫學科教授霍華・布諾迪（Howard Brody）在《新英格蘭醫學雜誌》上撰文〈醫療照護改革的醫學倫理責任〉，該文挑戰了不少被專科醫師視為理所當然卻缺少實證支持的常見診療方式，並藉此文疾呼各專科醫學會須嚴格省思、檢視這些診療方式，促使美國內科醫學委員會（American Board of Internal Medicine, ABIM）於 2012 年發起 choosing wisely（明智的抉擇）活動，期待各醫學會團體能定期提出五項由該專科醫師認為不需要且可能致使病人受到傷害的檢驗、檢查和介入性處置，同時應考慮終止這些診療業務的清單。

目前已有超過七十個專科醫學會響應這項活動，提出超過四百條病人和醫師要討論的過度檢查和治療的臨床處置內容。有不少專科團體提出與癌症預防、醫療相關的議題，內容範圍遍及癌症的篩檢、診斷、治療、追蹤、緩和照顧，乃至於癌症末期的臨終照護。每個團體定期提出五項清單，雖非像法律條文具有強制約束力，倒也提供醫師和病人更多對話、互動和討論的依據。

美國臨床腫瘤學會（ASCO）於 2012 年首次提出應該考慮停止的 5 項清單，頗受腫瘤專科醫師認同接受；2013 年 10 月又再提出 5 項診療清單，兩年共提出 10 項，其中有 5 項涉及癌症篩檢、分期及追蹤的檢驗、檢查，另外 5 項與癌症的治療相關。

「明智的抉擇」（choosing wisely）強調適當的醫療，可以減少醫療資源的浪費、保護病人免於過度醫療的傷害；而提出考慮中止的清單，不僅對醫療提供端挹注新的思維和省思，也透過促進醫病對話讓病人從中理解「多

（做）未必更好」（more is not better）的觀念。醫師、病人雙方基於實證的立場，並依病人個人狀況，共同溝通、討論以做出最適當的醫療照顧共識和選擇。醫療提供端要常常有保護病人免於傷害的省思，病人端也學著理解其實做愈多不一定是好事，摒棄愈多愈好的偏差觀念，正是推動醫療「明智抉擇」的精神與內涵。

自從 2012 年美國內科醫學委員會推行「明智的抉擇」運動，主張應質疑和討論一般醫療檢查和處置的必要性，包括從診斷、確定疾病後的分析、治療、到結束治療後的追蹤。許多專科醫學會紛紛跟進，認為如果疾病沒有那麼嚴重，做精簡而必要的檢查就好，不必全身詳細檢查。例如美國胸腔外科醫學會（American Association for Thoracic Surgery, AATS）對「明智的抉擇」其中一項建議是：若早期肺癌病人沒有轉移到腦部的疑慮，肺癌開刀前就不必做腦部檢查。因為早期肺癌轉移到腦部的比例不高，有時檢查結果似有若無，不是明確的「有」或「沒有」，反而會引起判斷上的偏差。

追蹤部分也朝相同的方向去做。已經有很長一段時間，很多乳癌病人開刀後沒有任何症狀，但是例行做骨骼掃描檢查（Bone scan），追蹤得很頻繁，這是很扭曲的臨床現象，不僅是不必要的檢查，而且浪費資源，又讓病人承受不必要的輻射照射，但是病人反而感謝醫師細心幫她安排很多檢查。這類不必要的檢查中，若檢查結果又有點狀況，醫師難以明確判斷和原發疾病的關係，加上病人多有杯弓蛇影的心態下，又是持續追蹤一段時間自然可以料及，只是這當中有不少人追蹤到後來發現根本沒有問題。

前文提及，因常常做檢查而早一點發現的轉移，和出現症狀後再去檢查而發現的轉移，此時的轉移因為已經是不能痊癒的疾病，常常不會因為早一點給予治療而能延長病人的生命，這種狀況，檢查就沒有必要了！有必要的檢查是，早一點發現、早一點治療對延長病人的生命或治癒疾病會有幫助，這種檢查便是有必要、不傷害病人的檢查。所以，絕大多數國際性的癌症診療指引都建議：治療結束後追蹤的癌症病人，大部分腫瘤指標的檢查都不必

要，除非少數像大腸癌等疾病，如果早一點抓到可以手術切除的轉移，而透過轉移部位開刀手術能讓病人還有痊癒的可能，這種情況積極地做檢查，當然對病人有幫助，對整體資源的使用也比較合理，至於要追蹤哪些項目，也適用這個原則。

■ 復發 ■

◎ 發現異常，切莫躁進，摸清底細，善用武器

王先生 49 歲，左側口頰癌第三期，接受過手術治療和術後放射線治療，治療結束三年後，在例行胸部 X 光檢查中發現兩側肺部有多顆病灶，他並無任何症狀或不適。胸腔內視鏡手術切除一顆病灶做病理性檢查，確認不是口頰癌的轉移，而是隱球菌的黴菌感染。接受一段時間抗黴菌的治療，胸部就逐漸恢復正常。

方女士 56 歲，大腸癌第二期，手術治療二年半後，血液中腫瘤指標 CEA 的數值是 8 ng/ml（正常值＜5 ng/ml），再次追蹤時又升至 12 ng/ml。影像檢查並未發現異常，就持續追蹤至第七個月血中 CEA 值升到 84 ng/ml，才在肝臟發現一顆一公分的病灶。影像確認只有這個病灶，經外科手術切除後，病理報告確定是大腸癌的肝臟轉移，而血中 CEA 值經過手術後也回復正常，後續又接受一段時間的輔助性化學治療，此後大腸癌已不再是她的問題。

有些病人癌症的復發會先由腫瘤指標的上升，且持續逐步攀升來表現，但影像上卻沒有發現任何異樣。到底是轉移？或是另一個癌症？問題出在哪裡？這樣的狀況，臨床上有不少醫師會將之當成轉移性癌症，開始做全身性治療。

借方女士的狀況來比喻，醫師會把方女士當成轉移性復發，開始針對轉移性大腸癌執行全身性化學治療併用標靶治療，在這個治療下，當然大部分

血中 CEA 數據會下降，但持續治療一段時間後，血中 CEA 值又會再回升，因為腫瘤會對治療藥物出現抗藥性。要治癒轉移性大腸癌，全身性化學治療併用標靶治療並非是徹底根治的方法，不是痊癒導向的確定性治療模式，就如本書第三章治療目標的設定以及第四章確定性治療中曾提及，醫師如果在沒有足夠的根據、治療的目標沒抓準，冒然搶進使用標靶藥物和化學治療藥物來處理，沒有併做痊癒導向的確定性治療（definitive treatment），那就太不了解標靶藥物和化學治療藥物這項武器的限制和能耐了！把武器用在不適當的時機點，白白折損浪費掉後續能用在病人身上的寶貴資源，或許也就此錯失病人痊癒的可能機會。

面對方女士的狀況（僅有 CEA 值上升、無其他影像上發現的異樣），醫師首忌躁進，應先穩住腳步，持續定期追蹤、逐漸摸清底牌，待底牌掀開（肝臟發現病灶）、知道答案，那時有可能病人的疾病已是不可能治癒的轉移，只能實行緩和性抗癌治療（Palliative anticancer therapy）；但有不少狀況還是有治癒的空間，此時正是已摸清底細，可以善用武器對症下藥、發揮武器力道的好時機！

翁女士 46 歲，胃癌第三期，手術治療後接受輔助性的化學治療，2 年後腹部超音波檢查發現肝臟有一顆 2.5 公分的病灶，影像上也確認那是身體內唯一的異常。手術切除肝臟腫瘤，病理檢查確認是胃癌的肝臟轉移。後續接受一段時間的輔助性化學治療後，疾病安定，胃癌未再找她麻煩。

顏女士 30 歲，鼻咽癌第三期，前導性化學治療後，再接受同步化學治療併用放射線治療。治療結束後第 2 年，右側肺部有兩顆陰影，經手術切除，病理報告確診是鼻咽癌的轉移，手術治療 3 年後，病人發現懷孕，當時因為礙於鼻咽癌復發的風險高，擔心可以生育但不能養育，當下決定終止懷孕。又過 3 年後，顏女士再度懷孕，這次選擇生下孩子，至今鼻咽癌病況仍然安定、未再上門。

癌症復發是病人最擔心、害怕的狀況，承受的情緒震撼絕不亞於初診斷

癌症當時。不少經過治療後已處於無病（disease-free）狀態的病人，只要身體狀況稍有風吹草動，自然會有杯弓蛇影的驚嚇反應：「慘了！癌症又回來了嗎？」

癌症治療後的追蹤期間，病人感覺身體狀況出現新的症狀、身體檢查發現異常、腫瘤指標持續攀升或影像檢查發現異常變化，常是懷疑復發的開始，這段期間病人、家屬心急如焚、擔憂不安的情緒不難想見，重要的是，先穩下心來接受是否復發的確定診斷。藉由切片取得病理組織，常是確診的必要檢查，如果檢查結果只是發炎等良性病變，一切的不安當然就只是虛驚一場；如果診斷是另一個新的癌症，那就再次定心以對；再者如果是復發，便需進一步了解復發的範圍，與專業團隊擬訂因應復發的治療目標和計畫。此外確診復發時的病理組織也常可提供更清楚的腫瘤特質，對於進一步治療選擇能提供更適切的資訊。

◎ 癌症復發常常是因為診斷之初，癌細胞其實已埋伏各地

「我身上是否還有癌細胞？」是治療告一段落後病人常問的問題，如果醫師很清楚知道您的身體已經沒有癌細胞的存在，那就會告訴您不必常回來門診追蹤；如果發現您的身體裡還有癌細胞存在，那就想辦法繼續處置以避免或延緩復發。醫療上其實有很多狀況無法精確地預知，但我們清楚癌症是會持續惡化、擴展的疾病，如果身體還有癌細胞存在，癌症早晚還會再回來，這就是為何要持續回門診追蹤的用意。

事實上，面對病人的這種疑慮，腫瘤科學家努力嘗試用各種手法偵測疾病的蹤跡或預測疾病復發的風險，復發風險的高低常取決於癌症初診斷時，疾病的嚴重程度（期別）、以及癌症的特性，此外，預防復發的措施如輔助性治療和生活型態的調整也會對復發的風險有影響。近年癌症精準醫療藉由液體切片檢查，檢測血液中循環腫瘤細胞、循環腫瘤 DNA 等生物標記，來監測微細殘存疾病（minimal residual disease）以預測癌症復發的風險。

各種癌症有其擴散進展的特徵，配合初診斷時腫瘤侵犯的狀況，多少能預測復發的部位和路徑，如大腸癌常以腹膜擴散、淋巴轉移、肺臟或肝臟轉移為主要的復發部位，復發的部位可以是單一、少數幾處（Oligometastasis）或多處的復發，也可以是局部、區域或轉移性的復發。由於腫瘤擴展的特質，復發部位常有跡可循。

癌症會復發，最主要的原因還是癌症初診斷那時，癌細胞的種子就已經由局部的擴展、淋巴或血液的循環系統埋伏在各地，而當時的蹤跡卻不足以明顯到能被臨床檢測發現。爾後癌細胞經過一段時日的逐漸增殖、成長，蹤跡愈漸明顯、終於發展到可以被檢測出來，或因引起病人身體不適，而被注意到癌症復發。

癌症復發絕大部分發生在治療後的 2 至 3 年內，如常見的肺癌、胃癌、大腸癌等，5 年後才出現復發的比率相對少很多。然而隨著輔助性治療（adjuvant therapy，在確定性治療之後，為了預防復發而做的治療稱之）的進步，五年後才復發的狀況亦時而可見，但婦女常見的乳癌在超過五年後才復發的情況並不少見，我照顧過一位已屆齡 85 歲的老阿嬤，她在乳癌手術後經過 23 年才發生局部的復發。

另一位病人張奶奶，46 歲時診斷右側腎臟癌並接受切除腎臟的手術治療；64 歲時又罹患急性前骨髓性白血病，經過治療後進入完全緩解並已痊癒。但在 82 歲那年卻又發現右胸壁有腫瘤，病理報告確認是腎臟癌的復發。張奶奶在經過 36 年後才出現復發，則是我行醫多年所見識到經過最長時間才復發的癌症病人。對有些會發生復發的癌症而言，病人如果沒那麼長壽，還不容易等到疾病的延遲性復發。

◎ 復發後，尋求第二意見，是理性的考量

確定復發後，病人和家屬在驚嚇、不安、沮喪之餘，通常不會認知到復發是疾病本身的嚴重度所致，反而常常誤將癌症的復發歸罪或懷疑原本所做

的診療處置是否不足或不當，認為是醫療人員沒有有效的控制癌症的復發、或醫師醫術不精等，然而通常復發與治療並無絕對因果關係。面對癌症復發的病人，醫師也會有挫敗感、不知如何面對病人和家屬的壓力，醫病關係在此時出現不信任、緊張，病人家屬轉而尋求第二意見或轉換主治醫師的情況也就可以想見。事實上，原來的主治醫師畢竟是對病人的病情掌握最為清楚的人，第二意見如果與原本主治醫師的看法一致，信任、繼續接受原本主治醫師後續的診療處置，也是病人和家屬可以再慎重考量的理性選擇。

臨床上強烈懷疑癌症復發，可能的話必須做切片檢查作為病理上確定的診斷，而且切片的檢體也能提供進一步對於癌症特徵的解析。以乳癌為例，荷爾蒙接受體的表現及 HER-2/NEU 的表現，在轉移部位可能與首次原發部位的表現有所不同，而接下來的治療處置如果有轉移時的診斷資料做依據，才能根據最新疾病狀態作出切題、適當的治療計畫。

確定復發的診斷後，下一步要了解復發的範圍，等於重新再做一次新的分期評估，確認是局部區域的復發、或是轉移性的復發、或是兩者皆有。復發並非就不能痊癒，還是要站穩腳步，不必氣餒，與醫療團隊再次共識治療目標和治療策略（又回到我們在第三章和第四章的情境）。

■ 二次性癌症 ■

對於罹患過癌症的病人（癌症體驗者）又得到另一個新的癌症，稱為第二個癌症或稱第二個原發性癌症（second cancer，second primary cancer），它並非是第一個癌症的復發或轉移，而是一個與原本癌症無關、獨立新生的癌症，稱之原發性。有第二個原發性癌症，當然也可能會有第三個、第四個，甚至更多個原發性癌症的發生。出現第二個癌症猶如再度碰上另一位惡煞上門，接連的生命衝擊，常讓病人自嘆衰運上身之外，對未來的人生也懷著茫然和沮喪。

◎ 怎麼又來一個癌症？

王先生年輕時就與菸、酒、檳榔結下難以割捨的關係。43 歲時確診罹患口腔癌（舌癌，第二期），治療後也戒了酒與檳榔，唯獨菸，試了各種方法仍無法離手。「得了口腔癌是上天告誡的警訊，如果菸、酒、檳榔還不戒，那真是猶如天不怕地不怕。」每次門診總是好言相勸，卻因難擋朋友勸菸，一直未成功戒除。口腔癌治療後經過三年，因吞嚥困難、體重減輕的症狀，又診斷出罹患另一個新的癌症——食道癌。王先生抽菸癮頭未除，罹患口腔癌後，仍是菸不離手，日後再有另一個癌症找上門，也是可以預見的後果。

有些感染性疾病，如麻疹、B 型肝炎病毒感染等，絕大多數的病人感染症好了，身體也因此得到免疫能力，長時間不會再得到該類的感染症。然而罹患癌症的病人，除了擔心原本癌症的復發，對於身體再次罹患另一種癌症，不但沒有免疫，反而風險較一般民眾來得更高。

區域性癌化是孕育另一個癌症的沃土

癌症體驗者在診療追蹤的過程，常會接受較多的檢查、癌症的篩檢，當然會較一般人更早也更容易發現另一個癌症的存在。癌症體驗者的罹癌風險，並不會因為已得到癌症而降低，反而隨著年歲成長，風險也些微上揚，再加上導致第一個癌症的致癌風險因子，在原本癌症發生的相關區域已造就出某些程度的癌化異常，謂之區域性的癌化（area cancerization 或 field cancerization），原本的致癌因子在這些區域早已開發出一片致癌的沃土，第一個癌症的發生是率先發難，已遭癌化汙染的同一區域再出現另一個癌症響應、發展，就不難理解。

丁先生 48 歲，五年中在口腔內動過四次口腔癌的手術，每個口腔癌都是各自獨立、早期、原發性癌症，並不是復發，也不是轉移，是年輕時菸、酒、檳榔種下的禍根，導致區域性的癌化，日後從這些區域陸續再長出新的癌症。這種區域性癌化的情況必須要當事人很警覺，用積極正面的態度去面

對、持續追蹤，才能早期發現異常、早期治療。

頭頸部腫瘤、泌尿系統癌症、皮膚癌或肺癌的病人在同一區域發生第二個癌症的案例是臨床上常可遇見的。王先生、丁先生的例子，是台灣常見與菸、酒、檳榔有密切關係的口腔癌、口咽癌、下咽癌、喉癌等頭頸部腫瘤的病人常常上演的故事。診斷治療之後，戒除菸、酒、檳榔，或可讓癌症汙染的區域（區域性的癌化）慢慢地逐漸回復正常，如果像王先生持續接受致癌物，就有如火上加油，在上呼吸消化道區域（upper aerodigestive tract）萌生另一個新癌症的風險就大為提升，認識發生第二個癌症風險的同時，也正提醒我們，罹患癌症後戒除原本不良生活習慣如抽菸、飲酒、嚼檳榔等，是預防第二個癌症來敲門的重要作為。

飲水砷（Arsenic, As）汙染的烏腳病流行區，癌症盛行率高，尤其是皮膚癌、膀胱癌、肺癌等。當地居民罹患癌症，在同一段時間發現數個原發性癌症（多發性），而且也常發現家族內有幾位成員罹患同樣的癌症（家庭群聚）。由於致癌物砷所導致區域性的癌化，癌症體驗者自然就很容易再罹患二次原發性癌症。

癌症體驗者發生第二個癌症的原因，除了原本就有的罹癌風險外，年齡增長、第一個癌症的致癌因子種下的禍根（菸、酒、檳榔、感染症、肥胖、免疫機能衰竭）、持續曝露於環境及生活型態的致癌因子、遺傳因素以及針對第一個癌症所接受的放射線治療、某些化學治療、抗荷爾蒙治療或標靶治療藥物等，以及這些因子間彼此的交互作用，都是催生第二個癌症主要的危險因子。

微生物感染症的治療能有效降低二次性癌症

與微生物感染症相關的癌症如 B 型肝炎病毒或 C 型肝炎病毒感染所導致的肝癌在治療後，也積極治療 B 型肝炎病毒或 C 型肝炎病毒感染，對於預防原本肝癌的復發或許幫助有限，卻能導正肝臟機能，也能降低罹患第二個

當癌症來敲門

肝癌的風險；而與幽門桿菌感染有關的胃癌在治療後再進一步根治幽門桿菌感染，能減少第二個原發性胃癌發生的風險。

遺傳性易罹患癌症症候群當然是罹患二次性癌症的極高危險群

56 歲的王女士，已罹患過大腸癌、肺癌、乳癌、卵巢癌、子宮內膜癌和另一側的零期乳癌等六種癌症，且家族中有多位成員罹患類似的癌症，她是屬於遺傳性非瘜肉症大腸直腸癌症候群的病人，還好六種癌症都在早期時發現，早期根治，目前仍在門診追蹤。遺傳性癌症症候群具有易罹患遺傳性癌症的基因突變，縱使已罹患過多種癌症，後續罹癌的風險還是很高，既是遺傳性癌症症候群的癌症體驗者，也是遺傳性易罹患癌症症候群的癌症預備者，生活中必須更力行第一級和第二級癌症預防的功課。

抗癌治療引起的二次原發性癌症

羅賓・羅伯茨（Robin Roberts）是美國廣播公司「早安美國」的主持人，47 歲（2007 年）時診斷早期乳癌，2008 年接受八個循環的輔助性化學治療和放射線治療，52 歲（乳癌治療結束四年後）時再被診斷罹患骨髓造血分化不良症候群（Myelodysplastic syndrome, MDS）—血癌的一種，是急性骨髓性白血病的前身，同年，她接受來自妹妹捐贈的造血幹細胞移植的治療（俗稱骨髓移植），治療很順利，此後疾病也未再復發，依然可以在電視或 YouTube 看見她活躍的身影。

MDS 如果是原發性（primary），八成至九成都發生在 60 歲以上的年紀，羅伯茨女士的 MDS 發生在乳癌化學治療和放射線治療結束的四年後，與她所接受的這二種抗癌治療有密切的關聯性。

張女士 58 歲，罹患第二期乳癌，手術治療後接受六個循環的輔助性化學治療，以及口服抗荷爾蒙藥物，並持續每三個月一次例行的門診追蹤。化學治療結束二年後，下肢皮膚出現點狀出血，血液檢查顯示血小板數明顯降

低，進一步骨髓檢查後診斷急性前骨髓性白血病（急性骨髓性白血病的一種亞型，M3 型），沒有施行化學治療，她接受全反式維甲酸（all-trans retinoid acid）併用三氧化二砷度過這個乳癌化學治療所引致的急性白血病的危機，目前持續在門診追蹤，並服用輔助性抗荷爾蒙藥物。

無論是羅賓·羅伯茨的 MDS，抑或張女士的急性前骨髓性白血病，都是起因於抗癌治療所引致的二次性癌症。化學治療、放射線治療、和極少數的標靶治療所引起的二次原發性癌症比率約為 1～3%，發生的癌症種類、發生二次性癌症的時間，與第一個癌症的治療模式有關。

蘇珊·桑塔格（Susan Sontag）是美國知名的作家和評論家，42 歲時（1978 年）診斷局部晚期的乳癌（同側腋下淋巴結有 31 顆受到乳癌的侵犯），當時也接受手術後輔助性治療。癌症治療結束後，她出版一本與醫學相關的文學名著「疾病的隱喻」。71 歲時（2004 年）被診斷 MDS 轉型成急性骨髓性白血病，在全世界骨髓移植治療最頂尖的福瑞德哈金森腫瘤研究中心（Fred Hutchinson Cancer Research Center）接受骨髓移植治療。桑塔格的信念是：「死亡是讓人不能忍受的，我對生活品質沒有興趣，無論付出任何代價，我就是要活下去。請給我希望、幫助我相信我一定可以做得到」。然而骨髓移植未能順利處理她的白血病，從診斷 MDS 到死於併發症，前後僅約九個月的時間。

從乳癌治療後至罹患第二個癌症 MDS，歷經 28 年這麼長的時間，桑塔格的 MDS 應屬於原發性癌症而不是乳癌治療引致的，亦即她身上的二個癌症—乳癌、與急性骨髓性白血病，彼此是獨立的、都是原發的。而羅賓·羅伯茨女士的 MDS 則是與她所接受的抗癌治療有密切的關聯性。二人罹患MDS 的原因或有不同，但都屬於二次性癌症（第二個癌症）。

一個由法國國家健康資料系統的回溯性研究調查，發表在 2019 年美國醫學會雜誌（JAMA），針對 439,704 位乳癌體驗者（年齡介於 20-85 歲，中位數 59 歲）追蹤五年，發現有 3,046 位（0.69 %）發生血液性癌症，這當

中診斷急性骨髓性白血病者有 509 位（0.12 ％），罹患率約為一般民眾的三倍。

經由全身性抗癌治療引發的二次（secondary）原發性癌症，化學治療是較常被提起的。使用第二型拓樸異構酶（Topoisomerase II）抑制劑如：小紅莓類、滅必治（Etoposide, VP16）等，引起的二次原發性癌症約在治療結束二至三年後發生；使用烷化劑類（Alkylating agents）或鉑金類藥物，相關二次原發性癌症可在治療結束二年後發生，最常發生的時間約莫在治療結束五至十年左右。除了化學治療，全身性抗癌治療中的抗荷爾蒙藥物、標靶藥物、免疫調節劑也都有增加二次原發性癌症風險的報告，如：治療乳癌的抗荷爾蒙藥物「泰莫西芬」（Tamoxifen）會增加罹患子宮內膜癌的風險；治療皮膚黑色素瘤的標靶藥物 B-Raf 抑制劑「日沛樂」（Vemurafenib；Zelboraf）會增加罹患皮膚鱗狀細胞癌的風險；治療多發性骨髓瘤、淋巴腫瘤的免疫調節劑「瑞復美」（Lenalidomide；Revlimid）會增加罹患新癌症的風險，尤其是造血分化不良症候群、急性骨髓性白血病、淋巴腫瘤。這些非化學治療的全身性抗癌藥物會增加二次原發性癌症的藥物不良反應，都被 FDA 要求加註在藥物仿單的警語（warning）裡。而放射線治療引起的二次原發性癌症，通常會在放射線治療結束數年到數十年後發生，但二次原發血液性癌症則會較早發生，約在治療結束四至九年後最常見。

與治療相關的二次原發性癌症的發生，一般與病人的年齡、化學治療使用藥物的種類、累積的劑量、放射線治療、病人遺傳的特質等都有密切的關聯。癌症病人後續的追蹤中，留意有否發生另一個不同的癌症，是醫師不能忽略的重點。因此，以前接受過的治療、現在正在進行的治療、以及是否有特殊遺傳癌症症候群，都是追蹤中醫師必須要知道的重要資訊。

有異常不能直接當作復發來處理，仍須經過病理檢驗

林女士 60 歲時，診斷左側乳癌第二期，手術後接受輔助性化學治療，

現在仍在服用輔助性抗荷爾蒙的治療。術後第四年，胸部 X 光檢查發現左側肺部上葉有個陰影，進一步的影像檢查確定就只有左上肺那顆 1.5 公分的病灶，經過胸腔內視鏡切除手術，病理報告確認為第一期肺腺癌，並非原本乳癌的轉移，而是另外一個不同的癌症。

方女士目前 70 歲，她於 58 歲時確診左側乳癌，接受過手術治療、術後輔助性化學治療和抗荷爾蒙治療。最近一個禮拜來步態不穩，腦部核磁共振檢查發現腦部有三處疑似轉移的病灶，到底是乳癌的轉移呢？還是另一個與乳癌無關的問題呢？正子掃描電腦斷層檢查發現，除了腦部的病灶外，左側肺部後方還有一顆二公分的腫瘤，針對肺部病灶的粗針切片檢查確定並非乳癌轉移，而是原發性肺腺癌併發腦部轉移，在方女士身上發生第二個癌症。肺部病灶基因檢測結果顯示具有表皮生長因子接受體（EGFR）基因突變，方女士服用 EGFR 抑制劑的標靶藥物後，步態逐漸回復正常，腦部和肺部的病灶都明顯改善。

癌症體驗者的身體如果出現異樣，多會聯想到是否原本的癌症復發了！體驗者有這樣的擔心、醫療人員有這種猜測是很自然的。但是不能因為影像上有異常，就直接當成原本疾病的轉移性復發來治療，還是必須要先做病理上的確認。

◎ 二次性癌症的防治

乳癌的病人在對側的乳房發生另一個新的乳癌；大腸直腸癌的病人，在未切除的大腸發生新的大腸癌；口腔癌的病人在同為上呼吸消化道區域又長了食道癌。除了發生在同屬的區域，第二個癌症當然也能發生在與原本的癌症部位、器官完全不相關的位置。

隨著癌症體驗者存活時間拉長、人數的增加，得到第二個癌症，甚至第二個以上癌症的機率就更高。美國新發生癌症個案數中有 1/6 是來自癌症體驗者的貢獻，亦即六位新登癌症診斷的病人中，有一位病人是在之前已經得

過癌症的體驗者。依美國國家癌症中心的資料，肺癌、乳癌、大腸直腸癌、攝護腺癌及頭頸部腫瘤是常見的第二個癌症。

第二個癌症可以在診斷出第一個癌症的同時或在短期內（半年內診斷）便發現，也可以在第一個癌症處理過一段時間後才發生。第一個癌症確診後，評估疾病嚴重度的正子掃描電腦斷層檢查（PET-CT），偶而也同步發現病人身藏臥底的第二個、甚至第三個癌症。

一般而言，第二個癌症的特性常與第一個癌症不相關，是完全獨立的事件，然而在處理第一個癌症的治療模式，如放射線治療照射過的部位、化學治療使用過的藥物種類和劑量，常會影響、限制我們對於進一步治療第二個癌症的選擇。

目前臨床上對於第二個癌症已有更多理解與掌握，而癌症的診療計劃，也要將第二個癌症的防治工作納入，癌症的治療才能更趨完整。

1. 治療第一個癌症之前要注意有無同步發生的第二個癌症。

2. 治療時在不影響療效的前提，要避免致癌性高的治療模式，或降低治療的劑量（放射線治療及某些化學治療）。

3. 治療後依病人的生活型態和原本癌症的屬性，戒除不良的致癌生活習慣（菸、酒、檳榔、肥胖），並治療可以改善的致癌環境，如 B 型肝炎病毒、C 型肝炎病毒及幽門桿菌感染的治療，且積極在均衡飲食、身體活動和維持適當體重上養成良好的生活習慣。

4. 針對罹患第二個癌症機率顯著高的病人，更積極的選擇化學預防法（chemoprevention），或甚至選擇侵襲性高的器官切除手術來降低第二個癌症發生的風險，是可以列入思考的選擇之一。

5. 癌症體驗者仍不可忽略四癌定期篩檢，且依病人第一個癌症的屬性及治療的狀況，密集篩檢可能出現的新發生的癌症，及早治療以斷絕後患。

癌症治療的進步，讓更多癌症體驗者活得更久，更有可能面對第二個癌症的挑戰。雖然癌症體驗者罹患新癌症的風險會些微增加，然而大多數的人並不會遭遇第二個癌症的侵襲。做為病人對於會否發生新癌症的課題，盡量抱持瞭解、關心、懂得照顧自己的態度，千萬不要杯弓蛇影、草木皆兵，導致過度擔心、恐慌而影響日常生活。

■ 後遺症 ■

◎後遺症，有時是為了趕走癌病可能必須承受的惡

「兩邊的手、腳都還是很麻！」侯女士大腸癌手術後接受輔助性化學治療已經是十二年前的往事。

「口一直都很乾，隨身要帶著水瓶，吃飯還是要慢慢細嚼、配著湯才吞得下去。」龔先生八年前鼻咽癌接受放射線治療併用化學治療。

方女士 20 年前右側乳癌開刀過，一段時間後就發現右側手臂逐漸水腫像麵龜一樣，偶爾還會有紅、腫的皮膚感染，必須去醫院治療。

杜先生大腸癌手術治療後，每天排便至少要六、七次，八年來常要吃止瀉藥，否則不敢出門參加社交聚會。

以上都是在門診時而可以聽到的抱怨，是癌症體驗者接受抗癌治療後的後遺症，是為了趕走癌病而可能必須得承受的惡。

有些人在治療過程出現一些副作用、症狀，像是淋巴水腫、整天都很疲累、不易聚焦、比較焦慮憂鬱、手腳麻、關節僵硬、疼痛、睡眠障礙等等，雖然治療結束，但這些症狀似乎還殘留、未能完全退散。

其實絕大部分癌症病人在治療結束後，治療對身體造成的急性、亞急性副作用會慢慢褪去，大多能恢復到跟一般人一樣過著如常的生活。但是依疾病部位別、和治療的模式，有一部分的癌症體驗者（不是每位病人都會發

生）在治療結束後，甚至治療期間，就開始嚐到後遺症的滋味，猶如治療帶來的伴手禮，它常常是疾病治療必要承受的惡。既然稱為後遺症，就表示不容易回復到原本正常的樣子。

◎ 當後遺症不能處理時，接納它成為生活的一部分

後遺症的處置，也不是那麼簡單。治療或許已經讓身體痊癒，卻留下一些讓身體不適、生活有些不方便或困擾的印記，偶爾也會見到後遺症造成健康和生命的威脅，例如治療後，病人吃東西時常嗆到、併發吸入性肺炎。除了留在身體的後遺症，疾病和治療也會造成心理、社會層面的後遺症，病人猶如經歷一場很大的創傷，而創傷後壓力症候群常見的有：很難緩解的疲憊感、睡眠障礙、學習與記憶力降低、工作能力比不上從前等，明顯的認知功能障礙，來自於病人的焦慮、憂鬱等精神心理的狀況，其實在癌症體驗者身上偶而可見。

後遺症的處理方法，像是復健治療、高壓氧治療、手術治療、藥物治療、針灸治療、精神心理諮詢等，都常被用來緩解後遺症所造成的不適和困擾，然而要達到持久的效果似乎不是那麼容易。後遺症就好似身體內住了一個新的同伴、成為一個新的您，常常只能調整自己去接納它，讓它成為生活的一部分。

癌症治療的進步，讓更多癌症體驗者能跨入痊癒的目標，而癌症體驗者治療的後遺症也給癌症醫療當頭棒喝的提醒，近年有許多避免嚴重後遺症的新處置方法出現。如：乳癌腋下前哨淋巴結切除術取代傳統淋巴結廓清術，大幅降低淋巴水腫的後遺症；乳癌手術後的基因檢測能讓一部分的病人避開輔助化學治療，直接接受抗荷爾蒙治療，就不會產生輔助性治療所導致的後遺症；兒童急性淋巴性白血病的治療省略腦部預防性放射線治療，大幅避免成長後的認知功能障礙；轉移性腦部癌症的全腦放射線治療（Whole brain radiotherapy），避開海馬迴（hippocampus）的照射（hippocompal avoidance），能降低言語功能、學習能力、記憶力、管控功能障礙的後遺症。醫學從病人的後遺症中得到啟發和學習，愈來愈多的處置能避免後遺症的產生，而無損治療的成效。

■ 給親友的忠告：不要隨意做出醫療、保健的評論與建議 ■

◎ 共情同感的陪伴

　　親戚、好友或同事生病了，尤其是罹患癌症，除了驚嚇「唉！怎麼會這樣？！」心裡一定很為他難過、不捨，也為他之後的生活、工作而有些擔憂，好交情下想去探視、關心是自然不過的事。自己一個人去，或是幾位親戚、好友、同事一起去都無妨，去醫院或家裡探訪皆可，事先電話約定、彼此有些準備再成行，雖然沒有突然造訪的驚喜，然而對正因癌症住院、在家休養的親友會是更體貼、尊重的做法。有時親友同事關心的探訪，可能對病人造成負擔及壓力，例如正在做化學治療而感覺疲倦的病人，反而為了陪探訪者說話或張羅招待，而更加疲憊。也有些病人因抗癌治療而白血球下降，探訪者將感冒傳染給他，愛之適足以害之！因此探訪者必須確認病人真的歡迎他們來訪，而非為了表達自己的關心而增加病人的負擔。

　　有不少病人認為共情同感的同理心對他們很有幫助；去同理他，而不是同情他，務實、有用的做法是去陪伴、幫助他，為他打點生病期間他需要旁人幫忙做的事情。例如：為他煮些可口健康的菜餚；幫他照顧年幼的孩子或年邁的父母；為他按摩腰酸背痛之處；幫他連絡遠方的親友等等。

◎ 探病送禮也是一門學問

　　在我們的文化中，探訪親友、帶個伴手禮似乎是基本的禮儀，但對生病的親友該帶些什麼呢？真的是很大的學問。帶去的東西如真是對方需要的、能投其所好的，自然再恰當不過，才有達到送禮的目的。有一次查房中，親

眼見到有位口腔癌病人恰巧有幾個朋友來院探視，朋友手中竟然提著滿滿一籃子的檳榔，唉唷！真是火中送碳，令我啼笑皆非！

病房內看到病人收到的禮物，擺在床邊的不外乎是水果、營養補充品、保健品，那些人工或加工的保健品或營養品真的對當事人是有助益的嗎？倒也未必！這些禮品常常在病人床邊堆積，最終仍是轉送他人，或等到過了有效期只好丟棄，並不一定符合病人的需要。如果探視前能預先電話問問當事人的需要，雖然是有點不好意思，卻是最實際的。

另外一個也很實際的是送個祝福小紅包，不必多，或是找幾個同事、朋友大家一起合包致意，我認為這是最實在、最符合病人的需求，讓病人有彈性地依其所需去使用也是不違背禮貌的做法。

◎ 探病時該說些甚麼？

探訪時到底要講什麼話才不會失禮、才是得體的？有哪些話是不能講的嗎？這是個讓人苦惱、也不容易回答的問題！一個很重要的原則是，表達我們的關心，像是「我很掛心您⋯⋯」，千萬不要替他抱怨天、抱怨地的。如果彼此是很親近、熟識的關係，不妨問問他「我是不是能幫忙⋯？」

有的病人不希望和旁人談論健康問題，此時便不要詢問，也避免隨口說出「啊，您皮膚怎麼黃通通？肝有問題喔！腳腫腫的，腎臟有問題喔！」這類的話。如果他不介意讓您了解他的狀況，自然會跟您提及。疾病是病人的私事、個人的隱私，病人如果沒有主動提及，就不要問太多。許多病人的切身體驗，親友探訪時常會問及疾病的歷史，如：怎麼發現的啦？做了哪些檢查及治療啦？病人常像錄音機般一遍遍播放，累壞了！病人如果自己提及也不必深究、打破沙鍋問到底，更不要給病人自以為是的建議和看法，那些就留著自己用！過度的關心會造成病人不必要的壓力，提供的建議也常常造成病人的困擾。探訪時就閒話家常、談談公司的事、或平常一起時常談的話題。陪伴時盡量維持自然、按照平時的互動，可避免病人過度關注自身疾

病、治療。

　　親友生病，當然可以用電話、訊息問候並祝福他早日康復，如果花點時間親筆寫張卡片，病人收到的感覺會完全不同。

　　每個人對生病的看法差異很大。有的人認為癌症好像一個禮物，必須調整生活習慣來配合醫院的治療，本來自己心靈很脆弱，碰到這件事，潛能就發揮出來，好像有了應付困難的力量和勇氣，把事情的輕重緩急看得更為清晰，也有一套療癒精神靈性的方法。事過境遷後，或許還會覺得：「我那時候還滿勇敢的。」

　　不過，畢竟能把苦難當禮物的人實在不多，尤其正在經歷癌症治療旅程的病人聽到有人說：「癌症是一個禮物/禮悟」，常常馬上反應：「是在供蝦毀！」對這樣的說法，不僅難認同，反而認為旁人說風涼話、完全不懂當事人的苦。這點對我們正是很重要的提醒，陪伴正在受苦的人，最關鍵的是傾聽、接納他的感受，而非一昧的勸慰。

◎ 您有揭露自己隱私的自由，但病人絕對有不透露隱私的選擇

　　病人的病情絕對是病人的隱私，切忌向醫療人員詢問病人的病情，那不是您的義務，更不是您的權利。如果向醫療人員詢問而遭拒絕，或許您會認為怎麼如此不通情理，然而保守病人的隱私是醫療人員最基本的倫理和責任。

　　吳女士因子宮頸癌第四期常需出入醫院接受診療，她的大嫂每次都陪她來看病，住院時也幾乎都是這位大嫂照料。有一次住院時，大嫂帶四位好友來探視，之後吳女士得病的事情就在鄉里傳開來，為此，吳女士和大嫂之間鬧得很不愉快，吳女士的家人對於大嫂也很不能諒解。或許一方是出於好意、關心，但當事人卻完全不這麼認為。常常旁人的指指點點、異樣眼光、對病的誤解、或是過度的關心、照三餐慰問、不必要的建議…都讓病人甚感困擾和壓力。

我常遇到一種狀況，朋友介紹病人來看我的門診，過了一段時間，朋友碰到我或來電詢問：「我介紹給您看的那個病人怎麼樣啊？」這是那位病人的隱私，不能隨便透露，所以就支吾其詞帶過。透露病人的病況，是醫療工作者的禁忌。我查房時有個習慣，若病人正好有訪客，我會跟病人說：「是不是能夠請這些親友到外面稍等一下？」親友離開病房後，我才做問診和理學檢查、與病人對話和溝通，出病房後，時機若適當也會趁機對親友說明：「不好意思，剛剛請您們先離開。在醫院有一個很重要的倫理就是病人的隱私，如果今天您是他，您不一定會讓大家知道您的病，所以請將心比心，今天您們來看他，回去以後不要把他的情況說出去。」這是我尊重病人隱私的習慣。

　　臨床上，為了鼓勵病人，特別是想要為剛診斷出癌症的人打氣，我偶爾會運用一些同樣狀況或更嚴重的個案，調出電腦病歷，對病人說：「您看，這個病人 10 年前就開始治療了，當時比您還嚴重，每半年來這裡追蹤一次，現在身體狀況都好了。」用活生生的個案讓病人理解，他的病是可以處理、治癒的，我們曾經有這個經驗，能夠做到這樣的目標，過程中會用哪些治療方法，治療後會做哪些追蹤、評估，下一個階段要如何處理。這個方法對於一般病人最有效。為了幫助病人，這麼做好像理由充分，然而卻暴露了另一位病人的隱私。

　　如果事先能和以前這位病人溝通、取得同意，甚至簽好同意書，病人願意把他的經驗、留在醫院的影像檔案或檢查檔案，讓醫師在適當的時候教育其他病人、提供教學或做衛教，這樣就可避免上述隱私的問題。

◎ 把建議留給自己，不要隨意開口給病人建議

　　有時我們會不自覺地給身邊生病的親友做出醫療、保健上的建議，像是哪家醫院、哪個醫師好、千萬不能做化療之類的人云亦云的反應。或許我們認為自己是心懷好意，希望對病人提供有助益的建議；或許我們是從病人的

話中立即反射性的評論、見解，並沒有惡意；或許有些人是想要藉機推銷保健品、營養品。對病人而言，這些旁人的「好意」常衍生心理上、人際上很大的負擔，想要直接拒絕雖不好意思，但也不想要聽從附和，尤其那些想趁機向病人、家屬撈一筆的推銷，真是落井下石、可惡至極的行為。面對身旁生病的親友、同事，最基本也是最重要的守則是：不要隨口就對病人做出醫療、保健相關的建議，不要因無心之過而讓病人、家屬為難。那些您認為好的，不見得對病人好、適合病人，把要開口說出的建議嚥下肚，留給自己。

　　「生病了，就不要去工作，身體比較要緊」、「這個東西不能吃，您要多吃 OO 東西，增強免疫力，對抗癌症比較好」，除了避免醫療上道聽塗說的建議，在生活上、工作上也要盡量尊重病人的想法和判斷，過多的建議、管控只是徒增困擾，常常給病人與家屬間帶來更多的壓力與關係緊繃。

◎對病人實質的助益

　　如果您是病人很要好的親友、同事，偶爾陪伴、打個電話問候也已足夠；如果狀況許可，用行動鼓勵、陪著病人出外走走、散散步、聚聚餐，不只展現情誼，對病人的身心也有很大的助益。

　　許多癌症病人其實希望親朋好友能幫一些忙，卻又很難開口提出請求，像是「我現在感覺很虛弱，您能不能幫我去菜市場、超市買個東西？」或是「能不能幫我送小孩去上學？」、「能不能幫我拿衣服去洗衣店洗？」很多病人習慣攬著這些工作，硬撐著身體去做這些日常瑣事。本來生活步調已經繃得很緊的家庭，因為家中成員生病，整個家庭可能就更因此陷入紛亂了！

　　遠親不如近鄰，大部分親戚可能離他們很遠，要來幫忙也有困難。如果您是他很好的朋友，除了陪伴之外，可以幫忙打點日常生活很多事情，此時能幫忙送孩子去安親班、上學，對這個家庭而言等於多了一個幫手。我個人認為適時提供這些協助遠比送禮物來得受用。不過，因人而異的情況總是存在的，有的病人不希望旁人介入這些很私人性質的生活作息，這絕對是必須

尊重當事人的意願。

 曹院長的癌症小學堂

給親友的忠告：

1. 探望時，儘可能事先約好時間、地點。

2. 對話互動時，要站在病人的立場、角度，去感受他的感受，避免一昧的勸慰。

3. 陪伴、幫忙做些日常事務，有實際上的助益。

4. 電話或視訊關心、話家常。

5. 不要給病人疾病、其他療法的建議。

6. 不要追問病人的病情，他如果願意，就會主動告訴您。

7. 不要張揚病人生病的事，尊重病人的隱私。

8. 如果是同事生病，請您易位而處，假設是自己生病，工作上您會希望得到什麼樣的協助來協助生病的同事。

■ 給家人的忠告：陪伴照顧中，讓罹癌家人保有控制感 ■

◎ 凝聚家人的共識和力量

不少父母親生病，不願意成為孩子的負擔，尤其對於身處異地工作、讀書的子女，深怕影響他們的工作、學業，而常常刻意淡化病況嚴重性、報喜不報憂、或強顏歡笑。對於這類父母，我是又心疼、又生氣，認為這種態度是充滿愛卻不健康。家裡有難，需要每位成員付出心力、同心協力共度難

關。也有些父母親生病後，其實打從心裡十分期待孩子能主動、貼心些，而自己又很難向孩子啟口尋求支持。

臨床工作多年，見過各式各樣的家庭，深感家人態度對病人癌症旅程的影響。近年我在臨床工作上也做出改變，對於新確診或病況、治療有變而需要詳細說明溝通者，一般，我會鼓勵病人轉達子女撥空來趟醫院，由醫師向子女們直接說明，避免病人告知家屬而承擔心理壓力和訊息傳遞有落差，最重要的是藉此了解家裡成員對於罹癌家人的疾病理解程度、態度、期待、與日常互動等。從醫療的角度協助子女更清楚病情現況、後續處置及可能的發展和準備，同時也寫下幾個關鍵字、正派網頁、如何取得臨床試驗和現行治療訊息的管道，讓子女們能取得正確資訊，做為子女，若能先認識正確的資訊，仔細為罹癌的父母說明、協助他充分理解，鼓勵父母面對自己的疾病問題，父母會更能做出理性、正確的決定。而子女也在實際行動中讓生病父母感受到來自子女的愛、關懷與扶持。

對於醫療的抉擇，身處心緒七上八下的病人，常很難拿定主意，家人代為決定是常有的事，如果家人之間有不同的看法，也是很折騰糾結。有的家人認為放下治療，不要再讓罹癌的家人承受治療的折磨，但是其他的親屬可能認為這麼做就是放棄希望、看著病人去死。其實每一位何嘗不是為了病人好呢？但是因為個人看法分歧，偶爾也因此造成家人間彼此的誤會和不諒解，此時家屬可以主動向醫療人員提出協助整合家庭意見的請求，藉由家庭會議，促進家人間彼此的對話、了解彼此想法背後的出發點和在意的部分，有了解才有進一步的諒解，也才能放下己見，站在生病家人的立場思考後續處置上的共識。

◎ 還給病人掌控、自由的空間

家人罹癌，口耳相傳的抗癌、提高免疫力等等秘方或媒體一些似是而非、過度渲染的廣告說詞，反而成了民眾誤以為是的信念，而且根深蒂固的

認知。為了罹癌的家人能夠更健康，家屬照顧者常常在飲食、生活上嚴格把關，一定要病人多吃些什麼、不能吃些什麼？多做些什麼、不能做些什麼？而這些大多為似是而非、沒有根據的說法。在這種甜蜜的負擔中，不少病人告訴我被嚴格控制的感覺很不舒服，甚至有些病人為了這些事情很懊惱、和家屬起衝突。日常生活重要的是養成並維持健康、良好的作息習慣，讓生病的家人偶爾做些自己喜歡的事、吃些自己喜歡吃的東西，留給病人一些自己能夠掌控、自由選擇的空間，因為是偶一為之，也不至於對身體健康有太嚴重的殘害，反而能感受小小的幸福滋味，不失為苦悶生活的調劑，這是病人和家屬都需要輕鬆感。生活其實不需要太多的大道理，反倒需要多些站在對方立場設想的體貼與同理。

有些家人居住在遠地，不能在旁伺候、照顧，為了盡一份心意，常買了健康食品、營養保健品來表達自己的關心，其實這些都不是罹癌的家人需要的。儘可能抽空或專程回家、或來醫院陪陪病人，或常常藉由電話、視訊來聯繫，才是病人最期待的溫暖。

◎ 不要低估父母面對危機的智慧

診間裡，陪著媽媽回診的兒子仔細問著許多治療及照顧的問題，突然他說：「我想要申請留職停薪，暫時停下教學工作回台南陪媽媽走這一程。」聽著、看著神情認真的他，護理人員和我霎時為之動容，感動不已。在一旁眼眶泛紅的媽媽也向我們道出矛盾心情：「我高興兒子能陪伴身旁，卻又擔心、不捨他為我拋下工作。」

許多病人有著和那位母親同樣的心情，因為不願影響子女的生活，而未告知子女自己生病的事情。然而也有許多狀況是，子女因為怕父母無法承受癌症的打擊，而選擇避重就輕或隱瞞病情。我們常聽到這樣的故事，父母過世後子女才發現，原來父母早已知曉病情，為了不讓子女擔心而佯裝不知。

81 歲的何先生從未曾被告知罹癌，過世後，兒子整理遺物，發現他的

床下竟有不少關於癌症的書籍，兒子相當懊惱沒有對父親坦誠，如今，在醫院當志工的他，看到家屬徘迴、猶豫是否告知父母罹癌時，心頭便會一陣難過，自責當初為何要隱瞞，也為沒有機會聽到父母的心聲和感受，而留下深深的懊悔。

75 歲的吳先生大腸癌復發後，子女認為父親年紀已大、不能承受治療負荷，偏向不要積極處理發現的新病灶，然而身體健壯的吳先生在充分瞭解病情和治療計畫後，堅持要積極面對、接受一連串治療，包括肝臟轉移病灶的切除手術和另一次的肺臟轉移病灶的切除手術，以及標靶治療併用化學治療的全身性抗癌治療，子女也只好尊重，如今已 89 歲（2020 年），吳先生的大腸癌未再復發、身體仍健壯，依然快樂地享受人生。

現今台灣的家庭普遍仍刻意不讓病人了解病情、將病人排除在討論之外，然而病人長期在專看癌症的腫瘤科就醫，豈有不懷疑的道理？對自己的病況一知半解、蒙在鼓裡、被排除在外、只能猜測亂想的感覺，才是令生病家人不安、恐懼、焦慮的。沒有清楚了解自己的病情、預後和治療的選擇，病人終究難做出自己期待、想做的決定，也因此，在您打算不讓罹癌家人知曉自己的病情時，請先想想，他是否真的毫無感覺？會否因猜疑而更加茫然和恐懼？會否有想交代的話來不及說，想完成的事來不及做而遺憾離世？若您思考過後也有這些擔憂，但又不知如何開口向罹癌家人說出事實，您可以主動請求醫療團隊的協助，讓專業人員和您一起討論後續可以因應的做法。

癌症雖已是可以痊癒的疾病，然而至 2019 年已經連續 38 年位居台灣十大死因之冠，病人和家屬多認為罹癌便是拿了到天國的簽證，隨時可能要去報到。尤其面對罹癌的年邁父母時，做子女的常因為擔心父母承受不了而選擇隱瞞病情，卻忽略身為病人的父母有其人生累積的智慧、面對危機的能力以及為自己的生命做主的權利。

有聰明的子女，也會有睿智的父母，千萬別低估了父母也有面對生命危機的能力與智慧。

◎ 主要負責照顧的家人常是第二個病人

家人罹癌，除了恐慌、驚嚇、擔憂，全家人的生活、工作可能隨之陷入一陣紛亂、發生改變，罹癌對病人、對家人都是晴天霹靂的壞消息。有家人罹癌，對大部分的家庭來說，都會是第一次碰上。下一步該怎麼做？該做些什麼？病人和家人想必為疾病、為治療、為不可知的未來、為家庭步調必須做出調整等等而方寸大亂、徬徨茫然。尤其，原本就身負多重角色的家庭成員，像是又要上班、又要接送小孩、又要照料父母、又要處理家務，本來生活就忙得像不斷旋轉的陀螺，萬一又遭遇至親家人罹癌，這下更是分身乏術、焦頭爛額，生活和工作上不得不被迫做出很大的改變與妥協，家人間也時有衝突。

如果病人身體虛弱，不能獨立自主生活時，全身的基本照顧包括餵食、口腔照顧、清理排泄、清潔身體之外，又得料理三餐、打掃家裡等，對照顧者來說是很大的體力勞務，同時還得擔心病人的疾病和症狀，陪同病人就醫，隨時與醫療人員溝通病情和後續的處置，尤其是主要照顧者所承受的壓力以及失落前的預期哀傷反應，其辛苦肯定不亞於病人本身，也難怪主要照顧的家屬被稱為第二個病人。

◎ 別忘記照顧照顧者

負責主要照顧的家人，除了原本在家裡、職場的工作外，又因為罹癌的家人增添很多的有形、無形任務，要與醫療人員溝通平常的狀況、病情和治療的決定，還免不了對病情、病人狀況的擔心，常常忙碌到難以好好休息、充分睡眠，精神上的壓力更是不在話下。

不是承擔主要照顧工作的家屬、或者住在遠方的家人，請注意自己的言行，切勿對照顧者妄下指導棋，或問一些凸顯自己在狀況外的問題，像是：為什麼會變成這樣？為什麼不趕快帶他去醫院？怎麼不準備些營養的東西？多吃甚麼對他比較好……等等，小心，這些無心的話語對照顧者來說，很容

易變成苛責與挑剔，叫照顧者情何以堪！您若不是負責照顧罹癌家人的家屬，請您偶爾抽空分擔照顧者的工作，讓照顧者得以短暫休息、輕鬆一下，對照顧者便是最好、最實質的支持。照顧者也不要忽略適時尋求支援，請其他家人分擔一些家務、待辦的事，盡量讓自己有適當的休息和活動，來降低照護的壓力。

醫院中流行一句話：「天邊孝子症候群」。常見到父母親是由同住的或是最親近的兒女照顧，但遠在外地的孩子很少回來，一回來就給出一大堆意見，或對平常近身的照顧者及醫療人員有苛責，實則為了掩飾自己未盡孝的罪惡感。這種情形雖然很難處理，但同理共情這位「天邊孝子」常有些效果。

◎ 一些小事，對罹癌家人滿滿的愛

何爸爸、何媽媽照顧罹患癌症、長期住院的 42 歲女兒，照顧上可說是鉅細靡遺、無微不至，在醫療團隊間成為佳話。有一天查房時，窺見何爸爸的筆記本，裡面記載著女兒每天生活狀況、身體情形的點點滴滴，體溫、血壓、脈搏、抽血檢驗和影像檢查的結果，吃了哪些藥、注射哪種抗癌藥、護理師講了哪些話、醫師做了哪些說明和交代、物理治療師幫女兒做哪些復健、會診的醫師給了什麼意見⋯等等，已是每天照顧日記必寫入的內容。何爸爸的筆記比病歷紀錄、護理紀錄更仔細、詳實，看著他的筆記，充分感受她對女兒的細心呵護、滿滿的愛，為之動容不已，在我腦海烙下深刻記憶。

洪小姐是位活潑、開朗、樂於助人的癌症體驗者，國一時診斷癌症，從大學起就以過來人的經歷幫助很多青少年病友，給年輕病友正確的醫療觀念、態度，也給他們很多鼓勵和勇氣。洪小姐結婚前夕，爸爸拿出當年在病房照顧她的筆記，洪小姐二十年來從不知道有這份筆記存在，那是國中一年級住院接受化學治療那段期間，爸爸陪伴在病床旁時，一點一滴的記錄。聽著洪小姐敘述這段故事，手上翻閱著洪爸爸的筆記，看著看著，竟然不自覺熱了眼眶。洪爸

爸的珍藏是對女兒的愛、守護，是送給女兒最棒的結婚禮物。

　　家屬常為了不知如何和病人互動、不知如何去面對悶悶不樂、鬱卒的生病親人而苦惱，我建議盡量維持如常的生活，像是話話家常、捏捏他的手、搭搭他的肩、抱抱他，有時您看您的電視，他看他的報紙，儘管是無言的相處，尋常的互動，對病人都是最好的陪伴與支持。

　　罹癌雖然給家庭帶來危機，卻也常常在共度難關中凝聚家人的心和愛。癌症旅程中，家人不離不棄的支持、陪行，正是病人能繼續走下去最關鍵的力量。

 曹院長的癌症小學堂

給家人的忠告：

1. 鼓勵罹癌的家人面對、接受正規的治療。
2. 無言的陪伴、照顧是最好的支持。
3. 了解疾病、治療、參加臨床試驗的相關資訊。
4. 不要道聽塗說，對不需要的建議說「不」。
5. 少講大道理，多站在罹癌家人的立場同理他，讓病人有疏導情緒的機會。
6. 照顧中，讓罹癌的家人保有控制感。
7. 如常的互動、如常的生活。
8. 照顧好自己，適當的休息、降低壓力。
9. 家屬是常有預期性失落／哀傷的第二位病人。

■ 給癌症體驗者的忠告：享受不被癌症綁架的生活 ■

◎ 總是會從負面的情緒走出來

在診間被告知癌症的診斷，頓時腦裡一片空白、什麼都無法想，整個人簡直就要崩潰。

得知罹患癌症，還能保持平靜的人少之又少。受到衝擊、驚嚇之餘，腦袋不聽使喚、無法理性思考，整個人就籠罩在否認、憤怒、罪惡感、恐慌的負面心緒，一直都繞不出去。

接踵而來是一連串的不安、焦慮、茫然、心情嚴重低落，腦袋裡盤繞著揮之不去的問題，像是…

病到底有多嚴重？治療會好嗎？治療會很痛苦嗎？

家庭誰來照顧？小孩誰來照顧？在醫院住院誰來陪伴照顧呢？

以後還能工作嗎？

不能工作，經濟該怎麼辦？

我往後的人生該怎麼過？

我會死嗎？病會很痛苦嗎？還能活多久？

我死了之後爸爸媽媽還有小孩的照顧該怎麼辦？

擔憂自己和家人，擔心生活、工作、痛苦和死亡，強烈地感到疏離感、孤獨感，同時日常生活也出現無食慾、失眠、不能集中精神，精神身體狀態呈現憂鬱的寫照，這些負面低落的心緒，絕對不是您個人獨有的，是大多數人面對生命的衝擊都會有的反應。這段時期也不必強做振作，最好能在家人和很親近的親友中找支持、理解您的辛苦、無助、恐懼、憂鬱，協助您走過這段低潮。

一段時間後，絕大多數人的精神心理防衛機制，會讓我們從悲傷和低落

的心緒中走出來，去面對痛苦的事實，重新站起來，恢復正常的生活步調，有的人可能選擇暫停工作或提早退休，專心治療，也有的人選擇一面工作、一面治療。不少人也重拾歡顏、展露順應命運的正面能量，縱然偶有悲從中來，哭一哭、紓解情緒後，也能很快回歸生活。有些人被告知後仍然長時間處於焦慮、憂鬱、退縮、依賴，這時就得尋求專業醫務社工師、心理師或精神科醫師的協助，一邊安頓精神狀況，一邊接受後續的處置。

　　有位病人告訴我：「以前為工作、生活忙得團團轉，猶如無頭蒼蠅，然而，因為癌症的診斷、治療，生活整個因此停頓下來，那種感覺就好像開車在高速公路上突然被迫踩剎車一樣！」描述她罹癌後，生活猶如被強行中斷的心境。

　　我發現，病人的心境在不同疾病與治療階段是在變動中的，得知罹癌或剛結束治療、擔心復發那段時間，是比較容易被癌症綁架的階段，診斷癌症時，對於治療的事情、家人的事情以及自己工作的後續安排甚感煩惱不安，這是很自然的反應，慢慢地，生活又開始忙碌，癌症的威脅逐漸淡去，大部分人在這個階段會逐漸走出來，恢復正常的生活。

◎ 病人自己要做的功課

為自己作出選擇、決定

　　在千頭萬緒、深感困惑、迷惘時，不要忘記思考，我下一步應該做什麼。行動往往是下一個行動的動機和力量，要記住，將腦筋的運作由情緒模式轉換成理性模式，您和家人和醫療人員是一個團隊，您是團隊的主角，無論醫療的決策是由您主導、家人或是團隊的共同決策，您是決策後的對象，是您自己要承受決策的後果，所以可以的話，您就必須很清楚為了達到某個目標，您要承受的是什麼？達成目標的可能性有多高？要付出的短、中、長期的代價是什麼？可能的話，自己要做些功課，縱使決策不在您，也都必須

有您的聲音、您的偏好、您的價值觀，自己為自己的重大事件做出抉擇，可以降低家人為您做決定的負擔和壓力，也能稍減家人事後的愧疚感。

黃女士的媽媽 16 年前因腦瘤過世。當時媽媽得病的過程，所有的醫療決策都是黃女士一個人幫媽媽做的決定，媽媽走了 10 年後，黃女士罹患大腸癌接受治療，一切都是她自己打點，她才驚覺當時為媽媽做的決定，並沒有徵得媽媽的同意，也沒有問媽媽的意見。現在黃女士一直很自責、懊悔自己幫媽媽做的決定，到底是不是最適合媽媽？是媽媽最願意要的？有沒有為媽媽做錯決定的陰影，一直是她心上無法卸下的石頭。黃女士從癌症家屬變成癌症體驗者後的切身學習即是，病人自己得要為自己作出決定，雖然父母生病是家裡的大事，家人出於關愛難免對治療有各自的見解，但是，當病人可以說出自己的心聲、為自己負起決定的責任，家人就不會心切代為決定，不僅病人自己心裡能坦然，也能避免家人幫忙做決定的壓力、自責。

多年的臨床工作，和許多癌症體驗者與他們的家人共同面對上門的癌症，目睹他們身陷驚恐、束手無策、不知如何是好、以及對未來充滿不確定性的茫然和焦慮，這當中遇過不少體驗者由於錯誤的決定和選擇，導致淒慘的悲痛經歷，著實令人惋惜不捨，然而也看見不少理性、冷靜地做出明智抉擇的體驗者，也讓我從他們身上借鏡、得到學習。

戒除菸、酒、檳榔是必須的任務

得了癌症，自己一定要修的課業是戒菸、節酒、戒檳榔，飲食上注意營養均衡、多攝取蔬菜、水果（糖尿病的病人要節制高澱粉、甜度高的蔬果）、穀類和豆類，也要減少紅肉、加工肉類、精緻甜食的攝取，生活中養成少坐多動、增加身體活動量的習慣，加上維持適當的體重，這些都有助於增進治療效果、減少治療副作用、降低癌症復發以及預防二次性癌症。

學習處理負面情緒的方法

每個人都會在某些時候，因為某些狀況而衍生負面的情緒，如憤怒、挫折、懊悔、憎恨、哀傷、厭惡自己等等，有些人平常就較不易控制自己的情緒，一有狀況便反射性地向周邊的人，尤其是家人，表達自己負面的感受。臨床多年的觀察，不少罹癌後心情鬱悶、易怒不耐、語氣急躁的狀況常常不減反增，情緒行為表現與平常不同。罹癌後家人陪在身邊的機會比較多，家人對病人的負面情緒感受就更明顯，常常會有已經很用心照顧、做了這麼多還被罵的委屈，或者誤以為是不是哪裡沒做好？做不夠？而沮喪、自責。身為病人，絕對要時時自我提醒，不要將家人的照顧視為理所當然，切記自己受照顧、受關心的同時，也一定要關心身旁為我們付出、盡心盡力的家人，除了表達自己的感謝外，也要為反射性施加在家人身上的負面情緒表達抱歉。

長期處在沮喪、鬱悶的心情，找個適當的人、在適當的時間和地點，好好抒發情緒是個不錯的做法。同時試著學習其它負面情緒的調適方法，比如在紙上盡情寫下自己的負面情緒，然後把紙張撕掉、扔掉，也是可以讓情緒轉換的方法。學習健康的表達自己的情緒，也是呵護自己、善待自己的功課。

學會閱讀疾病和治療的資料，與醫師充分溝通

面對癌症這個可怕的敵人，要用腦、用理性和理智正面積極的面對，自己或家屬一定要做足功課（可以詢問醫師、護理師、個案管理師、醫務社工師如何做功課），在醫師告知病情及後續治療目標、治療選擇及其利弊時，就能深入理解。此外，在醫師說明時，如有不懂一定不能裝懂，醫師如果誤以為您已經完全聽懂了，便會繼續講下去，有聽沒有懂、有溝沒有通反而會讓醫病間產生鴻溝，所以聽不懂一定要打破沙鍋問到底，醫師才有機會尋思更易懂的方式讓您了解。本來告知的目的就是讓被告知的人能聽到、能聽

懂、而且要能理解。此時，有家人或親友陪伴看診、幫忙與醫療人員溝通，常能緩和病人看診、聽取檢查結果的緊張和焦慮，要能與醫療人員討論治療的計劃、工作和生活作息的事宜。

◎ 善用筆記和手機記錄生活的點點滴滴

我建議每位病人都要做罹癌筆記，在第一頁寫明：得了什麼病、第幾期（嚴重度）、就診的醫院、目前看哪幾個科別和醫師、醫師或個管師的聯絡方法。當然筆記內要記下什麼時間做了哪些治療？哪些檢查？治療有哪些副作用？附上疾病確定診斷的病理報告、每次檢查的結果。用一般的筆記本就可以，也可用手機記錄，拍照存檔。

筆記也有日記的功能，生活不只是「疾病」而已，也要找出正面、正能量的事物，例如：還可以另外記錄「這週當中最快樂、最得意或最感恩的事情」，擬定近期生活目標，如「不吃甜食」、「每天早上散步半小時」，寫下執行成果，或是用手機拍一些賞心悅目的照片，在心情低落時，適時注入新的活力。

形諸文字有正面意義，要思考如何下筆、遣詞用字，全由自己掌控。筆記也讓人有一種活在當下的感覺，使心靈因專注而安靜下來，煩惱、壓力和不安就消失了。日後若有機會重看一次筆記，做些反省，或許就會驚覺：「啊，我竟然有這種潛能，有這種勇敢和力量！」重新回味努力克服艱辛的過程之外，也藉此發現自己的能力與成就感。

以我的觀察，病人寫筆記有助於主動參與治療，也能夠和癌症的體驗接軌。然而很少病人詳細記錄自己生病和治療的過程，有的人會隨手簡單寫下何時做了治療，有些兒女很細心，會逐一記錄父母的檢查狀況並寫筆記。

3C 產品問世後帶來很多方便，病人住院期間還是看得到家裡、工作場域的情形。臨終病人每天可以用通訊軟體和遠在日本、美國的孫子通話、視訊。有時我們評估病人的生理狀況，手機也是一個很重要的指標就像巡房

時，看到病人滑手機，意味著病人「今天精神還不錯喔！」手機也是和病人說明、溝通治療的隨身好工具，如果要向病人說明某個新藥、臨床試驗，我會用手機上網打藥名或關鍵字，然後對病人說：「您拍一下這個網頁。」病人拍下後就可以回去自己查看資料，看完資料後有任何問題，下回門診或查房時就可再討論、溝通。常常病人用手機秀出他拍下的美麗景象、畫作時，我也時常請他分享給我，當病人離開診間，也就留下喜悅、生活的美好，讓我們繼續品嘗。

◎ 分享疾病隱私的後座力

　　將自己的疾病及治療的狀況與其他人分享，也是一門很妙的藝術，生病是私人的事、是自己的隱私，選擇要告訴那些人、不告訴哪些人是自己的自由、選擇，要告知到什麼程度，也是自己該拿捏的分寸。每個人的拿捏肯定會有很大的差別。我常建議「得到癌症，不要隨便跟別人講！」在我們的社會環境，我個人是比較偏向對親友或公司同事閉口不談，除非是很親近的親友。告訴很多親友、同事，生病的事被當成茶餘飯後的話題傳述，豈止是徒增困擾，常常有人上門來關心也是很累人的，太多的關心有時帶來太多道聽塗說的建議，大多數的建議都是病人不需要的，癌症是可怕的慢性病，社會上到處都是陷阱，切記要用腦、用理性、理智，不能用情緒去做決定，對不必要的建議更要有勇氣說「不」。

　　至於家人的部分，讓兄弟姐妹知道，一般難免，對年長的父母親，大部分病人則看情形，或許時機上會待治療告一段落後再告知，以避免引起年邁父母過度的擔心，或因不捨而給一些不妥的建議；對於已經稍懂事的小孩，告訴他/她：「媽媽要去醫院看醫師、接受治療，媽媽身體好了才能照顧你，媽媽不在家的時候，妹妹要照顧好自己。」如果小孩已經是在學的青少年，有些父母擔心孩子知道會胡思亂想，進而影響學業而不敢告知。其實有些程度的告知，並安排利用放假時陪伴父母看病，或父母住院時的陪伴，不要讓

孩子懷著猜疑，心緒反而更受影響，孩子在付出的行動中不僅能安下心來，而陪伴也能讓孩子對父母的狀況有更多的理解，生活應會更踏實，也能促進孩子的成熟。

對於已經在工作或有自己家庭的兒女，有些父母擔心工作不好找、養家的壓力，選擇不告訴這些正開始為自己人生打拼階段的孩子，但常常又期待有孩子的噓寒問暖、陪伴和關心。一般針對青少年或已經出社會、成家的孩子，我個人常常希望父母能請孩子來醫院，由我來為他們說明父母的現況、後續疾病的發展和處置方向，在孩子能充分理解後，給他們幾個相關的關鍵字，請他們回去搜尋跟他們父母疾病相關治療和可能臨床試驗的資訊。年輕人的智慧往往超乎我們的想像。

◎ 享受如常的生活

疾病迫使人停下原本的生活，學會好好照顧自己，重新安排生活的優先順序。或許癌症會影響您的健康和生活，但是它不能剝奪您的選擇。如果想要改變生活型態，過不一樣的生活，現在就可以付諸行動。

有位乳癌病人轉移到骨頭，是第四期、無法治癒的病。第一位醫師委婉告知她的生命有限，時日無多；另一位醫師建議她：「您不要把自己當成病人。」這帶給她很大的啟發，轉念一想：「癌細胞來自我的身體，所以它應該不是我的敵人，我必須好好跟它相處。」

隨著追蹤時間愈來愈久，大多數病人也習以為常了，將偶爾去一趟醫院視為一種「新的正常」，這當中仍有少數病人十多年來每次回診還是緊張萬分，「不曉得今天檢查的結果怎麼樣？」直到聽醫師說：「沒有狀況，OK。」才放下心中重擔，或者稍微一有風吹草動就擔心是不是復發了，其實身體偶發的小狀況多半和本來的癌症無關。我鼓勵病人在治療階段，甚至是不可治癒的時候，都要儘可能過著如常的生活，即使定期要去醫院報到，還是可以享受癌症以外的生活，癌後的生活儘量不要被疾病綁架。

回歸正常的生活有很多方法，每天做一件讓自己快樂、滿足的事情，例如煮一道好菜、寫書法、繪畫、著色、騎腳踏車、到菜市場購物，或是做些安定心靈的練習，從周遭細微的事物中找到安定身心的力量和樂趣，不要一直專注於自己失去了什麼，而要懷著感恩享受自己所擁有的。

有一位病人「徐徐」，他研究所畢業後去當兵，發現罹患軟組織惡性肉瘤，已經肺部轉移，不能開刀，化學治療後陸續用各種不同的標靶藥物。他生病前在安寧病房照顧罹患肝癌的母親時，聽見烏克麗麗美妙的樂音，撫慰了他的心靈。母親過世後，徐徐透過同仁的安排去參加醫院裡的烏克麗麗社團，積極參與為住院病友表演的志願服務工作，也常常心血來潮在醫院各個角落，一個人自在地彈奏起烏克麗麗，不少來院的病友、家屬、民眾都曾只聞聲音不見人，聽過不知何處傳來的美妙樂音。

徐徐說，每當憂鬱無助或挫折的時候，陽光、樹木和音樂帶給他很大的力量，徐徐提筆寫下自己的故事，搭配自己畫的插圖，自己出版《徐徐的溫度》，並且與癌症希望基金會合作，將他最愛的「我與烏克麗麗」手繪創作設計成「徐徐溫暖組」，希望能以身示範，給予其他病人支持的力量，陪伴罹癌家庭走過治療歷程。

◎ 網路世界的美麗與哀愁—陌生的朋友、病友團體、病友

得了癌症進出醫院成為生活的一部分，也開始認識同樣疾病的病友，接著參加病友團體、加入病友臉書或 Line 等社群網路的群體，幾乎是很多病友的共同經驗。認識同病的陌生朋友，有了同病相憐、同一國的親近共感，能夠在這些接觸與互動中得到一些正確的資訊，從某些病友正面因應疾病的能量中得到啟發，或是接觸比自己更嚴重的病人，知道有人比自己慘，自怨自憐的情緒而獲抒發，都能使鬱悶的心情得到慰藉，精神上、心智上也能獲得鼓舞、啟發和力量，這些都是參與病友活動中可能會有的滋養。不過，這樣的群體中也難免有適得其反的狀況出現，像是資訊流傳後的群體效應，明

明是錯誤的觀念、方法，還被病友「呼好道相報」，從而引來一些病友的比較、跟進，不少病人常常因此走冤枉路或對自己的治療失去信心。也有一種不得不防的情況是，有些保健品的行銷、廣告隱身在這些團體當中，佯裝是過來人的使用經驗而引誘病友上當，病友們得要提高警覺，對所有非正統實證醫療資訊的勸進，小心提防、勇敢拒絕，以求自保。這類團體群組中的成員，也常會有情緒交集的狀況，如果群組或團體中有人復發或有人過世，親近的病友不免情緒要悲傷低落好幾天。有人問：有必要讓病人加入這種團體去承擔精神上的壓力嗎？這樣的問題、加入病友團體的利弊，局外人可能很難理解，我們只能做出提醒、尊重，是不是加入病友組織，就留給當事人做判斷。

在第四章中曾提到麗莎・亞當斯（Lisa Bonchek Adams）的故事，以及艾瑪・凱勒（英國衛報專欄作家）和比爾・凱勒（艾瑪的先生，紐約時報的專欄作家、前紐約時報執行編輯）夫婦對麗莎使用社群網絡展現自己、面對嚴重末期疾病採取英雄式積極奮戰到底的態度發表其看法。凱勒夫婦的兩篇文章除了引發不可治癒的癌症末期病人何時該選擇放下、不再接受抗癌治療的大哉問外，另一引發關注的焦點則是，在電腦科技發達的現代社會，末期病人神遊於網路世界和社群網絡的影響和使用倫理。

網路的無遠弗屆和魅力差不多已強大到讓各種族融合而為一，同化成低頭族，幾乎人人沉浸在網路世界裡，各取所需。癌症病人藉著網路，很容易在其中尋得疾病和治療有關的資訊，且可藉由社群網絡和身在異地的親人連結，或與遠近各地的病友互通彼此病況和生活體驗、彼此同理共情，這種同病相憐心境下所建立的網絡極具革命情誼。

癌症病人在網路上記述、分享自己罹病的經驗、生活大小事，病人似乎能藉此暫時拋開疾病和治療所帶來的痛苦、焦慮和憂鬱，或從網路好友、追隨者或病友的共鳴、支持和讚許中，擺脫孤寂、找回成就感與生存的力量，從心裡照顧的角度而言，網路科技提供病人自我療癒的管道。不過，過度沉

浸、依賴網路世界，對我們的生活、人際其實也帶來衝擊和危機。

我們每個人每天都只有 24 小時，花許多時間於網絡上的同時，與親人相處的時間可能更少了，被交換犧牲掉的便是與身邊最親近家人、親友間的互動、談話、眼神交流、肢體接觸、擁抱，最應該親近的人，反而成了最熟悉的陌生人。

再者，電腦科技的發達、社群網絡的擴展確實讓我們彈指之間能獲取超量的訊息，然而網路資訊氾濫又良莠不齊，太多不實、騙人的廣告夾雜其中，病人和家屬通常很難辨別真偽、對錯；對於網路上結識的病友，也難辨其真假，在同病相憐、革命情感的驅使下，對方提供的訊息也變得容易被我們採信，遇上假病友真詐財案例並不少見。擅用網路世界的病人，自不可忽視這些可能遭遇的風險。

如何悠游於網路世界，能取己所需又避免其險，最安全的方式還是找一位您信賴的醫師，對於網路上或網友提供的資訊，與您信賴的醫師分享、討論，絕對是明哲保身的做法。

網路的世界改變我們的生活和人際社交，在社群網絡上與朋友的互動已經是現代人很重要的人際溝通模式之一，癌症末期病人寧在網路中與天涯友人若比鄰的熱烈互動，在網路世界裡獲得心理慰藉、支撐人生的力量，本就是個人療癒方式的選擇，並無對錯。但沉浸網路世界是否疏忽真實世界？連線、離線的得失之間，對於已看見生命盡頭的癌末病人而言，都是個人的取捨、選擇，作為旁人的我們，可以的體貼便是提醒自己給予最大的尊重。

◎ 回歸職場～建構一個對癌症體驗者友善的職場

接受癌症治療時，是否可以一面治療，一面工作呢？治療後能否回歸職場繼續工作？想必是很多罹患癌症的上班族很掛念的問題。確實有不少病人面對這個關卡，選擇提早退休；也有一些病人，因為病症及治療對身體健康帶來衝擊，有一段時間無法繼續原來的工作。

東京大學一項針對 20 歲至 50 歲罹癌病人的調查研究發現，開始接受抗癌治療後有七成五的病人仍繼續目前的工作；有工作意願的癌症病人佔八成五；六成的病人對於持續工作仍有心理上的不安；半數左右期待能轉換擔任較緩和、較有彈性的工作職務。有趣的是，這份針對癌症病人的問卷中，竟有約近四成的病人希望接受技能訓練，好讓自己在生病期間有機會投入新的工作；也有近七成的病人表達自己很需要職場上同事與長官的理解和體諒。這份報告結果其實點出，職場環境與社會政策是否接納、支持、友善對待癌症體驗者，是癌症體驗者能否繼續工作或重返職場的重要支撐力量。

此外，一份針對美國在職場工作的四百位癌症體驗者的調查研究發現，近八成的人都認為繼續工作有助於身體的復原，持續工作最主要的動機則是感覺良好（feel well）、能維持每天例行的作息、發揮自己的能力；有 67% 的受訪者認為，這段期間能維持生活、工作平衡對於生涯是很重要的；3/4 的受訪者表示，工作讓他們保有目標感和自我認同；然而剛診斷或目前正在接受治療的癌症體驗者則認為，癌症讓他們無法勝任職場角色。

由於癌症治療的進步以及標靶治療和新型免疫療法的介入，治療對工作能力和生活品質的影響，與往日的抗癌治療相較，緩和許多，其實有不少病人縱使疾病不能痊癒，仍在職場上工作的癌症體驗者愈來愈多，況且繼續工作的好處之一是讓病人不會有空胡思亂想、生活過得踏實、也能感受自己存在的價值和意義。

台灣在 2020 年的現代社會，仍有一些癌症體驗者承受著職場同事的不友善對待，有病人表示治療這段期間，同事不能諒解為何要代理、負擔她原來的工作，二人原本友好的關係因此形同陌路；也有病人揭露返回職場後，主管特意調整她原本的工作，對新職務的不熟悉、挫敗感，讓她感到主管是刻意為難，要她做不下去而自動離職。癌症可能是我們自己、我們的家人有一天都會碰上的事，不友善、歧視的社會環境肯定不是我們期待的，若期待我們自己能立足於友善、有愛的環境中生活，自己就要先成為對旁人友善、

有愛的人。日本厚生勞動省在 2017 年頒布的「癌症改善對策基本法」，就已將改善癌症病人就業環境列入重點工作目標，藉由政策來改變社會氣氛，創造一個讓廣大的癌症體驗者能夠安心地治療、工作、生存兼顧的社會環境。

罹患重大疾病是大家遲早會遭遇的危機，癌症的高罹患率，跟我們已似如影隨形，不找上我們自己，也會找上我們的家人。如何於制度面和實務面，讓癌症體驗者在工作、治療兩立的目標上，都有人性化和個別化待遇的支持以兼顧治療和職場工作，這不單單是癌症體驗者的事，也是我們每個人的事，更是我們的政府和社會可以著力的議題，也是每個人可以及早努力預做的準備。

◎ 以期待受到別人尊重的心情來尊重別人

科技的發達改變我們的思維和習慣，很多人享受展現自己，隨時拍照、錄音、錄影上傳網絡，很輕易地就將個人生活分享在公共空間，未注意保護自己的隱私，也常常疏於尊重他人隱私。近來與病人家屬的溝通過程，未被告知就被錄音的情況時常發生，絕多數病人家屬這麼做並無惡意，只是疏忽了尊重和禮貌。隨手可得的科技，讓人便利、慣用的同時，也悄悄地改變了我們對個人隱私與尊重的拿捏。

希望別人如何看待、對待我們，就要從自己做起，將心比心、用我們希望別人待我們的方式對待對方。比如說，等待看診時，自己若身體不適，總希望能趕快輪到自己看診，好快些返家休息。因此若遇上號碼排在我們後面的那位病友身體不舒服，主動讓那位病友先看診，就是我們該主動展現、對待他人的行為，不只那位病友感受到來自旁人的溫暖，我們也會因為這個小小的義舉而滿心豐實、喜悅，日後這些友善的行為也將會回饋到自己身上。

曹院長的癌症小學堂

給病人的忠告：

1. 正面積極面對、接受正規治療（不要落跑、避開醫院）。

2. 了解病情和後續治療的選擇。

3. 將罹癌的消息告知必要的人（對象、內容程度可有所差異）。

4. 對不需要的建議說「不」。

5. 有親近的人陪伴看診。

6. 與醫師討論治療計畫、工作及生活作息的議題。

7. 戒掉不好的生活習慣（菸、酒、檳榔），維持適當的體重，增加身體活動量等生活調整。

8. 做一位好病人，與醫療人員建立良好互信的關係。

9. 做好自己的角色、任務，盡力維持如常的生活。

後記

當癌症來敲門，由不得我們不開門，癌症就在我們身邊，已是人間常客。大眾之所以那麼害怕癌症，與其說癌症是嚴重、可怕的疾病，我倒認為大多數的恐懼來自對癌症的無知、缺乏正確的認識。雖然網路的發達，讓民眾方便大量汲取資訊，但對某些似是而非的資訊，大部分人仍然很難判斷真偽，反而迷失在錯誤的觀念、不正確的訊息當中。

面對癌症，確實不少人會對自己的健康、對未來失去信心，但是別忘了，在我們身上總有令人意想不到的韌性，支撐我們順應各種生命困境。癌症導致死亡的威脅仍在，但是醫學的進步，癌症已經是可以治癒、與我們長久共存的疾病。

與前來敲門的癌症交手，愈來愈多的民眾或家屬會做足功課，準備好自己，出版這本書的目的便是希望藉此書為橋樑，讓大眾對癌症與治療先有正確概念，以實證的態度再進一步尋查與自己疾病相關的資訊。得到癌症可以不是弱勢，更不能弱智，知識就是力量，可以引領我們做出理性的判斷、明智的抉擇，當癌症來敲門時，才能以樂觀的態度平安開門。

行筆至此，身舒心鬆，多年來想寫一本癌症醫療書籍的念頭，總算在行動中付之實現。

國家圖書館出版品預行編目 (CIP) 資料

當癌症來敲門 / 曹朝榮作. -- 初版. -- 臺北市：張老師, 2020.07
　　面；　公分. -- (心靈拓展系列；D209)
　　ISBN 978-957-693-945-7(平裝)

1.癌症 2.預防醫學 3.保健常識

417.8　　　　　　　　　　　　　　　　　　109009023

心靈拓展系列 D209

當癌症來敲門

作　　者／曹朝榮
審　　訂／趙可式
校　　閱／謝玉娟
責任編輯×特約總編輯／蔣仲子
封面設計／李東記×姜康哲
執行編輯／蔡含文
行銷企劃／呂昕慈

發 行 人／李鍾桂
總 經 理／涂喜敏
出 版 者／張老師文化事業股份有限公司 Living Psychology Publishers Co.
　　　　　郵撥帳號：18395080　10647台北市大安區羅斯福路三段325號地下一樓
　　　　　電話：(02)2369-7959　傳真：(02)2363-7110　E-mail：service@lppc.com.tw
　　　　　讀者服務：23141新北市新店區中正路538巷5號2樓
　　　　　電話：(02)2218-8811　傳真：(02)2218-0805　E-mail：sales@lppc.com.tw
　　　　　網址：http://www.lppc.com.tw（讀家心聞網）
登 記 證／局版北市業字第1514號
初版 1 刷／2020年7月
初版 5 刷／2020年10月
Ｉ Ｓ Ｂ Ｎ／978-957-693-945-7
定　　價／500元
法律顧問／林廷隆律師
排　　版／菩薩蠻電腦科技有限公司
印　　製／鴻嘉彩藝印刷股份有限公司

讀家心聞網

LINE官方帳號

圖書目錄（線上版）

讀家粉絲團